てんかん
診療ガイドライン 2018

監修 日本神経学会
編集 「てんかん診療ガイドライン」作成委員会

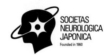

医学書院

てんかん診療ガイドライン 2018

発　行	2018 年 3 月 15 日　第 1 版第 1 刷©
	2023 年 6 月 15 日　第 1 版第 6 刷

監　修　日本神経学会

編　集　「てんかん診療ガイドライン」作成委員会

発行者　株式会社　医学書院
　　　　　代表取締役　金原　俊
　　　　　〒113-8719　東京都文京区本郷 1-28-23
　　　　　電話　03-3817-5600(社内案内)

印刷・製本　三美印刷

本書の複製権・翻訳権・上映権・譲渡権・貸与権・公衆送信権(送信可能化権を含む)は株式会社医学書院が保有します．

ISBN978-4-260-03549-1

本書を無断で複製する行為(複写，スキャン，デジタルデータ化など)は，「私的使用のための複製」など著作権法上の限られた例外を除き禁じられています．大学，病院，診療所，企業などにおいて，業務上使用する目的(診療，研究活動を含む)で上記の行為を行うことは，その使用範囲が内部的であっても，私的使用には該当せず，違法です．また私的使用に該当する場合であっても，代行業者等の第三者に依頼して上記の行為を行うことは違法となります．

JCOPY〈出版者著作権管理機構　委託出版物〉
本書の無断複製は著作権法上での例外を除き禁じられています．複製される場合は，そのつど事前に，出版者著作権管理機構(電話 03-5244-5088，FAX 03-5244-5089，info@jcopy.or.jp)の許諾を得てください．

執筆者一覧

監修
日本神経学会
(協力学会：日本てんかん学会，日本脳神経外科学会，日本小児神経学会，日本神経治療学会)

編集
「てんかん診療ガイドライン」作成委員会

委員長
宇川義一　　福島県立医科大学医学部神経内科学講座　教授

副委員長
赤松直樹　　国際医療福祉大学医学部神経内科　教授

委員
池田昭夫　　京都大学大学院医学研究科てんかん・運動異常生理学講座　教授
岩佐博人　　社会医療法人社団同人会木更津病院　きさらづてんかんセンター　センター長
小国弘量　　東京女子医科大学小児科　教授
川合謙介　　自治医科大学脳神経外科　教授
神　一敬　　東北大学大学院てんかん学分野　准教授
須貝研司　　国立精神・神経医療研究センター小児神経科　主任医長，てんかんセンター長
寺田清人　　静岡てんかん・神経医療センター神経内科　医長
飛松省三　　九州大学大学院医学研究院臨床神経生理学分野　教授
松浦雅人　　田崎病院　副院長
溝渕雅広　　中村記念病院神経内科　部長・てんかんセンター長

外部委員
南郷栄秀　　東京北医療センター総合診療科　医長

研究協力者および事務担当
杉浦嘉泰　　福島県立医科大学医学部神経内科学講座　准教授
井口正寛　　福島県立医科大学医学部神経内科学講座　助手
山崎まどか　大東文化大学スポーツ・健康科学部　健康科学科　特任講師

評価・調整委員
辻　貞俊　　国際医療福祉大学福岡医療保健学部　学部長・教授
丹羽真一　　福島県保健福祉部保健医療推進監，福島県立医科大学　会津医療センター精神医学講座　特任教授
廣瀬源二郎　浅ノ川総合病院　脳神経センター長，てんかんセンター長
藤原建樹　　静岡てんかん・神経医療センター　名誉院長

神経疾患診療ガイドラインの発行にあたって

　日本神経学会では，2001年に当時の柳澤信夫理事長の提唱に基づき，理事会で主要な神経疾患について治療ガイドラインを作成することを決定し，2002年に「慢性頭痛」，「パーキンソン病」，「てんかん」，「筋萎縮性側索硬化症」，「痴呆性疾患」，「脳卒中」の6疾患についての「治療ガイドライン2002」を発行しました．

　「治療ガイドライン2002」の発行から時間が経過し，新しい知見も著しく増加したため，2008年の理事会（葛原茂樹前代表理事）で改訂を行うことを決定し，「治療ガイドライン2010」では，「慢性頭痛」（2013年発行），「認知症」（2010年発行），「てんかん」（2010年発行），「多発性硬化症」（2010年発行），「パーキンソン病」（2011年発行），「脳卒中」（2009年発行）の6疾患の治療ガイドライン作成委員会，および「遺伝子診断」（2009年発行）のガイドライン作成委員会が発足しました．

　「治療ガイドライン2010」の作成にあたっては，本学会としてすべての治療ガイドラインについて一貫性のある作成委員会構成を行いました．利益相反に関して，このガイドライン作成に携わる作成委員会委員は，「日本神経学会利益相反自己申告書」を代表理事に提出し，日本神経学会による「利益相反状態についての承認」を得ました．また，代表理事のもとに統括委員会を置き，その下に各治療ガイドライン作成委員会を設置しました．この改訂治療ガイドラインでは，パーキンソン病を除く全疾患について，他学会との合同委員会で作成されました．

　2009年から2011年にかけて発行された治療ガイドラインは，代表的な神経疾患に関するものでした．しかしその他の神経疾患でも治療ガイドラインの必要性が高まり，2011年の理事会で新たに6神経疾患の診療ガイドライン（ギラン・バレー症候群・フィッシャー症候群，慢性炎症性脱髄性多発根ニューロパチー・多巣性運動ニューロパチー，筋萎縮性側索硬化症，細菌性髄膜炎，デュシェンヌ型筋ジストロフィー，重症筋無力症）を，診断・検査を含めた「診療ガイドライン」として作成することが決定されました．これらは2013〜2014年に発行され，「ガイドライン2013」として広く活用されています．

　今回のガイドライン改訂・作成は2013年の理事会で，「遺伝子診断」（2009年発行），「てんかん」（2010年発行），「認知症疾患」（2010年発行），「多発性硬化症」（2010年発行），「パーキンソン病」（2011年発行）の改訂，「単純ヘルペス脳炎」と「ジストニア」の作成，2014年の理事会で「脊髄小脳変性症・多系統萎縮症診療ガイドライン」の作成が承認されたのを受けたものです．

　これらのガイドライン改訂は従来同様，根拠に基づく医療（evidence-based medicine：EBM）の考え方に従い，「Minds診療ガイドライン作成の手引き」2007年版，および2014年版が作成に利用できたものに関しては2014年版に準拠して作成されました（2014年版準拠は多発性硬化症・視神経脊髄炎，パーキンソン病，てんかんの診療ガイドラインなど）．2014年版では患者やメ

ディカルスタッフもクリニカルクエスチョン作成に参加する GRADE システムの導入を推奨しており，GRADE システムは新しいガイドラインの一部にも導入されています．

　診療ガイドラインは，臨床医が適切かつ妥当な診療を行うための臨床的判断を支援する目的で，現時点の医学的知見に基づいて作成されたものです．個々の患者さんの診療はすべての臨床データをもとに，主治医によって個別の決定がなされるべきものであり，診療ガイドラインは医師の裁量を拘束するものではありません．診療ガイドラインはすべての患者に適応される性質のものではなく，患者さんの状態を正確に把握したうえで，それぞれの治療の現場で参考にされるために作成されたものです．

　神経疾患の治療も日進月歩で発展しており，診療ガイドラインは今後も定期的な改訂が必要となります．新しい診療ガイドラインが，学会員の皆様の日常診療の一助になることを心から願いますとともに，次期改訂に向けて，診療ガイドラインをさらによいものにするためのご評価，ご意見をお待ちしております．

2017 年 5 月

日本神経学会
前代表理事　　　　水澤　英洋
代表理事　　　　　高橋　良輔
前ガイドライン統括委員長　祖父江　元
ガイドライン統括委員長　　亀井　聡

てんかん診療ガイドライン改訂について

はじめに

　てんかんは患者数が多く，てんかん診療にはてんかん専門医以外の多くが携わっている．このため，てんかん診療にあたる一般医の指針として，2010年に「てんかん治療ガイドライン」作成委員会により「てんかん治療ガイドライン2010」が作成された．その後，新たな抗てんかん薬が上市され，英国てんかんガイドライン（NICE）や国際抗てんかん連盟（ILAE）のてんかん分類も改訂された．今回の改訂では，新規抗てんかん薬についての記載を追加し，本学会で初めての試みとして，後述する3つのクリニカル・クエスチョン（clinical question：CQ）については，GRADE（Grading of Recommendations Assessment, Development and Evaluation）システムを用いてシステマティック・レビュー（systematic review：SR）を行った．また，近年治療法にも光があたっている抗NMDA受容体抗体脳炎についても記載し，成人および小児てんかんの最新の診断，検査，治療および予後について簡潔にまとめている．

　本ガイドラインでは前版に引き続き，CQ（目的）とその回答という形式を用いた．システマティック・レビューを行ったCQは緑色で他のCQとは区別しており，推奨グレードとエビデンスの評価を記載し，エビデンスの解説を行った．それ以外のCQでは「要約」として，専門家の総合的意見を赤色で記載し解説した．

　本ガイドラインは日本神経学会てんかん診療ガイドライン作成委員会が作成したが，日本てんかん学会，日本脳神経外科学会，日本小児神経学会および日本神経治療学会の協力により作成したものである．てんかん診療ガイドライン作成委員は，上記学会に所属する神経内科，小児科，精神科，脳神経外科の医師から構成された．

1. てんかん診療ガイドライン作成の資金源と委員の利益相反（COI）について

　このガイドラインは，日本神経学会の経費負担により作成された．このガイドラインの売り上げによる利益は作成にかかった経費として充当するものとする．

　このガイドライン作成に携わる委員長，副委員長，委員，外部委員，研究協力者，評価・調整委員は「日本神経学会治療ガイドライン作成に係る利益相反自己申告書」を日本神経学会代表理事に提出し，日本神経学会による利益相反状態についての承認を得ている．

　COIで申告された企業を以下に示す．
- あすか製薬株式会社
- エーザイ株式会社
- 大塚製薬株式会社
- グラクソ・スミスクライン株式会社
- 総合南東北病院

- 第一三共株式会社
- 大日本住友製薬株式会社
- 一般社団法人電波産業会
- 日本MSD合同株式会社
- 日本光電工業株式会社
- ノバルティスファーマ株式会社
- 株式会社メディカルレビュー社
- ユーシービージャパン株式会社

2. ガイドラインを使用するにあたって

　本診療ガイドラインは，医療従事者の臨床判断を支援するために推奨を提供するものであり，推奨に強制力はない．実際の判断は，本診療ガイドラインのほかに，最新のエビデンスや患者の価値観，置かれた環境的要因などを勘案し，総合的に行われるべきものである．

　本診療ガイドラインは，臨床的転帰の改善を約束するものではない．本診療ガイドラインを用いて行われた医療により生じた結果について，本診療ガイドライン作成委員会は一切の責任を負わない．

　本診療ガイドラインは，医療裁判の証拠として利用されることを想定していない．実臨床における意思決定は，診療ガイドラインの推奨を参考にしつつも，患者の価値観や環境的要因などを含めて総合的に行われるものであるため，診療ガイドラインの推奨と異なった医療が行われることは必ずしも過失を意味しない．本診療ガイドライン作成委員会は，本診療ガイドラインを裁判の証拠として用いることを認めない．

3. システマティック・レビュー（第2部）作成方法の概略

　本ガイドラインでは以下の3つのCQについてシステマティック・レビューを行い，第2部にダイジェストをまとめた．また，詳細版を日本神経学会のホームページに掲載した．

CQ9-2　薬剤抵抗性側頭葉てんかんにおいて側頭葉切除術を薬物療法に加えて行うべきか
CQ10-1　薬剤抵抗性てんかんにおいて迷走神経刺激（VNS）を薬物療法に加えて行うべきか
CQ10-2　薬剤抵抗性てんかんに迷走神経刺激を行う場合，高レベル刺激と低レベル刺激のどちらを用いるべきか

　ここでの推奨は，国際的に標準的なガイドライン作成法であるGRADEシステムにより作成した．GRADEシステムは，アウトカムごとにシステマティック・レビューを行い，その結果をもとにパネル会議を開いて推奨を作成する方法をとる．

臨床的疑問（CQ）の設定

　CQは，薬剤抵抗性てんかんの診療において，推奨が診療の質を向上させると期待できるものを診療ガイドライン作成委員会で決定した．

　CQは，PICO形式に定式化した．PICOとは，患者（Patient），介入（Intervention），比較（Comparison），アウトカム（Outcome）の頭文字をとったものである．各CQに対して，アウトカムを診療ガイドライン作成委員会で決定し，重要度が高いほうから9〜1にランク付けした．最終的に，重大（9〜7），重要（6〜4）に対して，SRを行った．

文献検索

日本神経学会が契約した司書に検索式の作成および検索を依頼した．検索には MEDLINE，Cochrane CENTRAL を用いた．検索された研究は，重複をのぞき，タイトルとアブストラクトでスクリーニングした後，フルテキストで評価をし，アウトカムごとに分けた．採用する論文は，ランダム化比較試験（randomized controlled trial：RCT）のみとした．

文献検索の概要は，フローダイアグラムにまとめた．

エビデンスデータの統合

各 CQ において，可能なものについてはアウトカムごとにメタアナリシスを行った．メタアナリシスには，コクランの標準アプリケーションである Review Manager〔Review Manager（RevMan）［Computer program］. Version 5.3. Copenhagen：The Nordic Cochrane Centre, The Cochrane Collaboration, 2014.〕を用いた．

二値変数のアウトカムは，固定効果モデル（Fixed-effect model. Mantel-Haenszel 法）を用いて統合した．連続変数のアウトカムは，固定効果モデル（Fixed-effect model. Inverse Variance 法）を用いて統合した．

二値変数のアウトカムではリスク比とその 95%信頼区間，連続変数のアウトカムでは平均差と標準偏差を算出し，フォレストプロットに表した．

メタアナリシスに用いるデータが不足している場合は，研究著者に問い合わせをし，データを入手した．

エビデンスの質の評価

エビデンスの質の評価は，GRADE working group の提唱する方法で行い，「高（high）」，「中（moderate）」，「低（low）」，「非常に低（very low）」にグレーディングした．本診療ガイドラインでは，RCT のみを用いたため，エビデンスの質は「高」から開始した．そこから，「バイアスのリスク（risk of bias）」，「非一貫性（inconsistency）：研究間の治療推定値のばらつき」，「非直接性（indirectness）：一次研究の PICO と CQ の PICO との解離」，「不精確（imprecision）：サンプル数やイベント数が少ないため，効果推定値の精確さが低いもの」，「出版バイアス（publication bias）：否定的な結果などの理由で出版されていない研究による影響」について，GRADE working group の定める方法に則り，程度に応じて等級を下げた．

最終的なエビデンスの質の決定後，SR の結果を Summary of findings（SoF）table と GRADE Evidence Profile の表を作成した．作成には GRADEpro GDT（https://gradepro.org/）を用いた．

アウトカム全般に関するエビデンスの質の決定

各 CQ に対して，すべての重大なアウトカムの効果が患者にとって利益または不利益となる方向に揃っている場合は最も高いエビデンスの質を採用した．一方で，アウトカムによって利益または不利益の方向が異なる場合は，最も低いエビデンスの質を採用した．このエビデンスの質は，推奨文にある「エビデンスの確実性」と同義である．

GRADE の数字表記では，エビデンスの確実性「高」は「A」，「中」は「B」，「低」は「C」，「非常に低」は「D」で表す．

表 1 ｜ 承認されている抗てんかん薬（五十音順）

一般名	英語名	略号	主な製品名
アセタゾラミド	acetazolamide	AZM	ダイアモックス
エトスクシミド	ethosuximide	ESM	エピレオプチマル，ザロンチン
オクスカルバゼピン[1]	oxcarbazepine	OXC	オクノベル
ガバペンチン[2]	gabapentin	GBP	ガバペン
カルバマゼピン	carbamazepine	CBZ	テグレトール
クロナゼパム	clonazepam	CZP	リボトリール，ランドセン
クロバザム[3]	clobazam	CLB	マイスタン
ジアゼパム	diazepam	DZP	セルシン，ホリゾン，ダイアップ
臭化カリウム	potassium bromide	KBr	臭化カリウム
スチリペントール[4]	stiripentol	STP	ディアコミット
スルチアム	sultiame	ST	オスポロット
ゾニサミド	zonisamide	ZNS	エクセグラン
トピラマート[5]	topiramate	TPM	トピナ
ニトラゼパム	nitrazepam	NZP	ベンザリン
バルプロ酸	valproate	VPA	デパケン，セレニカ
ビガバトリン[6]	vigabatrin	VGB	サブリル
フェニトイン	phenytoin	PHT	アレビアチン，ヒダントール
フェノバルビタール	phenobarbital	PB	フェノバール
プリミドン	primidone	PRM	プリミドン
ペランパネル[7]	perampanel	PER	フィコンパ
ラコサミド[8]	lacosamide	LCM	ビムパット
ラモトリギン[9]	lamotrigine	LTG	ラミクタール
ルフィナミド[10]	rufinamide	RFN	イノベロン
レベチラセタム[11]	levetiracetam	LEV	イーケプラ

1) オクスカルバゼピンは他の抗てんかん薬で十分な効果が認められない4歳以上の小児の部分発作に対する併用療法として承認されている．
2) ガバペンチンは他の抗てんかん薬で十分な効果が認められない3歳以上の部分発作に対する併用療法として承認されている．
3) クロバザムは他の抗てんかん薬で十分な効果が認められない部分発作もしくは全般発作に対する併用療法として承認されている．
4) スチリペントールは，Dravet症候群に対してバルプロ酸とクロバザムへの付加療法として承認されている．
5) トピラマートは他の抗てんかん薬で十分な効果が認められない2歳以上の部分発作に対する併用療法として承認されている．
6) ビガバトリンは点頭てんかんに対して承認されている．
7) ペランパネルは他の抗てんかん薬で十分な効果が認められない12歳以上の部分発作および強直間代発作に対する併用療法として承認されている．
8) ラコサミドは他の抗てんかん薬で十分な効果が認められない部分発作に対する併用療法として承認されている．
9) ラモトリギンは部分発作，強直間代発作，15歳未満の定型欠神発作に対する単剤療法，他の抗てんかん薬で十分な効果が認められない部分発作，強直間代発作，Lennox-Gastaut症候群における全般発作に対する併用療法として承認されている．
10) ルフィナミドは他の抗てんかん薬で十分な効果が認められない4歳以上のLennox-Gastaut症候群における強直発作および脱力発作に対する併用療法として承認されている．
11) レベチラセタムは4歳以上の部分発作に対する単剤療法，強直間代発作に対する併用療法として承認されている．

エビデンスから推奨の作成

　推奨の作成には，SoFテーブル，GRADE Evidence Profileを資料として用いた．

　推奨決定の4要因としたのが「アウトカム全般にわたる全体的なエビデンスの質」，「利益と害のバランス」，「患者の価値観や好みのばらつき」，「資源（コストやリソース）」である．

　パネル会議では，推奨決定のために「問題の優先順位」，「望ましい効果の大きさ」，「望ましくない効果の大きさ」，「エビデンスの確実性」，「主要なアウトカムに対する価値観の不確実性や多様性」，「望ましい効果と望ましくない効果のバランス」，「必要とされるコストやリソー

ス」,「ステークホルダーへの受け入れ」,「実現可能性について」について議論を行い，その結果を Evidence-to-Decision（EtD）table の前半部分,「推奨判断基準の評価テーブル」に記載した．

そして,「推奨判断基準の評価テーブル」をもとに，推奨の強さ・方向の合意形成を行った．推奨度は,「強い/弱い」で定められる強さと,「推奨する/推奨しない」で定められる方向の組み合わせで表した．GRADE の数字表記では，強い推奨は「1」,弱い推奨は「2」で表す．推奨の根拠は，EtD table の後半部分「推奨の結論テーブル」に示した．

パネル会議

パネル会議パネリストには，診療ガイドライン作成委員であるてんかん専門医（神経内科医，小児科医，精神科医，脳神経外科医）のほかに，プライマリ・ケア医，患者家族代表，弁護士など，あらゆるステークホルダーが参加した．

2016 年 10 月 23 日昼から夕刻まで CQ9-2, CQ10-1, CQ10-2 について議論した．パネル会議の司会は，診療ガイドライン作成方法専門家である南郷栄秀が務めた．パネル会議では，GRADE システムの解説の後，SoF table, GRADE Evidence Profile, 推奨文草案の資料をもとに議論した．

CQ10-1, CQ10-2 については，全会一致で推奨が決定した．CQ9-2 については，パネル会議メンバーほぼ全員が「強い推奨」とする意見だったが，エビデンスの確実性が「非常に低」であったため，GRADE のルールに則り，「弱い推奨」に決定された．

診療ガイドラインの執筆

パネル会議で決定した推奨をもとに，草案をまとめ，外部評価を受けた後，最終化した．

4. 抗てんかん薬の表記について

日本で承認されている薬品名は本文中ではカタカナで統一した（表 1）．一方，日本で保険適用外の薬剤には†を付記した．

2018 年 2 月

「てんかん診療ガイドライン」作成委員会
委員長　宇川義一
事務担当　杉浦嘉泰

目次

神経診療ガイドラインの発行にあたって ……………………………………………………………… v
てんかん診療ガイドライン改訂について ……………………………………………………………… vii

第1部　てんかん診療ガイドライン

第1章　てんかんの診断・分類，鑑別（REM睡眠行動異常症を含む）　2

- **CQ1-1**　てんかんとはなにか ……………………………………………………………… 2
- **CQ1-2**　てんかん診断の問診において必要な事項はなにか …………………………… 4
- **CQ1-3**　てんかん発作型およびてんかん，てんかん症候群および関連発作性疾患の分類はなにか ……………………………………………………………………………… 6
- **CQ1-4**　成人においててんかんと鑑別されるべき疾患はなにか ……………………… 10
- **CQ1-5**　小児においててんかんと鑑別されるべき疾患はなにか ……………………… 12
- **CQ1-6**　てんかん診断の具体的手順はどうすべきか …………………………………… 15

第2章　てんかん診療のための検査　17

- **CQ2-1**　てんかん診断における脳波検査の意義はなにか ……………………………… 17
- **CQ2-2**　てんかん治療過程における脳波検査の意義はなにか ………………………… 19
- **CQ2-3**　てんかん診療における長時間ビデオ脳波モニタリング検査の意義はなにか … 20
- **CQ2-4**　てんかん診療に必要な脳形態画像検査はなにか ……………………………… 21
- **CQ2-5**　てんかん術前評価に有用な脳機能画像検査はなにか ………………………… 23

第3章　成人てんかんの薬物療法　25

- **CQ3-1**　初回てんかん発作で薬物療法を開始すべきか ………………………………… 25
- **CQ3-2**　新規発症の部分てんかんでの選択薬はなにか ………………………………… 27
- **CQ3-3**　新規発症の全般てんかんでの選択薬はなにか ………………………………… 29
- **CQ3-4**　全般てんかんで避けるべき抗てんかん薬はどれか …………………………… 31
- **CQ3-5**　精神症状のリスクを有する患者の選択薬はなにか …………………………… 32
- **CQ3-6**　内科疾患の合併時の選択薬はなにか …………………………………………… 34
- **CQ3-7**　高齢発症てんかんでの選択薬はなにか ………………………………………… 35

| CQ3-8 | てんかん患者で注意すべき併用薬はなにか | 36 |
| CQ3-9 | 抗てんかん薬の後発医薬品への切り替えに関して注意する点はなにか | 38 |

第4章　小児・思春期のてんかんと治療　39

CQ4-1	小児・思春期学童発症の各種てんかん症候群の頻度はなにが高いか	39
CQ4-2	小児・思春期の初発非誘発性発作ではどのような検査が推奨されるか	41
CQ4-3	小児・思春期の初発非誘発性発作は2回目以降に治療しても長期発作予後は変わらないか	43
CQ4-4	若年ミオクロニーてんかんの診断はどうすればよいのか	45
CQ4-5	小児・思春期発症のてんかんで発作型が部分発作か全般発作か不明な場合に第一選択薬として何を使用すべきか	46
CQ4-6	小児・思春期の全般発作にバルプロ酸，部分発作にカルバマゼピンを使用して，血中濃度が治療域でも発作が再発した場合には，次になにを使用すべきか	48

第5章　薬剤抵抗性てんかんへの対応　52

CQ5-1	薬剤抵抗性てんかんの定義はなにか	52
CQ5-2	成人の真の薬剤抵抗性てんかんにはどのようなものがあるか	54
CQ5-3	小児の薬剤抵抗性てんかんにはどのようなものがあるか	56
CQ5-4	見せかけの薬剤抵抗性てんかんとはなにか	58
CQ5-5	薬剤抵抗性てんかんへの対応はどうするか	60
CQ5-6	薬剤抵抗性てんかんの知的予後および社会的予後はどうか	62

第6章　てんかん症候群別の治療ガイド　64

CQ6-1	特発性部分てんかんの選択薬はなにか	65
CQ6-2	小児欠神てんかんの選択薬はなにか	67
CQ6-3	Lennox-Gastaut症候群の選択薬はなにか	68
CQ6-4	若年ミオクロニーてんかんの選択薬はなにか	70
CQ6-5	全般強直間代発作のみを示すてんかん（覚醒時大発作てんかん）の選択薬はなにか	72

第7章　抗てんかん薬の副作用　74

| CQ7-1 | 抗てんかん薬の副作用にはどのようなものがあるか | 74 |

第8章　てんかん重積状態　76

CQ8-1	てんかん重積状態の定義はなにか	76
CQ8-2	けいれん性てんかん重積状態に使う薬剤はなにか	77
CQ8-2-①	静脈がまだ確保できない場合の治療はどうするか	79
CQ8-2-②	てんかん重積状態の第1段階での治療薬はなにか	81
CQ8-2-③	てんかん重積状態におけるホスフェニトイン静注の効果はどうか	82
CQ8-2-④	てんかん重積状態におけるフェノバルビタール静注の効果はどうか	84

CQ8-2-⑤	てんかん重積状態におけるミダゾラムの効果はどうか	85
CQ8-2-⑥	てんかん重積状態におけるレベチラセタム静注の効果はどうか	86
CQ8-3	難治てんかん重積状態における全身麻酔療法の効果はどうか	87
CQ8-4	てんかん重積状態における脳波モニターの意義はあるか	89

第9章　てんかん外科治療　91

CQ9-1	外科治療が有効なてんかん（症候群）にはどのようなものがあるか	91
CQ9-2	薬剤抵抗性側頭葉てんかんに対して側頭葉切除術は有効か	92
CQ9-2	薬剤抵抗性側頭葉てんかんにおいて側頭葉切除術を薬物療法に加えて行うべきか	94
CQ9-3	術前検査における慢性頭蓋内脳波（長期継続頭蓋内脳波検査）の適応はなにか	97
CQ9-4	外科治療検討のタイミングはどのように決めるか	99
CQ9-5	小児の薬剤抵抗性てんかんにおいても外科治療は有効か	100
CQ9-6	てんかん外科手術後の精神症状のリスクはどの程度か	101

第10章　てんかんの刺激療法　103

CQ10-1	薬剤抵抗性てんかんで迷走神経刺激療法は有効か	103
CQ10-1	薬剤抵抗性てんかんにおいて迷走神経刺激療法（VNS）を薬物療法に加えて行うべきか	105
CQ10-2	薬剤抵抗性てんかんに迷走神経刺激療法を行う場合，高レベル刺激と低レベル刺激のどちらを用いるべきか	108
CQ10-3	植込型頭蓋内刺激療法はてんかん治療に有効か	111

第11章　てんかん治療の終結　113

CQ11-1	発作が何年寛解していれば治療終結を考慮するか	113
CQ11-2	てんかん発作型・てんかん類型・てんかん症候群により発作再燃のリスクは異なるか	115
CQ11-3	抗てんかん薬の最適減量速度はあるか	117
CQ11-4	治療終結にかかわる予後不良因子はなにか	118
CQ11-5	抗てんかん薬減量中の自動車運転は避けるべきか	120

第12章　薬物濃度モニター　121

CQ12-1	抗てんかん薬の血中濃度測定はどのようなときに行うか	121
CQ12-2	血中濃度測定が有用な薬剤はどれか	123
CQ12-3	肝機能障害，腎機能障害の患者の治療において血中濃度モニターは必要か	126
CQ12-4	抗てんかん薬と相互作用のある薬剤はどのようなものがあるか	128

第13章　てんかんと女性　133

| CQ13-1 | 女性のてんかん患者において，妊娠・出産に関してどのような基本的な対応が必要か | 133 |
| CQ13-2 | 妊娠可能な女性における抗てんかん薬療法の注意点はなにか | 136 |

CQ13-3	葉酸は補充すべきか	138
CQ13-4	妊娠中の抗てんかん薬の血中濃度モニタリングは有用か	139
CQ13-5	女性のてんかん患者は，妊娠中の合併症が多いか	140
CQ13-6	自然分娩が可能か．分娩中の発作にはどのように対処するのか	141
CQ13-7	抗てんかん薬服用中の授乳は可能か	142

第 14 章　心因性非てんかん発作の診断　144

| CQ14-1 | 心因性非てんかん発作とてんかん発作はどう鑑別するか | 144 |
| CQ14-2 | 心因性非てんかん発作の治療はどうするか | 147 |

第 15 章　てんかんの精神症状　149

| CQ15-1 | てんかんに伴う精神病の種類とそれぞれの治療法はなにか | 149 |
| CQ15-2 | てんかんに伴ううつ病や自殺関連行動への対応をどうするか | 151 |

第 16 章　急性症候性発作　153

CQ16-1	急性症候性発作の定義はなにか	153
CQ16-2	急性症候性発作の原因はなにか	154
CQ16-3	急性症候性発作の診察はどうするか	156
CQ16-4	急性症候性発作の検査はどうするか	159
CQ16-5	急性症候性発作の治療はどうするか	160
CQ16-6	抗 NMDA 受容体抗体脳炎の診断と治療はどうするか	161

第 17 章　てんかんと遺伝　163

| CQ17-1 | てんかんと遺伝の関係はどうか | 163 |
| CQ17-2 | てんかんの遺伝子研究および遺伝子検査の現状はどうか | 165 |

第 18 章　患者へのアドバイスと情報提供　168

| CQ18-1 | 患者にアドバイスする事項はなにか | 168 |
| CQ18-2 | 自動車運転免許についてアドバイスはどうするか | 169 |

第 2 部　システマティック・レビュー　ダイジェスト

CQ9-2　ダイジェスト版　174
薬剤抵抗性側頭葉てんかんにおいて側頭葉切除術を薬物療法に加えて行うべきか ……………… 174

CQ10-1　ダイジェスト版　188
薬剤抵抗性てんかんにおいて迷走神経刺激療法（VNS）を薬物療法に加えて行うべきか ……… 188

CQ10-2　ダイジェスト版　203
　　　薬剤抵抗性てんかんに迷走神経刺激療法を行う場合，高レベル刺激と低レベル刺激のどちらを
　　　用いるべきか……………………………………………………………………………………… 203

索引…… 217

第1部
てんかん診療ガイドライン

第 1 章 てんかんの診断・分類，鑑別
（REM 睡眠行動異常症を含む）

CQ 1-1
てんかんとはなにか

> **要約**
>
> てんかんとは，てんかん性発作を引き起こす持続性素因を特徴とする脳の障害である．すなわち，慢性の脳の病気で，大脳の神経細胞が過剰に興奮するために，脳の発作性の症状が反復性に起こる．発作は突然に起こり，普通とは異なる身体症状や意識，運動および感覚の変化などが生じる．明らかなけいれんがあればてんかんの可能性は高い．

解説

　大脳の神経細胞は規則正しいリズムでお互いに調和を保ちながら電気的に活動している．この活動が突然崩れて，激しい電気的な乱れ（過剰興奮・過同期）が生じることによって起きるのが，てんかんである．無熱時にも起こり，異常な電気活動に巻き込まれる脳の部位によって現れる発作症状はさまざまである[1]．「ひきつけ，けいれん」だけでなく，「ボーっとする」，「体がピクッとする」，「意識を失ったまま動き回ったりする」などの多彩な症状を示す（10 頁 **CQ1-4** および 12 頁 **CQ1-5** 参照）．また，てんかんは繰り返し起こることが特徴である．脳波を中心とした種々の検査が診断の確定には必要である（15 頁 **CQ1-6** 参照）．

　従来，てんかんは，「24 時間以上の間隔で生じた 2 回の非誘発性発作」という定義が用いられてきた．国際抗てんかん連盟（ILAE）の作業部会は 2014 年に「2 回の非誘発性発作」の基準を満たさない特殊な状況でもてんかんの場合があるので，それに対応できるように，てんかんを以下のいずれかの状態と定義される脳の疾患であると変更した[2]．①24 時間以上の間隔で 2 回以上の非誘発性（または反射性）発作が生じる．②1 回の非誘発性（または反射性）発作が生じ，その後 10 年間にわたる発作再発率が 2 回の非誘発性発作後の一般的な再発リスク（60％以上）と同程度である（注参照）．③てんかん症候群と診断されている．

　「非誘発性発作」（unprovoked seizure）という用語は，明らかな誘因がない慢性疾患としての自発発作である．これに対し「誘発性発作」は，急性症候性発作，状況関連発作ともよばれ，脳炎，外傷，脳血管障害，代謝障害などの急性の脳への侵襲に対する反応として発症する発作である[3]．

　注：項目②は，非誘発性発作が 1 回あり，しかも再発リスクが 60％以上と証明できる場合には，てんかんとみなして患者ケアを開始するという意味である．その具体例としては，脳卒中発症から 1 か月以上経過して孤発発作を起こした患者や，孤発発作の発生と同時に症状の器

質的または間接的な成因およびてんかん様の脳波所見が認められた小児などがある．また，孤発発作後に持続的な閾値変化を伴う特定のてんかん症候群と診断できる患者もその一例である．初回発作がてんかん重積状態としても，それ自体でてんかんが示唆されるわけではない[2]．

文献

1) 飯沼一宇，藤原建樹，池田昭夫，他．てんかんの診断ガイドライン．てんかん研．2008；26(1)：110-113.
2) Fisher RS, Accvedo C, Arzimanoglou A, et al. ILAE Official Report. A practical clinical definition of epilepsy. Epilepsia. 2014；55(4)：475-482.
3) Beghi E, Carpio A, Forsgren L, et al. Recommendation for a definition of acute symptomatic seizure. Epilepsia. 2010；51(4)：671-675.

検索式・参考にした二次資料

PubMed 検索：2008 年 9 月 12 日
epilepsy［Mesh］and（define* OR definition*）＝2,382 件

医中誌ではエビデンスとなる文献は見つからなかった．

PubMed 検索：2015 年 6 月 28 日
(((((((epilepsy/classification［majr］OR epilepsy/diagnosis［majr］)) AND ((define* OR definit*)))) AND (Humans［Mesh］AND (English［LA］OR Japanese［LA］))) AND ("2008"［Date-Publication］: "2015"［Date-Publication］))) AND (("ILAE") OR ("NICE" OR "National Institute for Health and Care Excellence"))＝17 件

医中誌検索：2015 年 6 月 25 日
(((鑑別診断/TH) and (((レム睡眠行動障害/TH or REM 睡眠行動異常症/AL) or (てんかん/MTH)) and (日本てんかん学会/AL)))) and (DT＝2008:2015 and PT＝会議録除く and CK＝ヒト)＝6 件

CQ 1-2
てんかん診断の問診において必要な事項はなにか

> **要約**
>
> 十分な情報（病歴）を収集することおよび発作の現場を目撃することがてんかんの診断に最も有用である．主訴は，多くの場合，けいれん発作（非けいれん発作の場合もある）であるが，てんかんと診断するためには，通常は 2 回以上の発作の確認が必要である．

解説

以下の 1～3 に関して詳細な病歴聴取をすることが診断に重要である[1,2]．

1. 患者および発作目撃者から発作の情報を得ることが重要である

a. 発作の頻度
b. 発作の状況と誘因（光過敏性など）
c. 発作の前および発作中の症状（身体的，精神的症候および意識障害）
d. 症状の持続
e. 発作に引き続く症状
f. 外傷，咬舌，尿失禁の有無
g. 発作後の頭痛と筋肉痛
h. 複数回の発作のある患者では初発年齢
i. 発作および発作型の変化・推移
j. 最終発作
k. 発作と覚醒・睡眠との関係

2. 発作目撃者からの発作に関する病歴には次の事項を含むことが重要である

a. 発作の頻度
b. 発作の前および発作中に観察された詳細な状態（患者の反応，手足の動き，開閉眼，眼球偏位，発声，顔色，呼吸および脈拍）
c. 発作後の行動，状態の詳細
d. 家族撮影のビデオ

3. カルテの病歴記載に際しては，次の事項を含むことが重要である

a. 年齢（多くのてんかんは年齢依存性である）
b. 性別
c. 既往歴（周産期異常，熱性けいれん，頭部外傷，精神疾患など）
d. 併存疾患（表1 参照）
e. アルコール歴，常用薬，麻薬歴の既往

表1 | てんかんを伴う主な疾患

1. 仮死分娩	8. 中枢神経感染症
2. 脳の形成障害	9. 自己免疫性脳炎
3. 遺伝子異常	10. 脳出血
4. 染色体異常	11. 脳梗塞
5. 発達障害	12. 脳腫瘍
6. 代謝異常	13. 脳外傷
7. 低酸素	14. 認知症

  f. 家族歴
  g. 社会歴

■文献

1) Scottish Intercollegiate Guidelines Network. Diagnosis and management of epilepsy in adults. A national clinical guideline, 2003, p.3-7.
2) Stokes T, Shaw EL, Juarez-Garcia A, et al. Clinical Guidelines and Evidence Review for the Epilepsies：diagnosis and management in adults and children in primary and secondary care. London：Royal College of General Practitioners, 2004, p.49-50, 85-95.

■検索式・参考にした二次資料

PubMed 検索：2008 年 10 月 30 日
((epileptic seizures or epilepsy) and diagnosis and (interview or (history taking)) and ("sensitivity and specificity" [mh] OR sensitivity [tiab] OR specificity [tiab] OR likelihood ratio* OR practice guideline [pt] OR ikelihood functions [mh] or meta-analysis [mh] OR meta-analysis [pt] OR metaanaly* [tiab] OR "meta analysis" OR multicenter study [pt] OR evaluation studies [pt] OR validation studies [pt] OR systematic review* OR systematic [sb] = 58 件

医中誌ではエビデンスとなる文献は見つからなかった．

PubMed 検索：2015 年 6 月 28 日
(((((((epilepsy [majr]) AND medical history taking [mesh])) AND ("2008" [Date-Publication] : "2015" [Date-Publication])) AND (English [Language] OR Japanese [Language]))) AND Humans [Filter]) AND ("ILAE" OR "NICE") = 0 件

医中誌検索：2015 年 6 月 25 日
(((((てんかん/MTH)) and (SH＝診断)) and (病歴聴取/MTH))) and (DT＝2008:2015 and PT＝会議録除く) = 0 件

CQ 1-3
てんかん発作型およびてんかん,てんかん症候群および関連発作性疾患の分類はなにか

> **要約**
>
> てんかん発作の分類は,その後の患者の取り扱い,検査および抗てんかん薬の選択に不可欠であり,ILAE の分類を用いる.てんかんの診断は患者にとって,身体的,精神的,社会的,経済的に重要な意味をもつので,専門家がてんかんの確定的な臨床診断を行うことが推奨される.

解説

　現時点では,てんかん発作型の分類は 1981 年[1]),てんかん,てんかん症候群および関連発作性疾患の分類は 1989 年[2]) の ILAE の分類が本邦では広く用いられている.しかし,ILAE の作業部会は,新しい疾患分類(2010 年)を提唱した[3]).1981 年,1989 年,2010 年の新旧対照を表 1,2 に示す[4]).このガイドラインでは,1981 年の発作型分類にしたがい,てんかんを部分(partial)と全般(generalized)発作に分ける.部分とは焦点性(focal)あるいは局在関連性(localization-related)という意味で使われる.

　1981 年の発作分類の特徴は,発作症状と脳波所見の忠実な対比から成り立ち(表 1 左),脳波上の「てんかん性放電」という鋭敏度も特異度も最も高い情報を基本にしている.一方,1989 年分類の特徴は,2×2 分法分類を基本としている(表 2 左).これにより原因としての特発性は必ずしも全般てんかんだけでなく部分てんかんにもあり,逆に症候性の中に部分てんかんと全般てんかんも明確に分類される.また,この 4 分類のうち症候性部分てんかん以外は原則的に年齢依存性に発病し,発症年齢の要素を同時に反映している.

1. 特発性部分てんかんは,①小児期に発症,②局在関連発作症状と局在脳波所見,③画像所見では異常なし,④思春期までに寛解し,良性である.中心側頭部棘波を示す良性てんかん,後頭部に焦点をもつ Panayiotopoulos 型がある.
2. 症候性部分てんかんを示唆する症候としては,①病因となるような既往歴,②前兆,③発作起始時,発作中の局在性運動ないし感覚徴候,④自動症などがある.ただし,欠神発作でも自動症を伴うことがある.
3. 特発性全般てんかんは,25 歳以上の発症はまれであり,他の神経症候を認めない.これを示唆する症候は,①小児期(思春期前まで)の発症,②断眠やアルコールでの誘発,③起床直後の強直間代発作あるいはミオクロニー発作,④他に神経症候がなく,発作型が欠神発作である,⑤脳波で光突発反応,全般性の 3 Hz 棘徐波複合あるいは多棘徐波複合などがある.
4. 症候性全般てんかんを示唆する症候は,①発症年齢が非常に早い(新生児期,乳児期:1 歳未満),②頻回の発作,③発症前からの精神遅滞や神経症候,④神経症候の進行や退行,⑤広汎性脳波異常,⑥器質的脳形態異常などがある.

表1 | てんかん発作型国際分類の1981年版と2010年改訂版との対応

1981年発作型分類	2010年改訂版発作型分類
部分(焦点性,局在性)発作	焦点発作
A. 単純部分発作(意識減損はない) 　1. 運動徴候を呈するもの 　2. 体性感覚または特殊感覚症状を呈するもの 　3. 自律神経症状あるいは徴候を呈するもの 　4. 精神症状を呈するもの(多くは"複雑部分発作"として経験される)	A. 意識障害なし 　運動徴候または自律神経症状が観察される.これは「単純部分発作」の概念にほぼ一致する(発作の症状の表れ方によっては,本概念を適切に表現する用語として「焦点性運動発作」または「自律神経発作」を用いることができる). 　自覚的な主感覚・精神的現象のみあり.これは2001年の用語集に採用された用語である「前兆」の概念に一致する.
B. 複雑部分発作 　1. 単純部分発作で始まり意識減損に移行するもの 　　a. 単純部分発作で始まるもの 　　b. 自動症で始まるもの 　　c. 意識減損で始まるもの	B. 意識障害あり 　これは「複雑部分発作」の概念にほぼ一致する.この概念を伝える用語として「認知障害発作」が提案されている.
C. 二次的に全般化する部分発作 　1. 単純部分発作(A)が全般発作に進展するもの 　2. 複雑部分発作(B)から全般発作に進展するもの 　3. 単純部分発作から複雑部分発作を経て全般発作に進展するもの	両側性けいれん性発作(強直,間代または強直-間代要素を伴う)への進展.この表現は「二次性全般化発作」の用語に代わるものである.
全般発作	全般発作
A. 1. 欠神発作 　　a. 意識減損のみのもの 　　b. 軽度の間代要素を伴うもの 　　c. 脱力要素を伴うもの 　　d. 強直要素を伴うもの 　　e. 自動症を伴うもの 　　f. 自律神経要素を伴うもの 　　(b～fは単独でも組み合わせでもありうる)	A. 欠神発作 　1. 定型欠神発作 　3. 特徴を有する欠神発作 　　ミオクロニー欠神発作 　　眼瞼ミオクロニー
2. 非定型欠神発作 　　a. 筋緊張の変化はA.1よりも明瞭 　　b. 発作の起始/終末は急激でない	2. 非定型欠神発作
B. ミオクロニー発作	B. 1. ミオクロニー発作 　2. ミオクロニー脱力発作 　3. ミオクロニー強直発作
C. 間代発作	C. 間代発作
D. 強直発作	D. 強直発作
E. 強直間代発作	E. 強直,間代発作(すべての組み合わせ)
(明確に対応するものなし)	
F. 脱力発作	F. 脱力発作
未分類てんかん発作	未分類てんかん発作
新生児発作	てんかん性スパスムス
律動性眼球運動	
咀嚼	
水泳運動	
	上記のカテゴリーのいずれかに明確に診断されない発作は,正確な診断を行えるような追加情報が得られるまで「分類不能」と判断すべきであるが,「分類不能」は分類の中の1つのカテゴリーとはみなさない.

〔1981年分類は,てんかん研.1987;5(2):62の日本語訳から引用.2010年分類は,てんかん研.2011;28(3):515-525の日本語訳から引用〕

表2 | てんかん症候群国際分類の1989年版と2010年改訂版

1989年分類	2010年改訂版症候群分類
1. 局在関連性（焦点性，局所性，部分性）てんかんおよび症候群	脳波・臨床症候群（発症年齢別）[a]
1.1 特発性（年齢に関連して発病する） 　　・中心・側頭部に棘波をもつ良性小児てんかん 　　・後頭部に突発波をもつ小児てんかん 　　・原発性読書てんかん 　1.2 症候性 　　・小児の慢性進行性持続性部分てんかん 　　・特異な発作誘発様態をもつてんかん 　　・側頭葉てんかん 　　・前頭葉てんかん 　　・頭頂葉てんかん 　　・後頭葉てんかん 　1.3 潜因性	新生児期 　良性家族性新生児てんかん 　早期ミオクロニー脳症 　大田原症候群 乳児期 　遊走性焦点発作を伴う乳児てんかん 　West症候群 　乳児ミオクロニーてんかん 　良性乳児てんかん 　良性家族性乳児てんかん 　Dravet症候群 　非進行性疾患のミオクロニー脳症 小児期 　熱性けいれんプラス（乳児期から発症することがある） 　早発良性小児後頭葉てんかん症候群（Panayiotopoulos型） 　ミオクロニー脱力（旧用語：失立）発作を伴うてんかん 　中心側頭部棘波を示す良性てんかん 　常染色体優性夜間前頭葉てんかん 　遅発性小児後頭葉てんかん（Gastaut型） 　ミオクロニー欠神てんかん 　Lennox-Gastaut症候群 　睡眠時持続性棘徐波（CSWS）を示すてんかん性脳症[b] 　Landau-Kleffner症候群 　小児欠神てんかん 青年期-成人期 　若年欠神てんかん 　若年ミオクロニーてんかん 　全般強直間代発作のみを示すてんかん 　進行性ミオクローヌスてんかん 　聴覚症状を伴う常染色体優性てんかん 　その他の家族性側頭葉てんかん 年齢との関連性が低いもの 　多様な焦点を示す家族性焦点性てんかん（小児期から成人期） 　反射てんかん
2. 全般てんかんおよび症候群	
2.1 特発性（年齢に関連して発病するもので年齢順に記載） 　　・良性家族性新生児けいれん 　　・良性新生児けいれん 　　・乳児良性ミオクロニーてんかん 　　・小児欠神てんかん（ピクノレプシー） 　　・若年欠神てんかん 　　・若年ミオクロニーてんかん（衝撃小発作） 　　・覚醒時大発作てんかん 　　・上記以外の特発性全般てんかん 　　・特異な発作誘発様態をもつてんかん 　2.2 潜因性あるいは症候性（年齢順） 　　・West症候群（乳児けいれん，電撃・点頭・礼拝けいれん） 　　・Lennox-Gastaut症候群 　　・ミオクロニー失立発作てんかん 　　・ミオクロニー欠神てんかん 　2.3 症候性 　　2.3.1 非特異病因・早期ミオクロニー脳症 　　　　サプレッション・バーストを伴う早期乳児てんかん性脳症 　　　　上記以外の症候性全般てんかん 　　2.3.2 特異症候群	
	明確な特定症候群
	海馬硬化症を伴う内側側頭葉てんかん Rasmussen症候群 視床下部過誤腫による笑い発作 片側けいれん・片麻痺・てんかん これらの診断カテゴリーのいずれにも該当しないてんかんは，最初に既知の構造的/代謝性疾患（推定される原因）の有無，次に主な発作の発現様式（全般または焦点性）に基づいて識別することができる．
3. 焦点性か全般性か決定できないてんかんおよび症候群	構造的/代謝性の原因に帰するてんかん（原因別に整理）
3.1 全般発作と焦点発作を併有するてんかん 　　・新生児発作 　　・乳児重症ミオクロニーてんかん 　　・徐波睡眠時に持続性棘徐波を示すてんかん 　　・獲得性てんかん性失語（Landau-Kleffner症候群） 　　・上記以外の未決定てんかん 　3.2 明確な全般性あるいは焦点性のいずれかの特徴をも欠くてんかん	皮質形成異常（片側巨脳症，異所性灰白質など） 神経皮膚症候群（結節性硬化症複合体，Sturge-Weber症候群など） 腫瘍 感染 外傷 血管腫 周産期脳障害 脳卒中 その他
4. 特殊症候群	原因不明のてんかん
4.1 状況関連性発作（機会発作） 　　・熱性けいれん 　　・孤発発作，あるいは孤発のてんかん重積状態 　　・アルコール，薬物，子癇，非ケトン性高グリシン血症などによる急性の代謝障害や急性アルコール中毒にみられる発作	てんかん発作を伴う疾患であるがそれ自体は従来の分類ではてんかん型として診断されないもの 良性新生児発作 熱性けいれん

〔1981年分類は，てんかん研．1987；5(2)：62の日本語訳から引用．2010年分類は，てんかん研．2011；28(3)：515-525の日本語訳から引用〕
a：脳波・臨床症候群の分類はその原因を反映しない．
b：時にElectrical Status Epilepticus during Slow Sleep（ESES）とよばれる．

2010年版の基本的な考え方を以下に示す.
1. 発作の発現様式と発作の分類
   部分発作という用語はなくなり,焦点発作（意識障害あり,なし）に統一された（**表1**右）.「全般性」と「焦点性」は,発作が両側大脳半球のネットワーク内に起こり,このネットワークが急速に発作に巻き込まれるもの（全般性）と,一側大脳半球だけのネットワーク内に起始し,はっきりと限局する,あるいはそれよりもう少し広汎に一側半球内に広がったもの（焦点性）とに再定義された.
2. 基礎病因の分類
   従来の「特発性」,「症候性」,「潜因性」に代わる概念として「素因性」,「構造的/代謝性」,「原因不明」の用語を使用することを推奨している.

なお,本項執筆時点（2016年）までに報告された分類に準拠しており,それ以降に発表された分類は扱っていない.

▎文献

1) Proposal for revised clinical and electroencephalographic classification of epileptic seizures. From the Commission on Classification and Terminology of the International League Against Epilepsy. Epilepsia. 1981；22(4)：489-501.
2) Proposal for revised classification of epilepsies and epileptic syndromes. Commission on Classification and Terminology of the International League Against Epilepsy. Epilepsia.1989；30(4)：389-399.
3) Berg AT, Berkovic SF, Brodie MJ, et al. Revised terminology and concepts of organization of seizures and epilepsies：Report of the ILAE Commission on Classification and Terminology, 2005-2009. Epilepsia. 2010；51(4)：676-685.
4) 飛松省三. 第1章 てんかんの疫学. 2分類(1981年, 1989年, 2010年の比較). 日本てんかん学会 編. てんかん専門医ガイドブック. 東京, 診断と治療社. 2014. p.5-10.

▎検索式・参考にした二次資料

PubMed 検索：2008年10月17日
((((epileptic seizures) or epilepsy) and diagnosis and (classificationor categorization) and ("sensitivity and specificity" [mh] OR sensitivity [tiab] OR specificity [tiab] OR likelihood ratio* OR practice guideline [pt] OR likelihood functions [mh] or meta-analysis [mh] OR meta-analysis [pt] OR metaanaly* [tiab] OR "meta analysis" OR multicenter study [pt] OR evaluation studies [pt] OR validationstudies [pt] OR systematic review* OR systematic [sb] = 273件

医中誌ではエビデンスとなる文献は見つからなかった.

PubMed 検索：2015年6月28日
(((((((epilepsy/classification [majr]) AND classification [ti])) AND("2008" [Date-Publication] : "2015" [Date-Publication])) AND (English [Language] OR Japanese [Language])) AND Humans [Filter])) AND ("ILAE" OR "NICE") = 22件

医中誌検索：2015年6月25日
((((てんかん/MTH) and (分類/TI))) and (DT = 2008:2015 and PT = 会議録除く) = 0件

CQ 1-4
成人においててんかんと鑑別されるべき疾患はなにか

要約

てんかんと紛らわしいものには，次のものがある．
① 失神（神経調節性，心原性など）
② 心因性非てんかん発作
③ 過呼吸やパニック障害
④ 脳卒中（脳梗塞，脳出血），一過性脳虚血発作
⑤ 睡眠時随伴症（レム睡眠行動異常，ノンレムパラソムニア）
⑥ 急性中毒（薬物，アルコール），薬物離脱，アルコール離脱
⑦ 急性代謝障害（低血糖，テタニーなど）
⑧ 急性腎不全
⑨ 頭部外傷（1週間以内）
⑩ 不随意運動（チック，振戦，ミオクローヌス，発作性ジスキネジアなど）
⑪ 発作性失調症

解説

突然発症の意識消失で救急外来を訪れる患者では神経調節性失神/心因性非てんかん発作が40%と多く，てんかんは29%，次いで心原性が8%とされる[1]．てんかんと診断するには心血管性の原因を精査することが重要である[2]．失神発作の特徴は，発作後意識変化や疲労，倦怠感を伴うことがない点である[3,4]．頭部外傷受傷後1週以内に急性けいれんを起こした患者では，将来てんかんを発症する全体の危険率は約25%とされる[3]．アルコール離脱によりけいれん発作を起こすことがある[3,4]．

文献

1) Day SC, Cook EF, Funkenstein H, et al. Evaluation and outcome of emergency room patients with transient loss of consciousness. Am J Med. 1982；73(1)：15-23.
2) Zaidi A, Clough P, Cooper P, et al. Misdiagnosis of epilepsy：many seizure-like attacks have a cardiovascular cause. J Am Coll Cardiol. 2000；36(1)：181-184.
3) 日本神経学会治療ガイドライン Ad Hoc 委員会．てんかん治療ガイドライン 2002．臨神経．2002；42(6)：549-597.
4) Scottish Intercollegiate Guidelines Network. Diagnosis and management of epilepsy in adults. A national clinical guideline, 2003. p.3-5.

検索式・参考にした二次資料

PubMed 検索：2008 年 10 月 30 日
((epileptic seizures) or epilepsy) and diagnosis and (distinguish ordifferentiate or "Diagnosis, Differential" [Mesh]) and ("sensitivity and specificity" [mh] OR sensitivity [tiab] OR specificity [tiab] OR likelihood ratio* OR practice guideline [pt]

OR likelihood functions［mh］）and（meta-analysis［mh］OR meta analysis［pt］OR metaanaly*［tiab］OR "meta analysis" OR multicenter study［pt］OR evaluation studies［pt］OR validation studies［pt］OR systematic review* OR systematic［sb］）＝32 件

医中誌ではエビデンスとなる文献は見つからなかった．

PubMed 検索：2015 年 6 月 28 日
（((((("Epilepsy"［Major Mesh］）AND "diagnosis, differential"［MeSH Terms］）AND（English［Language］OR Japanese［Language］））AND（"2008"［Date-Publication］："2015"［Date-Publication］））AND adult［MeSH］））AND（"ILAE" OR "NICE"）＝4 件

医中誌検索：2015 年 6 月 25 日
(((((てんかん/MTH))and(SH＝診断))and(鑑別診断/TH)))and(DT＝2008:2015 and PT＝会議録除く and CK＝成人(19～44), 中年(45～64), 高齢者(65～), 高齢者(80～))＝3 件

CQ 1-5
小児においててんかんと鑑別されるべき疾患はなにか

要約

下記に示した病態を示唆する状況がないかどうかを確認する．特に発作前後の状況を十分に聴取する．小児の場合は，発熱，啼泣，下痢の有無，睡眠・覚醒リズム，空腹時かどうかなどをチェックする．
① 熱性けいれん
② 憤怒けいれん
③ 軽症胃腸炎関連けいれん
④ 睡眠時ひきつけ/睡眠時ミオクローヌス
⑤ ノンレムパラソムニア（夜驚症/睡眠時遊行症）
⑥ チック
⑦ 失神（神経調節性，心原性など）
⑧ 心因性非てんかん発作
⑨ マスターベーション
⑩ 急性代謝障害（低血糖，テタニーなど）

解説

　小児でてんかん発作と紛らわしい疾患を発作症候からみると，(1) 全身性強直発作，強直間代発作を示すのは熱性けいれん，軽症胃腸炎関連けいれん，心因発作の一部，急性代謝性障害，チアノーゼ型憤怒けいれんの長びいたもの，(2) 意識消失や脱力発作を示すのは憤怒けいれん，神経調節性失神，心因性発作の一部，急性代謝障害の一部，熱性けいれんの一部，(3) ぴくぴくさせるのは睡眠時ミオクローヌス，心因性反応の一部，(4) 恐怖や徘徊などの奇妙な動きを示すのは夜驚症，睡眠時遊行症，心因性反応である．病歴や症候，発症年齢が手がかりとなるが，脳波検査が必要な場合もある[1,2]．熱性けいれん（特に3歳以降）や急性代謝障害の一部などでは，てんかん放電（てんかん発作波）を示すものもあることに注意する（表1）．

文献

1) 飯沼一宇, 日本てんかん学会ガイドライン作成委員会(藤原建樹, 池田昭夫, 他). てんかんの診断ガイドライン. てんかん研. 2008；26(1)：110-113.
2) Scottish Intercollegiate Guidelines Network. Diagnosis and management of epilepsy in adults. A national clinical guideline, 2003.

検索式・参考にした二次資料

PubMed 検索：2008 年 10 月 30 日
((epileptic seizures) or epilepsy) and diagnosis and (distinguish or differentiate or "Diagnosis, Differential" [Mesh]) and

表1 | 小児のてんかんと鑑別されるべき疾患―乳児期の良性けいれんおよび類縁疾患

良性けいれん		発作症状	脳波異常	診断
熱性けいれん		38℃以上の発熱を伴う全身性強直けいれん，強直間代けいれんで，病歴や診察上，中枢神経感染症，代謝異常，その他明らかなけいれんの原因がないと思われるもの．脱力，一点凝視，眼球上転のみなどの弛緩性熱性けいれんが5%．家族発症が20～30%．脳波でてんかん性発作波はありうる．	+/−	発熱時のみのけいれんで他の疾患を示唆する症状なし
憤怒けいれん	チアノーゼ型	痛み，怒り，不機嫌により激しく泣いていて，急に息を止め，チアノーゼが出現，意識消失し，ぐにゃりと脱力．長びいた場合は全身を強直する．	−	病歴 不安なら脳波
	蒼白型	不意の痛み，驚き，恐怖により，泣くこともなく急に意識を失い，ぐにゃり脱力．顔面蒼白となる．	−	
軽症胃腸炎関連けいれん		脱水がないか軽度程度の下痢・嘔吐が2～5日続いて起こる無熱性の全身性強直間代けいれん．下痢が起こる以前で嘔吐だけで生じることもある．脳波，電解質検査を行い，異常がなければ可能性が高い．ロタウイルス感染で好発．80%はけいれんを2回以上群発し，20%では2～3日にわたる．	−	病歴，便中ロタウイルス抗原（他のウイルスでも），（脳波）
睡眠時ひきつけ/睡眠時ミオクローヌス		睡眠時ひきつけは睡眠開始時に起こる短い小さなびくつきで，単発あるいは反復．左右非対称で下肢に多いが，上肢，頭部の筋にも見られる．睡眠時ミオクローヌスは，すべての睡眠段階で起こりえ，非同期性だけでなく両側対称性にも起こり，遠位筋だけでなく近位筋や体幹にも起こる．	−	症状，発生時間 不安なら脳波
ノンレムパラソムニア（夜驚症/睡眠時遊行症）		夜驚症は睡眠中に突然起こる強い恐怖で，悲鳴，啼泣，興奮，頻脈などを示し，1～10分続く．半数は睡眠時遊行症も示す．睡眠時遊行症は，睡眠中に突然立ち上がる，歩き回る，走り回るなどを示し，1～40分続く．いずれも夜間睡眠の前半の1/3の時間に起こり，4～12歳に多い．覚醒させようとしても覚めず，本人は覚えていない．家族歴がある場合がある．	−	症状，発生時間 不安なら脳波，睡眠ポリグラフ
チック		顔面，頸部，肩，上肢などに目立つ突発的，常同的に繰り返す急激な運動．眼球にも起こる．精神的緊張で増加．起こっている最中に他の動きを妨げず，本人はあまり困らない．睡眠時には起こらない．	−	症状
神経調節性失神		急に意識を失い崩れる，脱力するが，姿勢変換あるいは立っていて起こる起立性調節障害と，恐怖や痛みなどによる迷走神経反射，咳，排尿，嚥下などによる反射によるものとがある．意識消失の時間は短い．	−	病歴と症状
心因性非てんかん発作		発作症状は種々で，症状だけで診断するのは困難．同じ状況で起こりやすく，他人が見ていないところでは起こりにくい．心因反応のみの場合と，てんかんがあって心因反応が混在する場合がある．確実な診断には発作時脳波が必要．心因性非てんかん発作の項（144頁 CQ14-1）を参照．	−	症状 発作時脳波
マスターベーション		下肢を伸展し力がはいる動作を長時間繰り返す．意識はあり，よく見ると両大腿を合わせて大腿・骨盤前面を床や何かにこすっており，大腿を開いたときは症状が中断する．赤い顔をするときもある．	−	動作をよく観察
急性代謝障害（低血糖，テタニーなど）		低血糖では意識消失，強直間代けいれん，低Ca血症では強直けいれんや強直間代けいれん，低Na血症，高Na血症では強直間代けいれん，高アンモニア血症では意識消失，強直間代けいれんをきたしうる．	−/+	血糖，血清Ca，血清Na，血中アンモニアなど

("sensitivity and specificity"［mh］OR sensitivity［tiab］OR specificity［tiab］OR likelihood ratio* OR practice guideline［pt］OR likelihood functions［mh］) and (meta-analysis［mh］OR meta analysis［pt］OR metaanaly*［tiab］OR "meta analysis" OR multicenter study［pt］OR evaluation studies［pt］OR validation studies［pt］OR systematic review* OR systematic［sb］) = 32 件

医中誌ではエビデンスとなる文献は見つからなかった．

PubMed 検索：2015 年 6 月 28 日
(((((((("Epilepsy"［Major Mesh］) AND diagnosis, differential［MeSH Terms］)) AND (English［Language］OR Japanese［Language］)) AND ("2008"［Date-Publication］: "2015"［Date-Publication］)) AND "child"［Filter］)) AND ("ILAE" OR "NICE") = 1 件

医中誌検索：2015 年 6 月 25 日
((((((てんかん/MTH)) and (SH＝診断)) and (鑑別診断/TH))) and (DT＝2008:2015 and PT＝会議録除く and CK＝幼児(2〜5), 小児(6〜12), 青年期(13〜18))) and (日本てんかん学会/AL) = 1 件

CQ 1-6
てんかん診断の具体的手順はどうすべきか

> **要約**
> てんかん診断の主な手順を図1に示す[1]．てんかんの確定的な臨床診断は専門家が行うことを推奨する．

解説

　非誘発性発作の初回てんかん性発作の場合は，脳波（光刺激，過呼吸，睡眠を含む）を記録することが推奨される[1,2]．睡眠賦活脳波はてんかん性放電の記録の出現頻度を上げる[2]．必要に応じて，神経画像検査[1]やビデオ脳波同時記録も行う．

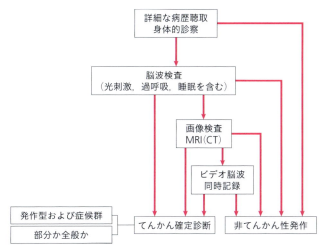

図1｜てんかん診断の手順

文献

1) Krumholz A, Wiebe S, Gronseth G, et al. Practice Parameter：Evaluating an apparent unprovoked first seizure in adults：Report of the Quality Standards Subcommittee of the American Academy of Neurology and the American Epilepsy Society. Neurology. 2007；69(21)：1996-2007.
2) van Donselaar CA, Schimsheimer R-J, Geerts A, et al. Value of the electroencephalogram in adult patients with untreated idiopathic first seizures. Arch Neurol. 1992；49(3)：231-237.

検索式・参考にした二次資料

PubMed 検索：2008 年 10 月 30 日

((epileptic seizures) or epilepsy) and diagnosis and (distinguish or differentiate or "Diagnosis, Differential" [Mesh]) and ("sensitivityand specificity" [mh] OR sensitivity [tiab] OR specificity [tiab] ORlikelihood ratio* OR practice guideline [pt] OR likelihood functions [mh]) and (meta-analysis [mh] OR meta analysis [pt] OR metaanaly* [tiab] OR "meta analysis" OR multicenter study [pt] OR evaluation studies [pt] OR validation studies [pt] OR systematic review* OR systematic [sb]）= 32 件

医中誌ではエビデンスとなる文献は見つからなかった．

PubMed 検索：2015 年 6 月 28 日
((((epilepsy/diagnosis [majr]) AND diagnosis/methods [majr]) AND ((procedure* OR protocol*)))) AND ("2008" [Date-Publication] : "2015" [Date-Publication])) AND (English [Language] OR Japanese [Language]) = 116 件

医中誌検索：2015 年 6 月 25 日
(((((てんかん/MTH)) and (SH＝診断))) and (DT＝2008:2015 and PT＝総説)) and (日本てんかん学会/AL) = 2 件

第 2 章 てんかん診療のための検査

CQ 2-1
てんかん診断における脳波検査の意義はなにか

> **要約**
>
> てんかんの診断において，脳波検査は最も有用な検査である．しかし，1回の通常脳波検査だけでは診断ができない場合もあり，睡眠賦活を含めた複数回の脳波検査が必要となる．

解説

　てんかんの診断は国際抗てんかん連盟（ILAE）のてんかん発作型（1981年）およびてんかん，てんかん症候群および関連発作性疾患（1989年）の国際分類に従って行われるので，てんかんの臨床発作型や神経学的症候に加えて，脳波所見は必須である．なお，脳波検査の記録法については日本臨床神経生理学会のガイドラインに準ずることが望ましい[1]．

　しかし，1回の通常脳波検査だけではてんかんの診断ができない場合もある．Class Ⅰ＆Ⅱ〔米国神経アカデミー（AAN）の定義〕のエビデンスレベルをもつ12論文，1,766名の成人患者を集めたシステマティックレビューの結果では，てんかん患者の約50%は正常脳波であるという[2]．では，最低何回の通常脳波検査を行えば，てんかんを除外できるかということに対してエビデンスのある回答はないが，脳波の検査回数を重ねるほどてんかん放電が記録される割合は増えるとの報告がある[3]．

　また，睡眠脳波の診断的価値は高く，覚醒時にみられないてんかん放電が睡眠賦活検査で検出される可能性がある[3]．特に成人例より小児例で，全般てんかんより部分てんかんで，この可能性が高いことが報告されている．

　しかし，脳波でてんかん放電が記録されても，それが発作症状を説明しうるものでなければ，必ずしもてんかんとは診断できない．正常人においても脳波異常はみられ，0.5%（69/13,658名）にてんかん放電が記録されたとの報告がある[3]．

　最近報告された15論文，1,799名の初回非誘発性発作を起こした患者を集めたシステマティックレビューでは，①1年以上の経過観察で発作再発してんかんと診断された患者のうち，通常脳波検査でてんかん放電を認める割合（感度）と，②通常脳波検査でてんかん放電を認めた患者のうち，最終的にてんかんと診断される割合（特異度）が，成人例および小児例に分けて検討されている．成人で①感度17.3%，②特異度94.7%，小児で①感度58.7%，②特異度69.6%と報告されている[4]．

文献

1) 日本臨床神経生理学会　臨床脳波検査基準改訂委員会．改訂臨床脳波検査基準2002．臨神生 2003；31(2)：

221-242.
http://jscn.umin.ac.jp/files/guideline/ClinicalEEGtest.pdf
2) Krumholz A, Wiebe S, Gronseth G, et al. Practice Parameter：Evaluating an apparent unprovoked first seizure in adults：Report of the Quality Standards Subcommittee of the American Academy of Neurology and the American Epilepsy Society. Neurology. 2007；69(21)：1996-2007.
3) National Collaborating Centre for Primary Care. The diagnosis and management of the epilepsies in adults and children in primary and secondary care. 2004, p.1-397.
4) Bouma HK, Labos C, Gore GC, et al. The diagnostic accuracy of routine electroencephalography after a first unprovoked seizure. Eur J Neurol. 2016；23(3)：455-463.

■検索式・参考にした二次資料

PubMed 検索：2008 年 11 月 8 日

epilepsy［majr］AND（electroencephalography［majr］OR "brain wave" OR "brain waves"）AND classification AND（"sensitivity and specificity"［mh］OR diagnostic errors［mh］OR sensitivity［tiab］OR specificity［tiab］OR predictive value* OR likelihood ratio* OR false negative* OR false positive* OR controlled clinical trial［pt］OR randomized controlled trial［pt］OR double blind method［mh］OR single blind method［mh］OR practice guideline［pt］OR diagnosis, differential［mh］OR consensus development conference［pt］OR random*［tiab］OR random allocation［mh］OR single blind*［tiab］OR double blind*［tiab］OR triple blind*［tiab］OR likelihood functions［mh］OR area under curve［mh］OR reproducibility of results［mh］OR meta-analysis［mh］OR meta-analysis［pt］OR metaanaly*［tiab］OR "meta analysis" OR multicenter study［pt］OR evaluation studies［pt］OR validation studies［pt］OR systematic review* OR systematic［sb］）＝150 件

医中誌ではエビデンスとなる文献は見つからなかった．

PubMed 追加検索：2015 年 7 月 1 日

（epilepsy/diagnosis［MeSH Major Topic］）AND Electroencephalography［MeSH］Filters: Clinical Trial; Guideline; Meta-Analysis; Randomized Controlled Trial; Publication date from 2008/01/01 to 2015/12/31; Humans; English; Japanese ＝85 件

医中誌ではエビデンスとなる文献は見つからなかった．

CQ 2-2
てんかん治療過程における脳波検査の意義はなにか

> **要約**
>
> 通常脳波検査はてんかんの治療効果や予後の判定に有用である．

解説

　通常脳波検査はてんかんの治療効果や予後の判定に有用であるという報告が多く，治療過程でてんかん放電の出現様式や頻度について経時的な変化をみていくことは重要である[1,2]．特に，欠神発作を有する患者では，脳波上の3 Hz棘徐波複合の出現頻度が病勢を反映しているので，その出現頻度を定期的に観察していくことが治療効果の判定に有用である[3]．また，てんかんの病型が変化することもあり，この変化を捉えるのにも脳波検査は有用である[3]．しかし，このことについての明確なエビデンスはなく，またてんかん患者において通常脳波検査でいつも異常所見を呈するとは限らない．一方，てんかん放電がみられる場合にも，それが発作間欠時の異常であり，臨床的に発作消失しているのであれば，必ずしも抗てんかん薬の増量・追加を行う必要はない．このように治療過程の脳波は，臨床経過なども考慮し総合的に解釈しなければならない．また，てんかん治療過程において通常脳波検査をどのくらいの頻度で行うことが望ましいかに対して，エビデンスのある回答はない．

文献

1) Fowle AJ, Binnie CD. Uses and abuses of the EEG in epilepsy. Epilepsia. 2000；41(Suppl 3)：S10-18.
2) Krumholz A, Wiebe S, Gronseth G, et al. Practice Parameter：Evaluating an apparent unprovoked first seizure in adults：Report of the Quality Standards Subcommittee of the American Academy of Neurology and the American Epilepsy Society. Neurology. 2007；69(21)：1996-2007.
3) Binnie CD, Stefan H. Modern electroencephalography：its role in epilepsy management. Clin Neurophysiol. 1999；110(10)：1671-1697.

検索式・参考にした二次資料

PubMed 検索：2008年10月30日
(epileptic seizures OR epilepsy) AND diagnosis AND "electroencephalography" [MeSH Terms] AND ("sensitivity and specificity" [mh] OR sensitivity [tiab] OR specificity [tiab] OR likelihood ratio* OR practice guideline [pt] OR likelihood functions [mh]) AND (meta-analysis [mh] OR meta-analysis [pt] OR metaanaly* [tiab] OR "meta analysis" OR multicenter study [pt] OR evaluation studies [pt] OR validation studies [pt] OR systematic review* OR systematic [sb]) ＝125件

医中誌ではエビデンスとなる文献は見つからなかった．

PubMed 追加検索：2015年7月2日
((epilepsy [MeSH Major Topic]) AND Electroencephalography [MeSH Major Topic] AND (Monitoring, Physiologic [Mesh] OR monitor*)) Filters: Guideline; Meta-Analysis; Randomized Controlled Trial; Clinical Trial; Publication date from 2008/01/01 to 2015/12/31; Humans; Japanese; English ＝27件

医中誌ではエビデンスとなる文献は見つからなかった．

CQ 2-3
てんかん診療における長時間ビデオ脳波モニタリング検査の意義はなにか

要約

てんかんの確定診断・病型診断および局在診断において、長時間ビデオ脳波モニタリング検査（VEEG）は有用な検査である．

解説

　長時間ビデオ脳波モニタリング検査（long-term video-EEG monitoring：VEEG）は昼夜を通じ24時間、通常数日間にわたり、ビデオと脳波を同時記録する検査である[1]．検査の主目的は「いつもの発作（habitual seizure）」の記録である．通常脳波検査で発作が記録されるのは2.5～7%であるが、3.5～6日間のVEEGを行うと70～85%で発作が記録されたことが報告されている[1,2]．

　得られた発作記録のビデオ（発作症状）および脳波（発作時脳波所見）を解析することで、①てんかん発作と非てんかん発作の鑑別、②てんかん発作の場合、全般発作と焦点発作の鑑別、③焦点発作の場合、発作焦点の局在診断を行うことができる[3]．長時間の記録により、臨床症状を伴わない発作や、通常脳波検査では得られなかった発作間欠時の異常が記録できる場合もある．本検査の結果により、患者の診断および治療方針が大きく進展あるいは転換される場合がある．VEEGを行った患者の55～60%で診断および治療方針が変更されたと報告されている[1-3]．薬剤抵抗性が疑われる患者は、専門施設で本検査を受ける必要がある[4]．外科治療を検討する際の局在診断のみならず、てんかんの確定診断・病型診断にも有用な検査である．

文献

1) Michel V, Mazzola L, Lemesle M, et al. Long-term EEG in adults：sleep-deprived EEG（SDE）, ambulatory EEG（Amb-EEG）and long-term video-EEG recording（LTVER）. Neurophysiol Clin. 2015；45(1)：47-64.
2) Ghougassian DF, d'Souza W, Cook MJ, et al. Evaluating the utility of inpatient video-EEG monitoring. Epilepsia. 2004；45(8)：928-932.
3) Yogarajah M, Powell HW, Heaney D, et al. Long term monitoring in refractory epilepsy：the Gowers Unit experience. J Neurol Neurosurg Psychiatry. 2009；80(3)：305-310.
4) Labiner DM, Bagic AI, Herman ST, et al. Essential services, personnel, and facilities in specialized epilepsy centers—revised 2010 guidelines. Epilepsia. 2010；51(11)：2322-2333.

検索式・参考にした二次資料

PubMed検索：2015年7月2日
("epilepsy/diagnosis" [MeSH Major Topic]) AND (("video recording" [MeSH Terms]) OR ((Monitoring, Physiologic [Mesh] OR monitor*))) Filters: Clinical Trial; Guideline; Randomized Controlled Trial; Meta-Analysis; Publication date from 2000/01/01 to 2015/12/31; Humans; English; Japanese ＝77件

医中誌ではエビデンスとなる文献は見つからなかった．

CQ 2-4
てんかん診療に必要な脳形態画像検査はなにか

> **要約**
>
> てんかんと診断する際には，MRIまたはCT検査を行う必要がある．特に部分てんかんが疑われる場合には，MRI検査が有用である．

解説

てんかんと診断する際には，MRIまたはCT検査を行う必要がある[1-3]．しかし，特発性全般てんかんおよび特発性部分てんかんでは器質的異常の頻度がきわめて低いので，その限りではない．MRIとCTを直接比較したクラスⅠ&Ⅱのエビデンスはないが，MRIのほうがCTよりも診断能が高いといわれており，画像検査で第一に選択されるのはMRIである[1]．特に部分てんかんが疑われる場合には，MRI検査が有用である．しかし，緊急時やMRIが禁忌の場合，石灰化病変が疑われる場合にはCTが有用である[4]．

具体的には，2014年に国際抗てんかん連盟（ILAE）より報告された「てんかんの実用的臨床定義」において，初回非誘発性発作を起こした患者のMRIまたはCT検査で，脳卒中，中枢神経感染症，外傷性脳損傷などを示唆する器質性病変が認められた場合には発作再発のリスクが高いため，発作が1回のみであっても，てんかんと診断するよう提案されている[2]．

MRIの撮像法として，通常のT1強調画像やT2強調画像に加えて，FLAIR（fluid attenuated inversion recovery）画像が有用である．これにより海馬硬化や皮質形成異常など，てんかん原性病変（epileptogenic lesion）の診断能が高まるといわれている．海馬硬化の検出には，海馬長軸に垂直・平行な断面での撮影法が有用である[5]．また，外科治療の適応を検討する際には，3テスラMRIが有用である[6]．1.5テスラMRIでは検出できなかった海馬硬化，皮質形成異常，胚芽異形成性神経上皮腫瘍（dysembryoplastic neuroepithelial tumor：DNT）などの異常が検出できたと報告されている[6]．

文献

1) Krumholz A, Wiebe S, Gronseth G, et al. Practice Parameter：Evaluating an apparent unprovoked first seizure in adults：Report of the Quality Standards Subcommittee of the American Academy of Neurology and the American Epilepsy Society. Neurology. 2007；69(21)：1996-2007.
2) Fisher RS, Acevedo C, Arzimanoglou A, et al. ILAE official report：a practical clinical definition of epilepsy. Epilepsia. 2014；55(4)：475-482.
3) Whiting P, Gupta R, Burch J, et al. A systematic review of the effectiveness and cost-effectiveness of neuroimaging assessments used to visualise the seizure focus in people with refractory epilepsy being considered for surgery. Health Technol Assess. 2006；10(4)：1-250, iii-iv.
4) Harden CL, Huff JS, Schwartz TH, et al. Reassessment：Neuroimaging in the emergency patient presenting with seizure（an evidence-based review）Report of the Therapeutics and Technology Assessment Subcommittee of the American Academy of Neurology. Neurology. 2007；69(18)：1772-1780.
5) 森岡隆人，西尾俊嗣，三原 太，他．FLAIR（fluid attenuated inversion recovery）法の有用性．Neurol Surg. 1998；26(2)：143-150.

6) Winston GP, Micallef C, Kendell BE, et al. The value of repeat neuroimaging for epilepsy at a tertiary referral centre：16 years of experience. Epilepsy Res. 2013；105(3)：349-355.

検索式・参考にした二次資料

PubMed 検索：2008 年 10 月 30 日
((epileptic seizures OR epilepsy) AND ("Magnetic Resonance Imaging" [Mesh] OR "Tomography, X-Ray Computed" [Mesh])) AND ("sensitivity and specificity" [mh] OR sensitivity [tiab] OR specificity [tiab] OR likelihood ratio* OR practice guideline [pt] OR likelihood functions [mh] AND meta-analysis [mh] OR meta-analysis [pt] OR metaanaly* [tiab] OR "meta analysis" OR multicenter study [pt] OR validation studies [pt] OR systematic review* OR systematic [sb]) ＝ 126 件

医中誌ではエビデンスとなる文献は見つからなかった．

PubMed 追加検索：2015 年 7 月 2 日
("epilepsy/diagnosis" [MeSH Major Topic]) AND (("magnetic resonance imaging" [MeSH Terms] OR "ultrasonography" [MeSH Terms])) Filters: Clinical Trial; Guideline; Meta-Analysis; Randomized Controlled Trial; Publication date from 2008/01/01 to 2015/12/31; Humans; English; Japanese ＝48 件

医中誌ではエビデンスとなる文献は見つからなかった．

CQ 2-5
てんかん術前評価に有用な脳機能画像検査はなにか

> **要約**
>
> 核医学検査（発作間欠時の糖代謝 FDG-PET，脳血流 SPECT，Iomazenil SPECT や発作時の脳血流 SPECT）および脳磁図（MEG）は，部分てんかんの術前評価として，MRI 陰性のてんかん原性焦点の局在診断に有用である可能性がある．

解説

　部分てんかんの外科治療を検討する際，術前評価として，てんかん原性焦点の局在診断に利用される脳機能画像検査に，核医学検査と脳磁図（magnetoencephalography：MEG）がある．術前診断における有用性はいまだ確立されたものではないが[1]，MRI 陰性のてんかん原性焦点の局在診断に有用である可能性がある．MRI 陽性（MRI 病変あり）の場合にも，追加情報が得られる可能性がある．

　核医学検査には positron emission tomography（PET）や single photon emission computed tomography（SPECT）がある．一般にてんかん原性焦点は，発作間欠時には代謝・血流低下，発作時には代謝・血流上昇を示すとされており，これらを画像化することにより，てんかん原性焦点を明らかにしようとする検査である．PET には［^{18}F］fluorodeoxy glucose（FDG）を用いて糖代謝をみる FDG-PET があり，SPECT には N-isopropyl-^{123}I-p-iodoamphetamine（IMP），^{99m}Tc-ethyl-cysteinate dimer（ECD）などを用いた脳血流 SPECT がある．

　FDG-PET は SPECT と比較して解像度が高く，てんかん原性焦点の検出力も高い．MRI 陰性のてんかん原性焦点の検出に有用である可能性がある[2]．特にその画像を MRI 上に重ね合わせることで，代謝低下域の正確な分布を知ることができる．また，発作時の高血流域を捉える発作時 SPECT が最も有力な手段とする報告も多いが，明確なエビデンスはない[2]．発作時の SPECT 像から発作間欠時の SPECT 像を差し引いて血流の上昇域を統計解析し，その画像を MRI 上に重ね合わせる subtraction ictal SPECT coregistered to MRI（SISCOM）が，側頭葉外てんかんや MRI 陰性の部分てんかんのてんかん原性焦点の検出に有用であると報告されている[3,4]．

　^{123}I-iomazenil を用いた Iomazenil SPECT は中枢性 benzodiazepine receptor（BZR）の分布を画像化するものである．中枢性 BZR は抑制性神経伝達物質の主体を担う GABA$_A$ 受容体と共役して Cl$^-$チャネルを形成している．てんかん原性域ではこの抑制性神経伝達物質が低下していると考えられているため，その分布を直接描出できる検査として期待されていた．しかし，その有用性に関して明確なエビデンスはない[5]．

　MEG は神経細胞が生じる電気的活動を磁場によって計測する検査である．発作間欠時てんかん放電の電流源の局在を推定し，MRI 上に重ね合わせて表示する magnetic source imaging を行うことが，てんかん外科治療の非侵襲的術前検査として有用である[6]．その他の非侵襲的術前検査でてんかん原性焦点の局在が絞り込めない場合に行う頭蓋内電極留置に際して，その

留置部位を決定するのに有用な追加情報を得ることができ，術後の発作消失にも相関があることが報告されている[7,8]．

文献

1) Ryvlin P, Cross JH, Rheims S. Epilepsy surgery in children and adults. Lancet Neurol. 2014；13(11)：1114-1126.
2) Whiting P, Gupta R, Burch J, et al. A systematic review of the effectiveness and cost-effectiveness of neuroimaging assessments used to visualise the seizure focus in people with refractory epilepsy being considered for surgery. Health Technol Assess. 2006；10(4)：1-250, iii-iv.
3) Matsuda H, Matsuda K, Nakamura F, et al. Contribution of subtraction ictal SPECT coregistered to MRI to epilepsy surgery；a multicenter study. Ann Nucl Med. 2009；23(3)：283-291.
4) Von Oertzen TJ, Mormann F, Urbach H, et al. Prospective use of subtraction ictal SPECT coregistered to MRI (SISCOM) in presurgical evaluation of epilepsy. Epilepsia. 2011；52(12)：2239-2248.
5) Kaneko K, Sasaki M, Morioka T, et al. Pre-surgical identification of epileptogenic areas in temporal lobe epilepsy by 123I-iomazenil SPECT：A comparison with IMP-SPECT and FDG-PET. Nucl Med Commun. 2006；27(11)：893-899.
6) Lau M, Yam D, Burneo JG. A systemic review on MEG and its use in the presurgical evaluation of localization-related epilepsy. Epilepsy Res. 2008；79(2-3)：97-104.
7) Knowlton RC, Razdan SN, Limdi N, et al. Effect of epilepsy magnetic source imaging on intracranial electrode placement. Ann Neurol. 2009；65(6)：716-723.
8) De Tiège X, Carrette E, Legros B, et al. Clinical added value of magnetic source imaging in the presurgical evaluation of refractory focal epilepsy. J Neurol Neurosurg Psychiatry. 2012；83(4)：417-423.

検索式・参考にした二次資料

PubMed 検索：2008 年 10 月 9 日

#1 ((epilepsy [majr] AND electroencephalography [majr] OR "brain wave" OR "brain waves" AND Magnetoencephalography [majr])) AND (meta-analysis [mh] OR meta-analysis [pt] OR metaanaly* [tiab] OR "meta analysis" OR multicenter study [pt] OR evaluation studies [pt] OR validation studies [pt] OR systematic review* OR systematic [sb] OR "sensitivity and specificity" [mh] OR diagnostic errors [mh] OR sensitivity [tiab] OR specificity [tiab] OR predictive value* OR likelihood ratio* OR false negative* OR false positive* OR controlled clinical trial [pt] OR randomized controlled trial [pt] OR double blind method [mh] OR single blind method [mh] OR practice guideline [pt] OR diagnosis, differential [mh] OR consensus development conference [pt] OR random* [tiab] OR random allocation [mh] OR single blind* [tiab] OR double blind* [tiab] OR triple blind* [tiab] OR likelihood functions [mh] OR area under curve [mh] OR reproducibility of results [mh])＝25 件
#2 (epilepsy AND FDG-PET) AND ("sensitivity and specificity" [mh] OR sensitivity [tiab] OR specificity [tiab] OR likelihood ratio* OR practice guideline [pt] OR likelihood functions [mh])＝117 件
#3 (epilepsy AND ("tomography, emission-computed, single-photon" [MeSH Terms] OR("tomography" [All Fields] AND "emission-computed" [All Fields] AND "single-photon" [All Fields]) OR "single-photon emission-computed tomography" [All Fields] OR "spect" [All Fields] OR "SPET" [All Fields])) AND ("sensitivity and specificity" [mh] OR sensitivity [tiab] OR specificity [tiab] OR likelihood ratio* OR practice guideline [pt] OR likelihood functions [mh])＝153 件

医中誌ではエビデンスとなる文献は見つからなかった．

PubMed 追加検索：2015 年 7 月 2 日
("epilepsy/diagnosis" [MeSH Major Topic]) AND ((((Magnetoencephalography [MH]) OR "FDG-PET") OR (("SPECT" OR "Tomography, Emission-Computed, Single-Photon" [MeSH]))) OR ("PET" OR "Positron-Emission Tomography"))
Filters: Clinical Trial; Meta-Analysis; Randomized Controlled Trial; Guideline; Publication date from 2008/01/01 to 2015/12/31; Humans; English; Japanese ＝26 件

医中誌ではエビデンスとなる文献は見つからなかった．

第 3 章 成人てんかんの薬物療法

CQ 3-1
初回てんかん発作で薬物療法を開始すべきか

> **要約**
>
> 初回の非誘発性発作では，以下の場合を除き原則として抗てんかん薬の治療は開始しない．
> 初回発作でも神経学的異常，脳波異常，脳画像病変ないしはてんかんの家族歴がある場合は，再発率が高く治療開始を考慮する．
> 患者の社会的状況，希望を考慮して初回発作後から治療開始してもよい．高齢者では初回発作後の再発率が高いので，初回発作後からの治療を考慮する．
> 2回目の発作が出現した場合は，1年以内の発作出現率が高く，抗てんかん薬の加療開始が推奨される．

解説

　初回非誘発性発作症例の5年以内での発作出現率は約35%であるが，2回目の発作後の1年以内の再発率は73%となる[1,2]．

　治療開始，特に長期的な方針においては，病態の説明・治療期間・薬物の副作用などを説明のうえ，患者の治療に関する自己決定を十分に尊重する[3-5]．

　若年者に比較して高齢者では初回発作後の再発率が高い（66～90%）ことから，初回発作後に治療を開始することが多い[6]．

　初回発作，再発1回目，再発5回目発作直後での加療開始の間で，その後2年間までは発作抑制率に軽度の差異はあるが，それ以降の長期的な差はない．525名のてんかん患者（平均29歳，発症年齢は平均26歳：27%が特発性てんかん，29%が症候性てんかん，45%が潜因性てんかん）の平均5年間の調査では，治療開始までの発作回数が20回以上の場合（185名）は37%の患者が1年以上の発作抑制期間に至らず，20回以下の患者群では29%であり有意差があった．また，発作非抑制者は，特発性てんかんより他の2群（症候性てんかん，潜因性てんかん）のほうが有意に多かった（26% vs. 40%）[1]．

文献

1) Hauser WA, Rich SS, Lee JR, et al. Risk of recurrent seizures after two unprovoked seizures. N Engl J Med. 1998；338（7）：429-434.
2) Hauser WA, Anderson VE, Loewenson RB, et al. Seizure recurrence after a first unprovoked seizure. N Engl J Med. 1982；307（9）：522-528.
3) Krumholz A, Wiebe S, Gronseth G, et al. Practice parameter：Evaluating an apparent unprovoked first seizure in adults（an evidence-based review）：report of the Quality Standards Subcommittee of the American Academy of Neurology and the American Epilepsy Society. Neurology. 2007；69(21)：1996-2007.

4) Kwan P, Brodie MJ. Early Identification of Refractory Epilepsy. N Engl J Med. 2000；342(5)：314-319.
5) Marson A, Jacoby A, Johnson A, et al. Immediate versus deferred antiepileptic drug treatment for early epilepsy and single seizures：a randomised controlled trial. Lancet. 2005；365(9476)：2007-2013.
6) Ramsay RE, Macias FM, Rowan AJ. Diagnosing of epilepsy in the elderly. Int Rev Neurobiol. 2007；81：129-151.

CQ 3-2
新規発症の部分てんかんでの選択薬はなにか

> **要約**[1-7]
>
> 第一選択薬としてカルバマゼピン，ラモトリギン，レベチラセタム，次いでゾニサミド，トピラマートが推奨される．
> 第二選択薬としてフェニトイン，バルプロ酸，クロバザム，クロナゼパム，フェノバルビタール，ガバペンチン，ラコサミド，ペランパネルが推奨される．

解説

　新規発症てんかんでの抗てんかん薬治療は，通常単剤で治療を開始する．薬剤の選択は，発作型およびてんかん診断をもとに患者の個別条件を勘案して行う．抗てんかん薬は少量で開始し，発作が抑制されるまで漸増していくのが基本である．最初の抗てんかん薬で発作が抑制されない場合，てんかん診断の見直し，服薬状況の確認，最大忍容量に達しているかの確認を行う．最初の薬剤（第一選択薬）が無効と判断した場合，次の薬剤（他の第一選択薬もしくは第二選択薬）を投与する（表1）．

　2021年7月の時点で本邦では，クロバザム，ガバペンチン，トピラマートは他剤との併用として認可されている．

文献

1) Marson AG, Al-Kharusi AM, Alwaidh M, et al. The SANAD study of effectiveness of valproate, lamotrigine, or topiramate for generalised and unclassifiable epilepsy: an unblended randomised controlled trial. Lancet. 2007；369(9566)：1016-1026.
2) Chadwick DW, Anhut H, Greiner MJ, et al. A double-blind trial of gabapentin monotherapy for newly diagnosed partial seizures. International Gabapentin Monotherapy Study Group 945-77. Neurology. 1998；51(5)：1282-1288.
3) Brodie MJ, Richens A, Yuen AW. Double-blind comparison of lamotrigine and carbamazepine in newly diagnosed epilepsy. UK Lamotrigine/Carbamazepine Monotherapy Trial Group. Lancet.1995；345(8948)：476-479.
4) Nieto-Barrera M, Brozmanova M, Capovilla G, et al. A comparison of monotherapy with lamotrigine or carbamazepine in patients with newly diagnosed partial epilepsy. Epilepsy Res. 2001；46(2)：145-155.
5) Lee SA, Lee HW, Heo K, et al. Cognitive and behavioral effects of lamotrigine and carbamazepine monotherapy in patients with newly diagnosed or untreated partial epilepsy. Seizure. 2011；20(1)：49-54.
6) Brodie MJ, Perucca E, Ryvlin P, et al. Comparison of levetiracetam and controlled-release carbamazepine in newly diagnosed epilepsy. Neurology. 2007；68(6)：402-408.
7) Rosenow F, Schade-Brittinger C, Burchardi N, et al；LaLiMo Study Group. The LaLiMo Trial：lamotrigine compared with levetiracetam in the initial 26 weeks of monotherapy for focal and generalised epilepsy—an open-label, prospective, randomised controlled multicenter study. J Neurol Neurosurg Psychiatry. 2012；83(11)：1093-1098.

表1 | 部分発作の選択薬

薬剤名	略号	主な作用機序	主な副作用
第一選択薬			
カルバマゼピン	CBZ	電位依存性Naチャネル抑制	めまい, 複視, 眼振, 失調, 眠気, 低ナトリウム血症, 発疹, 血球減少, 肝障害, SJS, DIHS, TEN
ラモトリギン	LTG	電位依存性Naチャネル抑制	眠気, めまい, 複視, 発疹, 血球減少, 肝障害, SJS, DIHS, TEN
レベチラセタム	LEV	SV2A結合	めまい, 頭痛, 精神症状（不機嫌, 易怒性など）
ゾニサミド	ZNS	Naチャネル阻害, Caチャネル阻害, GABA増強, CA阻害	眠気, 無気力, 食欲減退, 発汗減少, 尿路結石, 発疹, 肝障害
トピラマート	TPM	Naチャネル阻害, Caチャネル抑制, $GABA_A$増強, 興奮性アミノ酸酸受容体抑制, CA阻害	眠気, 無気力, 食欲減退, 発汗減少, 尿路結石
第二選択薬			
フェニトイン	PHT	電位依存性Naチャネル抑制	めまい, 複視, 眼振, 失調, 眠気, 発疹, 血球減少, 肝障害, SJS, DIHS, TEN
ガバペンチン	GBP	Caチャネルに結合し伝達物質遊離調節	眠気, めまい, 倦怠感, 頭痛, 複視, ミオクローヌス
バルプロ酸	VPA	$GABA_A$を介した抑制の増強, グルタミン酸を介した興奮の阻害	血小板減少, 肥満, 脱毛, 振戦, 利尿, フィブリノーゲン低下, 肝障害, 急性膵炎
フェノバルビタール	PB	$GABA_A$-Cl^-ベンゾジアゼピン受容体, Na・Caチャネル抑制, グルタミン酸受容体阻害	眠気, 鎮静, 不穏, 興奮, 多動, 失調, 発疹, 肝障害, 血球減少
クロバザム	CLB	$GABA_A$を介した抑制の増強	眠気, 流涎, 失調, 行動異常, 気道分泌過多, 発疹
クロナゼパム	CZP	$GABA_A$を介した抑制の増強	眠気, 流涎, 失調, 行動異常
ペランパネル	PER	非競合的AMPA受容体阻害	眠気, 失調, 精神症状
ラコサミド	LCM	Naチャネル阻害（緩徐な不活化を促進）	眠気, 失調

CA：炭酸脱水酵素, TEN：toxic epidermal necrolysis, DIHS：drug induced hypersensitivity syndrome, SJS：Stevens-Johnson syndrome

1. クロバザム（マイスタン）, ガバペンチン（ガバペン）, トピラマート（トピナ）は, 2021年7月の時点では本邦では他の薬剤との併用での使用で承認されている.
2. トピラマート（トピナ）は欧米では焦点および全般発作両者に承認されているが, 本邦の2018年2月時点での承認は部分発作のみである.

CQ 3-3 新規発症の全般てんかんでの選択薬はなにか

> **要約**[1-11]
> ① 全般性強直間代発作に対して，バルプロ酸が第一選択薬として推奨される．第二選択薬として，ラモトリギン，レベチラセタム，トピラマート，ゾニサミド，クロバザム，フェノバルビタール，フェニトイン，ペランパネルが推奨される．妊娠可能年齢女性ではバルプロ酸以外の薬剤治療を優先する．
> ② 欠神発作では，バルプロ酸，エトスクシミド，ついでラモトリギンが推奨される．
> ③ ミオクロニー発作では，バルプロ酸，クロナゼパム，レベチラセタム，トピラマートが推奨される．

解説

　全般発作ではバルプロ酸の発作抑制効果の優位性は他剤より高い．しかし，催奇形性，新生児のIQへの影響などがあるため，妊娠可能年齢女性においてはバルプロ酸以外の薬剤を考慮する[9-11]．妊娠中は可能な限りバルプロ酸を避けるようにするが，投与する場合は1日600mg以下が望ましい．

文献

1) Biton V, Sackellares JC, Vuong A, et al. Double-blind, placebo-controlled study of lamotrigine in primary generalized tonic-clonic seizures. Neurology. 2005；65(11)：1737-1743.
2) Biton V, Di Memmo J, Shukla R, et al. Adjunctive lamotrigine XR for primary generalized tonic-clonic seizures in a randomized, placebo-controlled study. Epilepsy Behav. 2010；19(3)：352-358.
3) Berkovic SF, Knowlton RC, Leroy RF, et al. Placebo-controlled study of levetiracetam in idiopathic generalized epilepsy. Neurology. 2007；69(18)：1751-1760.
4) Biton V, Montouris GD, Ritter F, et al. A randomized, placebo-controlled study of topiramate in primary generalized tonic-clonic seizures. Topiramate YTC Study Group. Neurology. 1999；52(7)：1330-1337.
5) Barrett J, Gassman C, Lim P, et al. Topiramate (RWJ-17021-000) clinical trial in primary generalised tonic-clonic seizures. 1997.
http://download.veritasmedicine.com/PDF/CR005830_CSR.pdf
6) Noachtar S, Andermann E, Meyvisch P, et al. Levetiracetam for the treatment of idiopathicgeneralized epilepsy with myoclonic seizures. Neurology. 2008；70(8)：607-616.
7) Levisohn PM, Holland KD. Topiramate or valproate in patients with juvenile myoclonic epilepsy：a randomized open-label comparison. Epilepsy Behav. 2007；10(4)：547-552.
8) Marson AG, Al-Kharusi AM, Alwaidh M, et al. The SANAD study of effectiveness of valproate, lamotrigine or topiramate for generalised and unclassifiable epilepsy：an unblinded randomised controlled trial. Lancet. 2007；369(9566)：1016-1026.
9) Harden CJ, Meador KJ, Pennell PB, et al. Management issues for women with epilepsy-focus on pregnancy (an evidence-based review)：II. Teratogenesis and perinatal outcomes：Report of the Quality Standards Subcommittee and Therapeutics and Technology Subcommittee of the American Academy of Neurology and the American Epilepsy Society. Epilepsia. 2009；50(5)：1237-1246.
10) Harden CJ, Pennell PB, Koppel BS, et al. Management issues for women with epilepsy-focus on pregnancy (an evidence-based review)：III. Vitamin K, folic acid, blood levels, and breast-feeding：Report of the Quality Standards Subcommittee and Therapeutics and Technology Assessment Subcommittee of the American Academy of Neurology and the American

Epilepsy Society. Epilepsia. 2009;50(5):1247-1255.
11) Meador KJ, Baker GA, Browning N, et al. Cognitive function at 3 years of age after fetal exposure to antiepileptic drugs. N Engl J Med. 2009;360(16):1597-1605.

CQ 3-4
全般てんかんで避けるべき抗てんかん薬はどれか

> **要約**[1]
>
> カルバマゼピンでミオクロニー発作や欠神発作が増悪するため，特発性全般てんかんには使用されない．フェニトインは強直間代発作の増悪，ガバペンチンはミオクロニー発作の増悪がある．ベンゾジアゼピン系薬物はLennox-Gastaut症候群で強直発作を増悪することがある．

解説

　進行性ミオクローヌスてんかん症候群（progressive myoclonus epilepsy：PME）の代表的疾患であるUnverricht-Lundborg病では，フェニトインの使用により，当座の発作の抑制には効果的であるが生命予後を悪くするという大規模研究がある[2]．PMEでのフェニトイン服用は小脳失調の顕著な悪化をきたすので，使用を避けることが望ましい．

表1｜新規発症てんかんの選択薬と慎重投与すべき薬剤

発作型	第一選択薬	第二選択薬	慎重投与すべき薬剤
部分発作	カルバマゼピン，ラモトリギン，レベチラセタム，ゾニサミド，トピラマート	フェニトイン，バルプロ酸，クロバザム，クロナゼパム，フェノバルビタール，ガバペンチン，ペランパネル，ラコサミド	
強直間代発作 間代発作	バルプロ酸（妊娠可能年齢女性は除く）	ラモトリギン，レベチラセタム，トピラマート，ゾニサミド，クロバザム，フェノバルビタール，フェニトイン，ペランパネル，ラコサミド	フェニトイン
欠神発作	バルプロ酸，エトスクシミド	ラモトリギン	カルバマゼピン，ガバペンチン，フェニトイン
ミオクロニー発作	バルプロ酸，クロナゼパム	レベチラセタム，トピラマート，ピラセタム，フェノバルビタール，クロバザム	カルバマゼピン，ガバペンチン，フェニトイン
強直発作 脱力発作	バルプロ酸	ラモトリギン，レベチラセタム，トピラマート	カルバマゼピン，ガバペンチン

文献

1) Perucca E, Gram L, Avanzini G, et al. Antiepileptic drugs as a cause of worsening seizures. Epilepsia. 1998；39(1)：5-17.
2) Eldridge R, Iivanainen M, Stern R, et al. "Baltic" myoclonus epilepsy：hereditary disorder of childhood made worse by phenytoin. Lancet. 1983；2(8354)：838-842.

CQ 3-5
精神症状のリスクを有する患者の選択薬はなにか

> **要約**
> ① 難治てんかん，辺縁系発作，精神障害の家族歴や既往のある例では，精神症状合併のリスクがあり，抗てんかん薬の多剤併用，急速増量，高用量投与に注意する．
> ② うつ病性障害，双極性障害，不安障害，精神病性障害をもつ人では，それぞれに使用を避けるべき抗てんかん薬や，使用を考慮してよい抗てんかん薬がある．

解説

　抗てんかん薬に起因する精神症状があり，見過ごされていることがある[1]．エトスクシミド，ゾニサミド，プリミドン，高用量のフェニトイン，トピラマート，レベチラセタムなどは，急性精神病を惹起することがある[1,2]．強力な抗てんかん薬を急激に高用量投与すると交代性精神病が生じ，ベンゾジアゼピン系薬物の急激な離脱により急性精神病が生じることがある．フェノバルビタールによるうつ状態や精神機能低下，エトスクシミド，クロナゼパム，ゾニサミド，トピラマート，レベチラセタムによるうつ状態，クロバザムによる軽躁状態が報告されている[1,2]．レベチラセタムによる攻撃性の亢進，ラモトリギンによる不眠・不安・焦燥も報告されている[2]．

- 難治てんかん，辺縁系発作，精神障害の家族歴や既往のある例では，精神症状合併のリスクが高い[3]．
- うつ病性障害をもつ人は，フェノバルビタール，ゾニサミド，トピラマート，レベチラセタムの使用を避け，ラモトリギン，ラコサミドの使用を考慮する[2]．
- 双極性障害をもつ人は，フェニトイン，カルバマゼピン，ラモトリギン，オクスカルバゼピンの使用を考慮してよい[2]．
- 不安障害をもつ人は，ラモトリギンやレベチラセタムの使用を避け，ベンゾジアゼピン系抗てんかん薬やガバペンチン，ラコサミドの使用を考慮する[2]．
- 精神病性障害をもつ人は，フェニトイン，エトスクシミド，ゾニサミド，トピラマート，レベチラセタムの使用を避ける[2]．

表1｜精神障害併存例に使用を考慮してよい，あるいは使用を避けるべき抗てんかん薬

	うつ病性障害	双極性障害	不安障害	精神病性障害
使用を避ける	PB, PRM, ZNS, TPM, LEV		LTG, LEV	PHT, ESM, ZNS, TPM, LEV
使用を考慮してよい	LTG	PHT, CBZ, LTG, OXC	CZP, CLB, GBP	

（薬剤名の略号については v 頁 てんかん診療ガイドライン改訂についての 表1 を参照）
〔Perucca P, Mula M. Antiepileptic drug effects on mood and behavior：Molecular targets. Epilepsy Beh. 2013；26(3)：440-449. より〕

・抗てんかん薬起因性精神症状の予防には，強力な抗てんかん薬の追加投与や変更は時間をかけて行い，服薬コンプライアンス維持のための指導を行う[1,4].

文献

1) 松浦雅人，藤原建樹，池田昭夫，他．成人てんかんの精神医学的合併症に関する診断・治療ガイドライン．てんかん研．2006；24(2)：74-77.
2) Perucca P, Mula M. Antiepileptic drug effects on mood and behavior：Molecular targets. Epilepsy Behav. 2013；26(3)：440-449.
3) Kerr MP, Mensah S, Besag F, et al. International consensus clinical practice statements for the treatment of neuropsychiatric conditions associated with epilepsy. Epilepsia. 2011；52(11)：2133-2138.
4) Lin JJ, Mula M, Hermann BP. Uncovering the neurobehavioural comorbidities of epilepsy over the lifespan. Lancet. 2012；380(9848)：1180-1192.

検索式・参考にした二次資料

((("Epilepsy/drug therapy"［Majr］) AND "adverse effects"［Subheading］)) OR "Anticonvulsants/adverse effects"［Majr］
Filters: Randomized Controlled Trial; Publication date from 2008/01/01 to 2015/12/31; Humans; English; Japanese PubMed＝119

CQ 3-6
内科疾患の合併時の選択薬はなにか

要約[1-4]

① 腎機能障害および肝機能障害を合併した患者では，抗てんかん薬の肝代謝（バルプロ酸，フェニトイン，カルバマゼピン，フェノバルビタール，ベンゾジアゼピン系），肝腎代謝（トピラマート，ラモトリギン，ラコサミド），腎代謝（ガバペンチン，レベチラセタム）を考慮して，抗てんかん薬を選択する．

② フェニトイン，カルバマゼピンでの心伝導系異常の悪化，カルバマゼピン，バルプロ酸での低Na血症の悪化が懸念される．

③ フェニトイン，カルバマゼピンでの免疫疾患への影響，フェノバルビタール，ゾニサミド，カルバマゼピン，トピラマートでの認知機能の低下，バルプロ酸によるパーキンソン症状の出現が報告されている．

④ 低アルブミン血症患者でフェニトインを使用すると，アルブミン結合率が低下し遊離型を増加して作用が増強される．

解説

　既存抗てんかん薬の多くは肝代謝であったが，新規抗てんかん薬では，腎代謝薬剤が少なくない．

　低アルブミン血症で遊離型の割合が増加する問題点は，臨床的にはフェニトインが最も重要である．バルプロ酸も同様であるが，臨床的に問題となることは前者ほどではなく，またフェニトインと併用時の競合作用では，バルプロ酸とアルブミンとの結合が強くフェニトインの遊離型が増加する．

文献

1) Karceski S, Morrell MJ, Carpenter D. Treatment of epilepsy in adults：expert opinion, 2005. Epilepsy Behav. 2005；7（Suppl 1）：S1-64.
2) Leppik IE, Cloyd JC. General principles, epilepsy in the elderly. In：Antiepileptic drugs. 5th ed, Philadelphia：Lippincott Williams & Wilkins, 2002, p.149-158.
3) Gugler R, Shoeman DW, Huffman DH, et al. Pharmacokinetics of drugs in patients with the nephritic syndrome. J Clin Invest. 1975；55（6）：1182-1189.
4) Rane A, Wilson JT. Clinical pharmacokinetics in infants and children. Clin Pharamacokinet. 1976；1（1）：2-24.

CQ 3-7
高齢発症てんかんでの選択薬はなにか

> **要約**
> ①合併症・併存症のない高齢者の部分発作には，カルバマゼピン，ラモトリギン，レベチラセタム，ガバペンチンが推奨される．
> ②合併症・併存症のある高齢者の部分発作には，レベチラセタム，ラモトリギン，ガバペンチンが推奨される．
> ③全般発作では，ラモトリギン，バルプロ酸，レベチラセタム，トピラマートが推奨される．

解説

　高齢発症（65 歳以上の新規てんかん患者）593 名（平均 72 歳，1 回/3 か月以上の発作頻度）で，ラモトリギン 150 mg/日，ガバペンチン 1,500 mg/日，カルバマゼピン 600 mg/日を 12 か月間の観察で比較すると，カルバマゼピンによる発作抑制率がやや上回ったが，投与継続率は，耐容性の点から，ラモトリギン，ガバペンチンが優れていた[1]．その後の研究から，レベチラセタムとラモトリギンの発作抑制には差がないことが示された[2]．

文献
1) Rowan AJ, Ramsay RE, Collins JF, et al. New onset geriatric epilepsy. Neurology. 2005；64(11)：1868-1873.
2) Werhahn KJ, Trinka E, Dobesberger J, et al. A randomized, double-blind comparison of antiepileptic drug treatment in the elderly with new-onset focal epilepsy. Epilepsia. 2015；56(3)：450-459.

CQ 3-8
てんかん患者で注意すべき併用薬はなにか

> **要約**
> ①吸収阻害薬（フェニトインに制酸薬，ガバペンチンに酸化マグネシウム），てんかん発作閾値を低下する薬物など（表1）[1-3]の併用時には，血中濃度の低下と，発作抑制不良に関して注意を要する．
> ②肝代謝酵素の誘導・抑制作用での血中濃度の相互作用に関して注意を要する（図1）[4]．

解説

既存抗てんかん薬では，抗てんかん薬同士ならびに他剤との相互作用が大きく，図1に示すような複雑な関係があり，単剤療法が推奨される一因である．単剤でも自己酵素誘導はカルバマゼピンの特徴で使用後1か月程度からの血中濃度の低下，あるいは一時中断後の再開時の血中濃度上昇が懸念される（128頁 CQ12-4 参照）．

ガバペンチン，レベチラセタム，トピラマート（200 mg/日以下）は抗てんかん薬同士の相互作用は少ない．

表1に示すようなてんかん閾値を下げる薬物が関与している場合が少なくない．

文献

1) 池田昭夫．機能性疾患，神経・運動器疾患．井村裕夫 編．わかりやすい内科学 第3版．東京，文光堂，2008. p.826-837.
2) Gilman JT. Drug interaction. In：Pellock JM, Dodson WE, Bourgenus BF eds. Pediatric Epilepsy, Diagnosis and Therapy, 2nd edition. New York：Demos Medical Publishing. 2001. p.555-562.
3) Walley N, Sisodiya S, Goldstein DB. Pharmacogenetics and pharmacogenomics. In：Engel J Jr, Pedley T eds. Epilepsy：a comprehensive textbook, 2nd edition. Philadelphia：Lippincott Williams & Wilkins, 2008. p.1497-1505.
4) 佐藤岳史，池田昭夫，柴崎 浩．症候と治療：てんかん．橋本信夫 編．脳神経外科診療指針．東京，中外医学社，2002. p.20-33.

表1｜てんかん閾値を下げる薬物

アルコール・バルビタール酸・ベンゾジアゼピン系薬物の離脱時
抗うつ薬（イミプラミン，アミトリプチリン，軽度ながらSSRI）
抗精神病薬（クロルプロマジン，チオリダジン）
気管支拡張薬（アミノフィリン，テオフィリン）
抗菌薬（カルバペネム系抗菌薬，抗菌薬およびNSAIDとの併用）
局所麻酔薬（リドカイン）
鎮痛薬（フェンタニル，コカイン）
抗腫瘍薬（ビンクリスチン，メソトレキセート）
筋弛緩薬（バクロフェン）
抗ヒスタミン薬

（池田昭夫．機能性疾患，神経・運動器疾患．井村裕夫 編．わかりやすい内科学 第3版．東京，文光堂，2008. p.826-837 から改変引用）

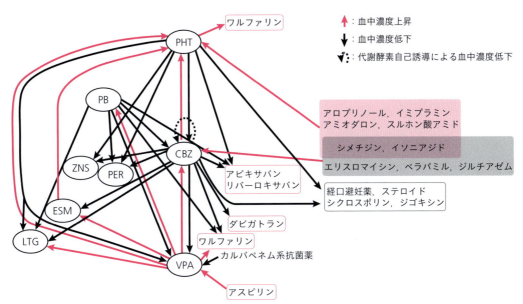

図1｜主な各種抗てんかん薬同士および他剤との相互作用
フェニトイン（PHT）：phenytoin, フェノバルビタール（PB）：phenobarbital, カルバマゼピン（CBZ）：carbamazepine, ゾニサミド（ZNS）：zonisamide, エトスクシミド（ESM）：ethosuximide, ラモトリギン（LTG）：lamotrigine, バルプロ酸（VPA）：valproate, ペランパネル（PER）：perampanel.
注：すべての2者の薬物間の上下の位置関係は，血中濃度/効果の影響の結果を示し，上位は効果が増し，下位は低下することを意味する．
（佐藤岳史, 池田昭夫, 柴崎 浩. その他の症候と治療：てんかん. 橋本信夫 編. 脳神経外科臨床指針. 東京, 中外医学社, 2002. p.29. 図1-12から改変引用）

CQ 3-9
抗てんかん薬の後発医薬品への切り替えに関して注意する点はなにか

> **要約**
>
> 後発医薬品への切り替えに関して,発作が抑制されている患者では,服用中の薬剤を切り替えないことを推奨する.先発医薬品と後発医薬品,あるいは後発医薬品同士の切り替えに際しては,医療者および患者の同意が不可欠である[1,2].

解説

先発医薬品と後発医薬品の治療的同等性を検証した質の高いエビデンスはない.しかし,一部の患者で,先発医薬品と後発医薬品の切り替えに際し,発作再発,発作の悪化,副作用の出現が報告されている[1,2].

文献

1) 日本小児神経学会薬事委員会,理事会.抗てんかん薬の後発医薬品への切り替えに関する日本小児神経学会の提言.
http://www.childneuro.jp/uploads/files/about/20080325.pdf
2) 日本てんかん学会.抗てんかん薬の後発品の使用に関する日本てんかん学会の提言.
http://square.umin.ac.jp/jes/pdf/generic.pdf

第4章 小児・思春期のてんかんと治療

CQ 4-1
小児・思春期学童発症の各種てんかん症候群の頻度はなにが高いか

要約

疫学研究では，小児てんかん全体で，部分てんかん症候群が60〜70％，全般てんかん症候群が20〜30％，未決定てんかんが1〜10％前後と考えられる．てんかん症候群では，小児欠神てんかんや中心・側頭部に棘波をもつ良性小児てんかんなど予後良好なてんかんが多い．小児てんかんでは，年齢が生後1か月より18歳前後までを扱う．

解説

　Bergらは，前向き地域研究で613例の小児てんかんについて，てんかん，てんかん症候群および関連発作性疾患分類を試みている[1]．その結果は，部分てんかん58.6％，全般てんかん29.0％，未決定てんかん12.4％であり，その中でてんかん症候群の割合は小児欠神てんかん74例（12.1％），中心・側頭部に棘波をもつ良性小児てんかん59例（9.6％），若年欠神てんかん15例（2.4％），若年ミオクロニーてんかん12例（2.0％），West症候群24例（3.9％），Doose症候群10例（1.6％），Lennox-Gastaut症候群4例（0.7％）であったと報告している．また日本の岡らの疫学研究では，初回非誘発性けいれんや熱性発作を除いた狭義のてんかん1,337例中，部分てんかんが907（75.8％），全般てんかんが268（22.4％），未決定てんかんが21（1.8％）で残りの141例（10.5％）は分類不能としている[2]．またWirrellらは，ミネソタ州のOlmsted郡において1980〜2004年度に診断された0〜17歳初発の全小児てんかん患者359例に2010年ILAE分類（第1章のILAEてんかん分類 **CQ1-3**，6頁参照）を適用した結果，発作型分類では部分発作が68％，全般/両側発作が23％，スパスムス3％，分類不能5％としている．またてんかん症候群分類では105例（29.2％）で分類可能であり，中心・側頭部に棘波をもつ良性小児てんかん26例（7.2％），小児欠神てんかん17例（4.7％），若年欠神てんかん11例（3.1％），若年ミオクロニーてんかん11例（3.1％），West症候群9例（2.5％），Doose症候群2例（0.6％），Lennox-Gastaut症候群1例（0.3％），海馬硬化を伴う側頭葉てんかん8例（2.2％）としている[3]．

文献

1) Berg AT, Levy SR, Testa FM, et al. Classification of childhood epilepsy syndromes in newly diagnosed epilepsy：interrater agreement and reasons for disagreement. Epilepsia. 1999；40(4)：439-444.

2) Oka E, Ohtsuka Y, Yoshinaga H, et al. Prevalence of childhood epilepsy and distribution of epileptic syndromes:a population-based survey in Okayama, Japan. Epilepsia. 2006;47(3):626-630.
3) Wirrell EC, Grossardt BR, Wong-Kisiel LC, et al. Incidence and classification of new-onset epilepsy and epilepsy syndromes in children in Olmsted County, Minnesota from 1980 to 2004:a population-based study. Epilepsy Res. 2011;95(1-2):110-118.

検索式・参考にした二次資料

PubMed 検索:2015 年 12 月 31 日
(((てんかん/TH or てんかん症候群/AL) and ((疫学/TH or 疫学/AL) or (有病率/TH or 有病率/AL) or (発生率/TH or 発症率/AL) or (分類/TH or 分類/AL)))) and (DT=2008:2015 and (PT=症例報告除く) and (PT=会議録除く) and CK=新生児, 乳児(1〜23 ヶ月), 幼児(2〜5), 小児(6〜12), 青年期(13〜18))=271 件

医中誌検索:2015 年 12 月 31 日
#1　てんかん/TH or てんかん症候群/AL　46,973
#2　疫学/TH or 疫学/AL　249,524
#3　有病率/TH or 有病率/AL　13,162
#4　発生率/TH or 発症率/AL　37,381
#5　分類/TH or 分類/AL　126,662
#6　#2 or #3 or #4 or #5　399,286
#7　#1 and #6　2,059
#8　(#7) and (DT=2008:2015 (PT=症例報告除く) AND (PT=会議録除く) CK=新生児, 乳児(1〜23 ヶ月), 幼児(2〜5), 小児(6〜12), 青年期(13〜18))=271 件
((((てんかん/TH or てんかん症候群/AL) and ((疫学/TH or 疫学/AL) or (有病率/TH or 有病率/AL) or (発生率/TH or 発症率/AL) or (分類/TH or 分類/AL)))) and (DT=2008:2015 and (PT=症例報告除く) and (PT=会議録除く) and CK=新生児, 乳児(1〜23 ヶ月), 幼児(2〜5), 小児(6〜12), 青年期(13〜18))) and (日本てんかん学会/AL)=13 件

CQ 4-2
小児・思春期の初発非誘発性発作ではどのような検査が推奨されるか

要約
成人の場合と基本的に同じである（第2章「てんかん診療のための検査」も参照）．脳波検査，神経画像検査，一般的臨床検査などがある．このうち脳波検査のてんかん波検出率は成人より高く，最も有用性が高い．神経画像検査を行う場合はMRIが推奨される．

解説

1. 脳波検査

小児初発発作後に18〜56％の患者でてんかん性脳波異常（成人では13〜35％）を認めるとされる[1]．また小児，成人を含めた脳波疫学的研究によると，3回以降の脳波検査でてんかん性脳波異常が出現する機会は少ないとされる[2]．てんかん性脳波異常が存在すると正常脳波の場合と比較しその後のてんかん発症率が約2倍になる[1]．Shinnarらによる小児の初発非誘発性発作に関する前向き研究によると，321例中135例（42％）に脳波異常を認めている[3]．内容は，焦点性棘波77例，広汎性棘徐波複合28例，徐波化43例，非特異的な異常7例などであった．異常の検出率は，全般発作より部分発作で，3歳未満の年少児より年長児で，特発性群より症候性群でいずれも高かった．症候性てんかん群では，脳波異常を示した103例中54％で発作の再発を認めたが，脳波異常を示さなかった165例では再発は25％に留まっていた．脳波異常，特にてんかん放電あるいは限局性徐波は発作再発の予測に有用である．脳波検査は他の臨床的所見と総合することで，1回のみの発作でもてんかん症候群の診断に役立つことがある．例えば，睡眠中に初めてけいれん発作を起こした小児が，中心・側頭部に棘波焦点を示した場合では中心・側頭部に棘波を有する良性小児てんかんの診断が強く示唆され，予後を予測できる．

2. 神経画像検査

小児の初発非誘発性発作に，一律に神経画像検査をすべきか否かに関しては，十分なエビデンスがない．症候性が示唆される場合には神経画像検査を行うことが望ましく，その際にはMRIが推奨される．Shinnarらは，初発非誘発性発作を起こした411例の小児に画像検査を行い，脳腫瘍，神経有鉤嚢虫症をそれぞれ2例認め，さらに残り407例を前向き研究している[4]．このうち58例にMRI検査を行ったところ19例（33％）に異常を認めた．当初異常が見逃されていた6例で後に皮質形成異常が検出されている．本邦における田辺らの前向き研究によると初発発作を起こした小児にMRI検査を行ったところ41例中10例（24.4％）に異常所見を認めている[5]．このうち4例が皮質形成異常であった．ただし画像病変の臨床的意義，特にてんかん原性との関連については慎重に評価すべきである．

3. 一般血液検査

小児の初発発作は低血糖や電解質異常でも起こりうるので，一般血液検査を行うことには意義がある．

▌文献

1) Wirrell EC. Prognostic significance of interictal epileptiform discharges in newly diagnosed seizure disorders. J Clin Neurophysiol. 2010；27(4)：239-248.
2) Baldin E, Hauser WA, Buchhalter JR, et al. Yield of epileptiform electroencephalogram abnormalities in incident unprovoked seizures：a population-based study. Epilepsia. 2014；55(9)：1389-1398.
3) Shinnar S, Kang H, Berg AT, et al. EEG abnormalities in children with a first unprovoked seizure. Epilepsia. 1994；35(3)：471-476.
4) Shinnar S, O'Dell C, Mitnick R, et al. Neuroimaging abnormalities in children with an apparent first unprovoked seizure. Epilepsy Res. 2001；43(3)：261-269.
5) 田辺卓也，原 啓太，柏木 充，他．初回無熱性発作の前方視的検討．脳と発達．2005；37(6)：461-466.

▌検索式・参考にした二次資料

PubMed 検索：2015 年 12 月 31 日
((unprovoked) AND ((first AND diagnosis [sh]))) AND ((seizures [mesh] OR seizure)) Filters: Publication date from 2008/01/01 to 2015/12/31; English; Japanese
- #1　seizures [mesh] OR seizure　111,023
- #2　first AND diagnosis [sh]　403,484
- #3　unprovoked　1,332
- #4　#1 AND #2 AND #3　149
- #5　#4 AND Filters: Publication date from 2008/01/01 to 2015/12/31; English; Japanese＝51 件

医中誌検索：2015 年 12 月 31 日
(((((てんかん/TH or てんかん/AL)) and (SH＝診断的利用，診断，画像診断，X 線診断，放射性核種診断，超音波診断)) and (初発/AL))) and (DT＝2008:2015 and PT＝会議録除く　and CK＝乳児(1～23 ヶ月)，幼児(2～5)，小児(6～12)，青年期(13～18) and SH＝診断的利用，診断，画像診断，X 線診断，放射性核種診断，超音波診断)＝15 件
(((てんかん/TH or てんかん/AL)) and (SH＝診断的利用，診断，画像診断，X 線診断，放射性核種診断，超音波診断)) and (初発/AL))) and (DT＝2008:2015 and PT＝会議録除く　and CK＝乳児(1～23 ヶ月)，幼児(2～5)，小児(6～12)，青年期(13～18) and SH＝診断的利用，診断，画像診断，X 線診断，放射性核種診断，超音波診断)) and (日本てんかん学会/AL)＝1 件

CQ 4-3
小児・思春期の初発非誘発性発作は2回目以降に治療しても長期発作予後は変わらないか

要約

成人の場合と同様（25頁 CQ3-1 を参照）に，小児・思春期の初発非誘発性発作は2回目以降に治療しても長期発作予後は変わらない．

解説

　新たにてんかん発作を起こした患者に，抗てんかん薬治療を迅速に開始した場合と後から開始した場合とで，予後にどのような違いがあるかは議論が分かれてきた．英国から報告された大規模，前向き，無作為化比較試験によると，迅速治療群は遅延治療群に比較して発作のすみやかな抑制には優れていたが，長期予後（寛解）には有意差はみられなかった[1]．就労状況などQOLについても有意差はなかった．対象としたてんかんの自然経過はてんかん発作回数の多寡には影響されなかった．抗てんかん薬治療が単に発作を抑制するだけでなく，てんかんの自然経過を変えることができるか否かは，臨床てんかん学における未解決の問題である．現在までのところ，抗てんかん薬がてんかんの自然経過に影響する明確なエビデンスは得られていない．

　一方，初回発作を起こした患者を未治療のまま経過をみても，半分の患者では発作の再発がみられないとするエビデンスがある．初回の発作で治療を開始すると半分の患者に不必要な治療を強いることになる．発作を3回，4回と繰り返した場合，多くの臨床家は抗てんかん薬による治療を勧めると思われるが，その短期的，長期的な効果についての研究はあまりない．

文献

1) Marson A, Jacoby A, Johnson A, et al. Immediate versus deferred antiepileptic drug treatment for early epilepsy and single seizures: a randomised controlled trial. Lancet. 2005; 365(9476): 2007-2013.

検索式・参考にした二次資料

PubMed 検索：2015年12月31日
（seizures [mesh] OR seizure）AND（first AND prognosis [MeSH]）AND unprovoked Filters: Publication date from 2008/01/01 to 2015/12/31; English; Japanese; Child: birth-18 years
#1　seizures [mesh] OR seizure　111,023
#2　first AND prognosis [MeSH]　151,190
#3　unprovoked　1,332
#4　#1 AND #2 AND #3　149
#5　#4 AND Filters: Publication date from 2008/01/01 to 2015/12/31; English; Japanese＝51件

医中誌検索:2015 年 12 月 31 日
((((てんかん/TH or てんかん/AL) and(発作/AL)) and(予後/TH))) and(DT=2008:2015 and(PT=症例報告除く) and(PT=会議録除く) and CK=新生児,乳児(1〜23 ヶ月),幼児(2〜5),小児(6〜12),青年期(13〜18) and SH=治療)=8 件
(((てんかん/TH or てんかん/AL) and(発作/AL)) and(予後/TH))) and(DT=2008:2015 and(PT=症例報告除く) and(PT=会議録除く) and CK=新生児,乳児(1〜23 ヶ月),幼児(2〜5),小児(6〜12),青年期(13〜18) and SH=治療)) and(日本てんかん学会/AL)=0 件

CQ 4-4
若年ミオクロニーてんかんの診断はどうすればよいのか

> **要約**
>
> 若年ミオクロニーてんかんは，ミオクロニー発作と全般性強直間代発作を主症状とする疾患である．診断には病歴，年齢依存性，発作の誘因，脳波所見が重要である．

解説

　ミオクロニー発作は，突然起こる短時間の衝撃様の筋収縮で，顔面・躯幹・四肢筋に単発性あるいは多発性に起こる[1]．普通，意識消失はない．単独に起こることもあるが，引き続き全般性強直間代発作を呈することがある．外的刺激，特に光刺激により誘発されやすい．

　若年ミオクロニーてんかん（juvenile myoclonic epilepsy：JME）は，特発性全般てんかんの26%，全てんかんの5〜10%を占める[2]．本症を示唆する徴候は，①小児期から若年期の発症，②断眠やアルコールでの誘発，③早朝の強直間代発作あるいはミオクロニー発作，④短時間の欠神発作，⑤脳波での光突発反応，全般性の3 Hz棘徐波複合あるいは多棘徐波複合など，である[3]．

文献

1) Proposal for revised clinical and electroencephalographic classification of epileptic seizures. From the Commission of Classification and Terminology of the International League Against Epilepsy. Epilepsia. 1981；22（4）：489-501.
2) Grünewald RA, Panayiotopoulos CP. Juvenile myoclonic epilepsy. A review. Arch Neurol. 1993；50（6）：594-598.
3) Zifkin B, Andermann E, Andermann F. Mechanisms, genetics, and pathogenesis of juvenile myoclonic epilepsy. Curr Opin Neurol. 2005；18（2）：147-153.

検索式・参考にした二次資料

PubMed検索：2015年12月31日
Myoclonic Epilepsy, Juvenile/diagnosis［majr］Filters: Publication date from 2000/01/01 to 2015/12/31; English; Japanese; Child: birth-18 years
#1　Myoclonic Epilepsy, Juvenile/diagnosis［majr］　119
#2　AND Filters: Publication date from 2000/01/01 to 2015/12/31; English; Japanese; Child: birth-18 years＝57件

医中誌検索：2015年12月31日
（（（てんかん-ミオクローヌス-若年性/TH）or（てんかん-ミオクローヌス-若年性/AL）））and（PT＝会議録除く and SH＝診断的利用，診断，画像診断，X線診断，放射性核種診断，超音波診断）＝33件
（（（（てんかん-ミオクローヌス-若年性/TH）or（てんかん-ミオクローヌス-若年性/AL）））and（PT＝会議録除く and SH＝診断的利用，診断，画像診断，X線診断，放射性核種診断，超音波診断））and（日本てんかん学会/AL）＝0件

CQ 4-5
小児・思春期発症のてんかんで発作型が部分発作か全般発作か不明な場合に第一選択薬として何を使用すべきか

要約

バルプロ酸，カルバマゼピン，ゾニサミド，レベチラセタム，ラモトリギンが候補であり，この中で有効発作スペクトラム，年齢と性別，副作用プロファイルなどを考慮し選択する．カルバマゼピンでは全般性強直間代発作以外の全般発作で悪化の報告がある．ラモトリギンは用法，用量が厳格であり有効投与量まで増量するのに時間がかかる．妊娠可能年齢女性に関しては第 13 章（133 頁）を参照．

解説

新たに診断された小児の特発性全般てんかんと部分てんかん 260 例にバルプロ酸とカルバマゼピンを無作為に分けて投与し，両者に有効性での有意差は認めなかった[1]．バルプロ酸は全般発作に対しカルバマゼピンより有効であった（全年齢）[2]．カルバマゼピンは欠神発作，ミオクロニー発作をもつ特発性，症候性全般てんかんを悪化させることがある[3]．ゾニサミドは部分発作と二次性全般発作に有効であるが，小児の場合に副作用として発汗減少や認知機能の抑制に注意が必要である[4]．レベチラセタムは，やはり部分発作と二次性全般発作に有効であり副作用は催奇形性も含めて全般に少ない．ラモトリギンは部分発作，全般発作，欠神発作と有効発作スペクトラムは広く，副作用も催奇形性を含めて全般に少ないが，用法，用量が厳格に定められていることに留意する．

文献

1) Verity CM, Hosking G, Easter DJ. A multicentre comparative trial of sodium valproate and carbamazepine in paediatric epilepsy. The Paediatric EPITEG Collaborative Group. Dev Med Child Neurol. 1995；37(2)：97-108.
2) Cowling BJ, Shaw JE, Hutton JL, et al. New statistical method for analyzing time to first seizure：example using data comparing carbamazepine and valproate monotherapy. Epilepsia. 2007；48(6)：1173-1178.
3) Guerrini R, Belmonte A, Genton P. Antiepileptic drug-induced worsening of seizures in children. Epilepsia. 1998；39(Suppl 3)：S2-10.
4) Ohtahara S. Zonisamide in the management of epilepsy. Japanese experience. Epilepsy Res. 2006；68(Suppl 2)：S25-33.

検索式・参考にした二次資料

PubMed 検索：2015 年 12 月 31 日
(epilepsy/drug therapy AND carbamazepine/therapeutic use) Filters: Publication date from 2008/01/01 to 2015/12/31; English; Japanese; Child: birth-18 years

\#1　epilepsy/drug therapy AND carbamazepine/therapeutic use　2,944
\#2　Filters: Publication date from 2008/01/01 to 2015/12/31; English; Japanese; Child: birth-18 years＝207 件

医中誌検索：2015 年 12 月 31 日
（てんかん/TH) or（てんかん/AL)）and（("Valproic Acid"/TH) or（Carbamazepine/TH) and（DT＝2008:2015 and PT＝会議録除く and CK＝乳児（1〜23 ヶ月），幼児（2〜5），小児（6〜12），青年期（13〜18）））and（SH＝治療的利用, 薬物療法）＝296 件
（てんかん/TH) or（てんかん/AL)）and（("Valproic Acid"/TH) or（Carbamazepine/TH)））and（DT＝2008:2015 and PT＝会議録除く and CK＝乳児（1〜23 ヶ月），幼児（2〜5），小児（6〜12），青年期（13〜18）））and（SH＝治療的利用, 薬物療法））and（日本てんかん学会/AL)＝17 件

CQ 4-6
小児・思春期の全般発作にバルプロ酸,部分発作にカルバマゼピンを使用して,血中濃度が治療域でも発作が再発した場合には,次になにを使用すべきか

要約

1. 全般発作をバルプロ酸で治療し,再発した場合

a. 全般性強直間代発作(GTCS)
ラモトリギン,カルバマゼピン,オクスカルバゼピン†,クロバザム,レベチラセタム,トピラマート†,ラコサミドの中で副作用プロファイルを考慮して選択する.ただし欠神発作,ミオクロニー発作を併存している場合にはカルバマゼピン,オクスカルバゼピン†がそれらの発作を悪化させる危険があるので注意が必要である.

b. 欠神発作
エトスクシミドが推奨される.エトスクシミドが使用できない場合にはラモトリギンが推奨されるが,エトスクシミドより効果が劣るとされる.

c. ミオクロニー発作
若年ミオクロニーてんかんではレベチラセタム†,ラモトリギン,トピラマート†が推奨される.その他のてんかんに合併するミオクロニー発作にはエビデンスは低いが,次にクロナゼパム,クロバザムが選択される.

2. 部分発作でカルバマゼピンを使用して再発した場合
ゾニサミド,ラモトリギン,レベチラセタム,クロバザム,トピラマート,バルプロ酸,ガバペンチン,ラコサミドの中で副作用プロファイルを考慮して選択する.

解説

　小児の初発全般性強直間代発作あるいは部分発作に対して,バルプロ酸とカルバマゼピンで有効性に有意差はなかった[1].またフェノバルビタール,フェニトイン,カルバマゼピン,バルプロ酸間で小児初発全般性強直間代発作と部分発作に対する効果に有意差はなかった[2].小児・成人を含む全般てんかんもしくは分類不能てんかんに対するバルプロ酸,ラモトリギン,トピラマートの忍容性・有効性の比較ではバルプロ酸が最も優れていた[3].NICEガイドライン2012では全般性強直間代発作の治療開始薬剤としてバルプロ酸に次いでラモトリギンが推奨され,次にカルバマゼピン,オクスカルバゼピン†が,また併用薬療法としてクロバザム,レベチラセタム,トピラマート†が推奨されている.
　小児欠神てんかんに対するバルプロ酸,エトスクシミド,ラモトリギンのRCT研究ではバ

ルプロ酸とエトスクシミドはラモトリギンより有効性が高いが，両者間では差がない．しかしエトスクシミドはバルプロ酸と比較し，より副作用が少ないため小児欠神てんかんの第一選択薬として推奨されている[4,5]．

若年ミオクロニーてんかんにおけるバルプロ酸とラモトリギンの比較研究では，両者で発作抑制率に有意差はなくラモトリギンのほうが副作用で中断する率が低かった[6]．ミオクロニー発作をもつ特発性全般てんかんでのRCT研究では，レベチラセタムがプラセボに比較し有意にミオクロニー発作を減少させた[7]．またエキスパート・コンセンサス研究でのミオクロニー発作に対する推奨薬は，バルプロ酸，クロナゼパム，クロバザム，あるいはバルプロ酸，ラモトリギンの順であった[8,9]．よってバルプロ酸の次にレベチラセタム，ラモトリギン，クロナゼパム，クロバザムが推奨される．ただし，ラモトリギンはDravet症候群（乳児重症ミオクロニーてんかん）や一部の若年ミオクロニーてんかん患者においてミオクロニー発作を悪化させる危険が指摘されているので注意が必要である．

クロバザムは2〜16歳の部分てんかんないし一部の全般てんかんでカルバマゼピン，フェニトインと単剤使用で有効率に有意差を認めない[10]．ただし，日本において現在クロバザムの単剤使用は認められていない．

ラモトリギンとカルバマゼピンは全般性強直間代発作の有無にかかわらず部分発作に対し有効率は等しい[11]．小児・成人を含む1,721例の部分てんかんでカルバマゼピン，ガバペンチン，ラモトリギン，オクスカルバゼピン，トピラマートの効果と有効性を比較したところ，ラモトリギンは中止率が低く副作用も少ないという点でカルバマゼピン，ガバペンチン，トピラ

表1 | NICEの改訂ガイドライン（2012）における発作型による薬剤選択（五十音順）

発作型	第一選択薬	追加薬	考慮しうる薬	避けるべき薬
全般性強直間代発作	オクスカルバゼピン[†] カルバマゼピン バルプロ酸 ラモトリギン	クロバザム トピラマート[†] バルプロ酸 ラモトリギン レベチラセタム		オクスカルバゼピン[†a] カルバマゼピン[a] ガバペンチン[†a] ビガバトリン[†a] フェニトイン[a]
強直発作または脱力発作	バルプロ酸	ラモトリギン	トピラマート[†] ルフィナミド	オクスカルバゼピン[†] カルバマゼピン[†] ガバペンチン[†] ビガバトリン[†]
欠神発作	エトスクシミド バルプロ酸 ラモトリギン	エトスクシミド バルプロ酸 ラモトリギン	クロナゼパム クロバザム[†] ゾニサミド トピラマート[†] レベチラセタム[†]	オクスカルバゼピン[†] カルバマゼピン ガバペンチン[†] フェニトイン ビガバトリン[†]
ミオクロニー発作	トピラマート[†] バルプロ酸 レベチラセタム[†]	トピラマート[†] バルプロ酸 レベチラセタム[†]	クロナゼパム クロバザム ゾニサミド ピラセタム	オクスカルバゼピン[†] カルバマゼピン ガバペンチン[†] フェニトイン ビガバトリン[†]
部分発作 （二次性全般化を含む）	オクスカルバゼピン[†] カルバマゼピン バルプロ酸 ラモトリギン レベチラセタム	オクスカルバゼピン カルバマゼピン ガバペンチン クロバザム トピラマート バルプロ酸 ラモトリギン レベチラセタム	ゾニサミド ビガバトリン[†] フェノバルビタール フェニトイン ラコサミド	

a：欠神発作やミオクロニー発作を合併している場合，若年ミオクロニーてんかんの場合
†：日本では保険適用外（2017年12月6日現在）
（NICEガイドライン2012より引用改変）

表2 | NICEの改訂ガイドライン(2012)におけるてんかん症候群による薬剤選択(五十音順)

発作型	第一選択薬	追加薬	考慮しうる薬	避けるべき薬
特発性てんかん				
小児欠神てんかん 若年欠神てんかん	エトスクシミド バルプロ酸 ラモトリギン	エトスクシミド バルプロ酸 ラモトリギン	クロナゼパム クロバザム[†] ゾニサミド トピラマート[†] レベチラセタム[†]	オクスカルバゼピン[†] カルバマゼピン ガバペンチン[†] ビガバトリン[†] フェニトイン
若年ミオクロニーてんかん	トピラマート[†] バルプロ酸 ラモトリギン レベチラセタム	トピラマート[†] バルプロ酸 ラモトリギン レベチラセタム	クロナゼパム クロバザム ゾニサミド	オクスカルバゼピン[†] カルバマゼピン ガバペンチン[†] ビガバトリン[†] フェニトイン
全般性強直間代発作のみ (覚醒時大発作てんかん)	オクスカルバゼピン[†] カルバマゼピン バルプロ酸 ラモトリギン	クロバザム トピラマート[†] バルプロ酸 ラモトリギン レベチラセタム		
特発性全般てんかん	トピラマート[†] バルプロ酸 ラモトリギン	トピラマート[†] バルプロ酸 ラモトリギン レベチラセタム	クロナゼパム クロバザム ゾニサミド	オクスカルバゼピン[†] カルバマゼピン ガバペンチン[†] ビガバトリン[†] フェニトイン
中心・側頭部に棘波をもつ良性小児てんかん Panayiotopoulos症候群 遅発性小児後頭葉てんかん(Gastaut型)	オクスカルバゼピン[†] カルバマゼピン バルプロ酸 ラモトリギン レベチラセタム	オクスカルバゼピン カルバマゼピン ガバペンチン クロバザム トピラマート バルプロ酸 ラモトリギン レベチラセタム	ゾニサミド ビガバトリン[†] フェノバルビタール フェニトイン ラコサミド	
てんかん性脳症				
点頭てんかん(West症候群)で結節性硬化症以外の原因 点頭てんかん(West症候群)で結節性硬化症による	専門施設に相談・紹介 ACTH ステロイド ビガバトリン			
Dravet症候群(乳児重症ミオクロニーてんかん)	専門施設に相談・紹介 トピラマート バルプロ酸	クロバザム スチリペントール		オクスカルバゼピン[†] ガバペンチン カルバマゼピン ビガバトリン[†] フェニトイン ラモトリギン
徐波睡眠時に持続性棘徐波を示すてんかん	専門施設に相談・紹介			
Lennox-Gastaut症候群	専門施設に相談・紹介 バルプロ酸	ラモトリギン	トピラマート ルフィナミド	オクスカルバゼピン[†] ガバペンチン カルバマゼピン ビガバトリン[†]
Landau-Kleffner症候群	専門施設に相談・紹介			
ミオクロニー脱力てんかん	専門施設に相談・紹介			

日本で使用可能なもののみ
[†]:日本では保険適用外(2017年12月6日現在)
(NICEガイドライン2012より引用改変)

マートより有用であり,オクスカルバゼピンとは有意差がなかった.

NICEガイドライン2012では,クロバザム,ガバペンチン,ラモトリギン,レベチラセタム,オクスカルバゼピン,バルプロ酸あるいはトピラマートの併用が推奨されている[12)].

※12歳以上のペランパネル，16歳以上のラコサミドの使用に関しては第3章の「成人てんかんの薬物療法」を参照

文献

1) Verity CM, Hosking G, Easter DJ. A multicentre comparative trial of sodium valproate and carbamazepine in paediatric epilepsy. The Paediatric EPITEG Collaborative Group. Dev Med Child Neurol. 1995；37(2)：97-108.
2) de Silva M, MacArdle B, McGowan M, et al. Randomised comparative monotherapy trial of phenobarbitone, phenytoin, carbamazepine, or sodium valproate for newly diagnosed childhood epilepsy. Lancet. 1996；347(9003)：709-713.
3) Marson AG, Al-Kharusi AM, Alwaidh M, et al. The SANAD study of effectiveness of carbamazepine, gabapentin, lamotrigine, oxcarbazepine, or topiramate for treatment of partial epilepsy：an unblinded randomised controlled trial. Lancet. 2007；369(9566)：1000-1015.
4) Glauser TA, Cnaan A, Shinnar S, et al. Ethosuximide, valproic acid, and lamotrigine in childhood absence epilepsy. N Engl J Med. 2010；362(9)：790-799.
5) Glauser TA, Cnaan A, Shinnar S, et al. Ethosuximide, valproic acid, and lamotrigine in childhood absence epilepsy：initial monotherapy outcomes at 12 months. Epilepsia. 2013；54(1)：141-155.
6) Machado RA, García VF, Astencio AG, et al. Efficacy and tolerability of lamotrigine in juvenile myoclonic epilepsy in adults：a prospective, unblinded randomized controlled trial. Seizure. 2013；22(10)：846-855.
7) Noachtar S, Andermann E, Meyvisch P, et al. Levetiracetam for the treatment of idiopathic generalized epilepsy with myoclonic seizures. Neurology. 2008；70(8)：607-616.
8) 井上有史，西田拓司，藤原建樹，他．てんかん治療のExpert Consensus．てんかん研．2004；22(2)：128-139.
9) Wheless JW, Clarke DF, Carpenter D. Treatment of pediatric epilepsy：expert opinion, 2005. J Child Neurol. 2005；20(Suppl 1)：S1-56.
10) Clobazam has equivalent efficacy to carbamazepine and phenytoin as monotherapy for childhood epilepsy. Canadian Study Group for Childhood Epilepsy. Epilepsia. 1998；39(9)：952-959.
11) Reunanen M, Dam M, Yuen AW. A randomised open multicentre comparative trial of lamotrigine and carbamazepine as monotherapy in patients with newly diagnosed or recurrent epilepsy. Epilepsy Res. 1996；23(2)：149-155.
12) The epilepsies：the diagnosis and management of the epilepsies in adults and children in primary and secondary care. NICE clinical guideline CG137.
https://www.nice.org.uk/guidance/cg137

検索式・参考にした二次資料

PubMed検索：2015年12月31日
(epilepsy/drug therapy AND carbamazepine/therapeutic use) Filters: Publication date from 2008/01/01 to 2015/12/31; English; Japanese; Child: birth-18 years
#1　epilepsy/drug therapy AND carbamazepine/therapeutic use　2,944
#2　Filters: Publication date from 2008/01/01 to 2015/12/31; English; Japanese; Child: birth-18 years＝207件

医中誌検索：2015年12月31日
((てんかん/TH) or (てんかん/AL)) and (("Valproic Acid"/TH) or (Carbamazepine/TH)) and (DT＝2008:2015 and PT＝会議録除く and CK＝乳児(1〜23ヶ月)，幼児(2〜5)，小児(6〜12)，青年期(13〜18)))) and (SH＝治療的利用，薬物療法)＝296件
(((てんかん/TH) or (てんかん/AL)) and (("Valproic Acid"/TH) or (Carbamazepine/TH))) and (DT＝2008:2015 and PT＝会議録除く and CK＝乳児(1〜23ヶ月)，幼児(2〜5)，小児(6〜12)，青年期(13〜18)))) and (SH＝治療的利用，薬物療法)) and (日本てんかん学会/AL)＝17件

第 5 章 薬剤抵抗性てんかんへの対応

CQ 5-1
薬剤抵抗性てんかんの定義はなにか

> **要約**
>
> 医学的な意味での薬剤抵抗性てんかんとは，そのてんかんに対し適切とされる抗てんかん薬を単剤あるいは多剤併用で副作用がない範囲の十分な血中濃度で 2 剤試みても一定期間（1 年以上もしくは治療前の最長発作間隔の 3 倍以上の長いほう）発作を抑制できないてんかん，と定義される．

解説

　抗てんかん薬で発作を抑制できないてんかんがすべて難治てんかんではなく，そのなかの一部が難治てんかんなので，前版では「難治てんかん」となっていたが，2018 年版では「薬剤抵抗性」という語を採用した．年に数回起こっても生活を妨げない軽い発作であれば薬剤抵抗性ではあるが，難治てんかんとはいわない．抗てんかん薬で発作を抑制できない場合でも年に 1〜2 回の発作であれば手術適応にはならないが，月に 1〜2 回であれば手術を考慮する難治てんかんとなる．

　薬剤抵抗性てんかんの定義は目的によって異なり，普遍的な定義は存在しないが，国際抗てんかん連盟（ILAE）は，種々の場面で適用できるように，上記の定義を提唱している[1]．この定義は臨床場面だけでなく，治験や臨床研究のデザイン策定や，速やかに専門施設に紹介するのに役立つようにすることを目的としており，2 種類の適切な量の適切な抗てんかん薬で発作が止まらなければ専門施設に紹介するように推奨している．

　2 剤という根拠は，思春期以降の 1,098 例の未治療のてんかんでは，発作の抑制は，1 番目の抗てんかん薬で 50%，2 番目の薬の単剤または併用で 13%，3 番目以降 9 番目までの薬の単剤または併用では 5%のみであり，2 種類の抗てんかん薬の単剤あるいは併用療法の後にさらなる薬物治療で発作が抑制される可能性は乏しいので，2 種類の適切な薬剤の単剤または併用療法で効果がなければ薬剤抵抗性と考えてよい[2]．

　1 年以上という根拠は，地域調査で過去 2 年間に 1 回以上の発作があると精神症状や生活上の不利益など種々の影響を受けることと，多くの国で運転免許の取得には 1 年以上発作がないことが要件になっていることである．しかし，思春期以降の未治療のてんかん 780 例の長期追跡（2〜22 年，中央値 6.1 年）では，最終観察時に 1 年以上発作が抑制された 462 例のうち，治療開始 1 年以内に 74%，2 年目に 11%が抑制されており，2 年間の治療でも抑制されない場合は薬剤抵抗性の可能性が高くなり，抗てんかん薬 2 種類で抑制困難というだけでなく，2 年以上治療しても発作があるてんかん[3]，という治療期間の定義もある．

　ただし，小児では必ずしも当てはまらず，3 剤以上で抑制される場合も少なくない．613 例

の小児てんかんを前向きに最長 13 年（中央値 9.7 年）観察したコホートでは，2 剤で抑制できなかった 128 例に 3 剤目以降を試み（中央値 3 剤），1～14 年（中央値 10.1 年）治療すると 57%はこの期間中に少なくとも 1 年以上発作が抑制され，38%は最終観察時に 1 年以上発作が抑制されており[4]，2 剤で抑制されない，1～2 年で抑制されないだけでは薬剤抵抗性とは規定しがたい．

　日本てんかん学会のガイドラインでは，外科適応を考慮するための薬剤抵抗性てんかんの基準として，2～3 種類の適切な薬でも発作が 2 年以上抑制されない場合とされている[5]．

　なお，薬剤抵抗性てんかんには，診断の誤りなどによる見せかけの薬剤抵抗性てんかんも多いことに注意を要する（後述の 56 頁 **CQ5-3** を参照）．

文献

1) Kwan P, Arzimanoglou A, Berg AT, et al. Definition of drug resistant epilepsy：consensus proposal by the ad hoc Task Force of the ILAE Commission on Therapeutic Strategies. Epilepsia. 2010；51(6)：1069-1077.
2) Brodie MJ, Barry SJ, Bamagous GA, et al. Patterns of treatment response in newly diagnosed epilepsy. Neurology. 2012；78(20)：1548-1554.
3) Hitiris N, Mohanraj R, Norrie J, et al. Predictors of pharmacoresistant epilepsy. Epilepsy Res. 2007；75(2-3)：192-196.
4) Berg AT, Levy SR, Testa FM, et al. Remission of epilepsy after two drug failures in children：a prospective study. Ann Neurol. 2009；65(5)：510-519.
5) 三原忠紘, 藤原建樹, 池田昭夫, 他. てんかん外科の適応に関するガイドライン. てんかん研. 2008；26(1)：114-118.

検索式・参考にした二次資料

PubMed 検索：2015 年 6 月 29 日
(((難治/AL and（てんかん/TH or てんかん/AL))and（定義/AL or（分類/TH or 分類/AL))))and（DT＝2008:2015 and PT＝会議録除く）＝27 件

医中誌ではエビデンスとなる文献は見つからなかった．

CQ 5-2
成人の真の薬剤抵抗性てんかんにはどのようなものがあるか

> **要約**
>
> MRI などで頭蓋内病変（脳血管障害，脳形成異常，腫瘍，海馬硬化，脳炎・脳症後，全身性疾患など）がある症候性部分てんかん，側頭葉てんかんをはじめとする潜因性部分てんかん，歯状核赤核淡蒼球ルイ体萎縮症（DRPLA）などの変性・代謝疾患に伴う症候性全般てんかん，Lennox-Gastaut 症候群など小児期発症で成人まで抑制できなかった種々のてんかん，および自己免疫性脳炎関連てんかんは薬剤抵抗性である．

解説

　16 歳以上の外来患者 2,200 例（部分てんかん 1,369 例，全般てんかん 473 例，未決定てんかん 358 例）を 1〜7 年間治療して発作予後が判定できた 1,696 例のうち，発作が 1 年以上抑制されたものは 45％であり，てんかん分類でみると，症候性（てんかんの原因が明らか）または潜因性（てんかんの原因があると疑われるが明らかでない）全般てんかん 27％，特発性全般てんかん 82％，症候性部分てんかん 35％，潜因性部分てんかん 45％，海馬硬化を伴う部分てんかん 11％であった．部分てんかんのなかでは，側頭葉てんかんで 20％，側頭葉外てんかんで 36％であるが，側頭葉てんかんでも海馬硬化を伴う場合は 10％であるのに対し海馬硬化を伴わない場合は 31％であり，海馬硬化を伴わない側頭葉てんかんは側頭葉外てんかんと差はなかった．発作抑制率が低い病因は，海馬硬化，二重病変（海馬硬化＋他の病変），脳形成異常であり，それぞれ 11％，3％，24％であった[1]．

　思春期以降の部分てんかん 550 例に前方視的に薬物療法を行って，最終観察時に 1 年以上発作が抑制されていたのは 312 例（57％）で，発作抑制の割合は，内側側頭葉硬化 42％，脳動静脈奇形 78％，脳梗塞 67％，脳腫瘍 63％，グリオーシス 57％，脳萎縮 55％，皮質形成異常 54％であり，内側側頭葉硬化が最も難治であった．症候性部分てんかんと潜因性部分てんかんでは発作抑制率に差はなかった[2]．平均 16 年経過観察された平均 28.6 歳の Lennox-Gastaut 症候群では，発作が抑制されたのは 5％にすぎない[3]．

　思春期以降の未治療のてんかんで治療開始後長期追跡（2〜22 年，中央値 6.1 年）した 780 例のうち，最終観察時に 1 年以上発作が抑制されない 318 例（41％）では，①症候性または潜因性てんかん，②治療開始前の発作回数が 10 回以上，③てんかんの家族歴，熱性けいれんの既往，頭部外傷後てんかん，④怠薬など抗てんかん薬の服用が不規則，⑤治療前または治療中の精神科的合併症（特にうつ病）がある場合が多く[4]，これらがあれば薬剤抵抗性てんかんになる可能性が高い．

　自己免疫性辺縁系脳炎，抗 NMDA 受容体脳炎などの自己免疫性脳炎関連てんかんの一部はきわめて薬剤抵抗性で免疫療法を要し[5]，さらに，てんかんではないが心因性非てんかん性発作もきわめて薬剤抵抗性であって，診断と治療に苦慮する．

■ 文献

1) Semah F, Picot MC, Adam C, et al. Is the underlying cause of epilepsy a major prognostic factor for recurrence? Neurology. 1998；51(5)：1256-1262.
2) Stephan LJ, Kwan P, Brodie MJ. Does the cause of localization-related epilepsy influence the response to antiepileptic drug treatment? Epilepsia. 2001；42(3)：357-362.
3) Yagi K. Evolution of Lennox-Gastaut syndrome：a long-term longitudinal study. Epilepsia. 1996；37(Suppl 3)：48-51.
4) Hitiris N, Mohanraj R, Norrie J, et al. Predictors of pharmacoresistant epilepsy. Epilepsy Res. 2007；75(2-3)：192-196.
5) Lancaster E, Martinez-Hernandez E, Dalmau J. Encephalitis and antibodies to synaptic and neural cell surface proteins. Neurology. 2011；77(2)：179-189.

■ 検索式・参考にした二次資料

PubMed 検索：2015 年 6 月 29 日
(((難治/AL and（てんかん/TH or てんかん/AL））and（定義/AL or（分類/TH or 分類/AL））)) and（DT＝2008:2015 and PT＝会議録除く)＝27 件

CQ 5-3
小児の薬剤抵抗性てんかんにはどのようなものがあるか

> **要約**
>
> West症候群などの乳幼児期発症のてんかん性脳症,脳形成異常,4p-症候群などの染色体異常,結節性硬化症などの神経皮膚症候群,脳炎・脳症後,重症新生児仮死などの低酸素性虚血性脳症後,脳変性・代謝性疾患に伴うてんかん,自己免疫性脳炎関連てんかんは薬剤抵抗性である.

解説

1. 薬剤抵抗性要因

　新たに診断された小児てんかん381例の診断2年後における薬剤抵抗性てんかん症例は75例（19.7%）であり,神経画像異常,診断時の神経学的異常,焦点性発作があると薬剤抵抗性であった.この薬剤抵抗性症例を平均11.7年長期治療しても49%は依然として薬剤抵抗性であり,その要因は神経画像異常であった[1].459例の小児てんかんを2～14年（平均7.5年）治療し,薬剤抵抗性は87例（19%）であり,4歳未満,発達遅滞または運動障害,脳の構造異常,特異的症候群がその要因であった[2].

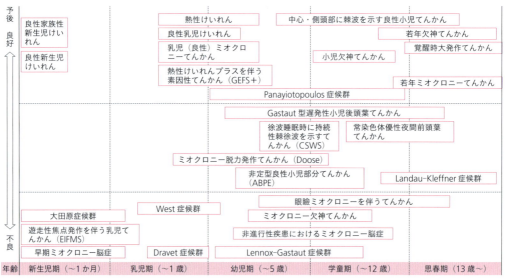

図1｜小児の年齢と特異的てんかん症候群
〔Bureau M, Genton P, Dravet C, et al. eds. Epileptic syndromes in infancy, childhood and adolescence. Montrouge：John Libbey Eurotext, 2012./Duchowny M, Cross JH, Arzimanoglou A eds. Pediatric Epilepsy. New York, McGraw Hill, 2013. より作成〕

2. てんかん症候群および基礎疾患と薬剤抵抗性[3]

　小児には発症年齢に応じた特有の薬剤抵抗性てんかんがあり[4,5]，乳児期発症のてんかん性脳症（早期ミオクロニー脳症，大田原症候群，遊走性焦点発作を伴う乳児てんかん，West症候群，Dravet症候群など），幼児期発症のてんかん性脳症（Lennox-Gastaut症候群，非進行性疾患におけるミオクロニー脳症，ミオクロニー欠神てんかん）はきわめて薬剤抵抗性であり，発作はWest症候群で約50%が長期抑制される以外は抑制されることはほぼない．

　成人と同様に限局性皮質形成異常は薬剤抵抗性であるが，小児特有のものとして，片側巨脳症，滑脳症，全前脳胞症に伴うてんかんは激烈であり，発作が抗てんかん薬で抑制されることはない．

　染色体異常のなかでは環状20番染色体症候群は抑制されることはなく，4p-症候群（Wolf-Hirschhorn症候群）もきわめて薬剤抵抗性である．

　神経皮膚症候群のなかでは，Sturge-Weber症候群，線状母斑症候群に伴うてんかんは抑制されない．結節性硬化症は非常に高頻度（約85%）にてんかんを伴い，West症候群が多い．結節性硬化症によるWest症候群はビガバトリンにはよく反応するものの，他の抗てんかん薬では抑制されにくい．

　脳炎・脳症や髄膜炎，重症新生児仮死などの低酸素性虚血性脳症による脳の破壊性病変を伴うてんかん，DRPLA，Krabbe病，神経セロイドリポフスチン症，GLUT-1欠損症などの神経変性疾患，代謝性神経疾患など脳の神経変性が起こる疾患に伴うてんかんは薬剤抵抗性であり，自己免疫性脳炎関連てんかんは小児でも薬剤抵抗性である．

文献

1) Wirrell EC, Wong-Kisiel LCL, Mandrekar L, et al. What predicts enduring intractability in children who appear medically intractable in the first 2 years after diagnosis? Epilepsia. 2013；54(6)：1056-1064.
2) Ramos-Lizana J, Rodriguez-Lucenilla MI, Aguilera-Lopez P, et al. A study of drug-resistant childhood epilepsy testing the new ILAE criteria. Seizure. 2012；21(4)：266-272.
3) 大槻泰介，他 編．稀少難治てんかん診療マニュアル．東京，診断と治療社．2013．
4) Bureau M, Genton P, Dravet C, et al eds. Epileptic syndromes in infancy, childhood and adolescence. Montrouge：John Libbey Eurotext, 2012.
5) Duchowny M, Cross JH, Arzimanoglou A eds. Pediatric Epilepsy. New York, McGraw Hill, 2013.

CQ 5-4
見せかけの薬剤抵抗性てんかんとはなにか

> **要約**
> 見せかけの薬剤抵抗性てんかんは，てんかんそのものや発作型の診断の誤り，治療薬の選択の誤り，使用量の誤りや，アドヒアランス不良などにより適切な抗てんかん薬が十分に使用されていない場合に起こる．

解説

　てんかんが薬剤抵抗性の場合は，適切な薬剤を適切な量で使用しても難治な真の薬剤抵抗性と，適切な薬剤が適切に使用されていない見せかけの薬剤抵抗性とがある．

1. 適切な薬剤選択がなされない場合
　①最も多いのは心因性非てんかん性発作（PNES）や失神，不整脈などの非てんかん性のけいれんをてんかんとする診断の誤り，②てんかん分類や発作型分類の診断の誤りによる不適切な薬剤選択，③ミオクロニー発作にカルバマゼピンを使用して悪化するなど，発作型・てんかん症候群に応じた抗てんかん薬の選択が不適切，がある[1]．
　ビデオ脳波同時記録をした 1,590 例のうち，心因性発作が 32.3% という報告[2]や，てんかんとして治療されていた 184 例中 46 例（25%）はてんかんではなく，難治てんかんとされていた 94 例中 12 例（13%）はてんかんではなかったという報告[3]がある．

2. 適切な薬剤にもかかわらず薬剤抵抗性の場合
　①投与量が少なく血中濃度が低いか，治療域の血中濃度にとらわれて最大耐容量まで増量しない，②相互作用（129 頁 **CQ12-4** の**表 1** を参照）により血中濃度を下げる薬剤同士の組み合わせによる不適切な多剤併用，③薬剤耐性の発生（ベンゾジアゼピン系薬剤，アセタゾラミドなど），などの薬物動態による場合がある．

3. 適切な薬剤で十分な量の抗てんかん薬が処方されているのに薬剤抵抗性の場合
　①本人・家族にてんかん治療に関する理解や熱意がない場合や抗てんかん薬に対する過度の不安などのためにアドヒアランスが不良，②アルコールや薬物依存によるけいれんの誘発やアドヒアランス不良，③薬の服用時間が不適当あるいは夜勤などの生活時間が不規則なために服用時間が不規則，④交代勤務などによる睡眠覚醒リズムの乱れ，睡眠不足，疲労，などの生活上の問題による場合がある[1]．

文献
1) Kwan P, Schachter SC, Brodie MJ. Drug-resistant epilepsy. N Engl J Med. 2011；365(10)：919-926.

2) Martin R, Burneo JG, Prasad A, et al. Frequency of epilepsy in patients with psychogenic seizures monitored by video-EEG. Neurology. 2003；61(12)：1791-1792.
3) Smith D, Defalla BA, Chadwick DW. The misdiagnosis of epilepsy and the management of refractory epilepsy in a specialist clinic. Q JM. 1999；92(1)：15-23.

CQ 5-5
薬剤抵抗性てんかんへの対応はどうするか

> **要約**
>
> 薬剤抵抗性てんかんへの対応はその原因の検討から始まる．発作症状，てんかん診断，てんかんの原因を再検討したうえで，真の薬剤抵抗性か見せかけの薬剤抵抗性かを検討し，見せかけの薬剤抵抗性ではその要因（58頁 CQ5-4 を参照）を除き，真の薬剤抵抗性では薬物療法の再検討（診断，薬剤選択，投与量，薬理動態にもとづく抗てんかん薬の使用，合理的な多剤併用療法など），および手術，免疫療法などの他の治療法を検討する．

解説

1. 適切な薬剤選択と適切な量か

発作症状と病歴および発作が起きる状況，発作間欠期脳波（睡眠脳波が必須），頭部 MRI を確認し，基礎疾患の検討（家族歴，既往歴，現病歴，一般身体所見，神経学的所見）を行って，真にてんかんか否かの診断，発作症状・てんかん症候群診断，てんかんの原因を検討し，次いで抗てんかん薬の種類と量，血中濃度を検討する．発作症状の確認には，問診，ジェスチャー，家族撮影の動画が有用である．

2. 見せかけの薬剤抵抗性の鑑別とそれへの対応

a. てんかんと紛らわしい発作性症状の鑑別（10頁 CQ1-4，12頁 CQ1-5 参照）

発作症状の確認（可能なら家族撮影の動画），問診（特に発作が起きる状況），発作間欠期睡眠脳波，ビデオ脳波同時記録が有用である．

b. てんかん，てんかん症候群および関連発作性疾患とてんかん発作型の再検討

a. と同様の手順が必要である．若年ミオクロニーてんかんはしばしば部分てんかんと誤られてカルバマゼピンやフェニトインが投与され，悪化していることがある[1]．

c. 薬の選択と投与量の再検討

てんかん症候群や発作型に対し薬剤が適切か（49頁 CQ4-6 の**表1**および64頁第6章**表1**参照），十分に使用しているか（投与量，血中濃度），耐性が起こっていないかを検討し，多剤併用の場合は，それぞれの発作型に対する薬剤となっているか，血中濃度を下げる相互作用がないか，同じ作用機序の薬剤の組み合わせになっていないかを検討する．

これにより，適切な薬剤に変更し，副作用が出なければ治療域の血中濃度を超えて最大耐容量まで増量して効果を確認する．それぞれの発作型に対する薬剤の選択，相互作用を考慮した薬剤の増減，作用機序の異なる薬剤の組み合わせによる合理的多剤併用療法を行う．

d. アドヒアランスの低下が疑われる場合

服薬状況（飲む時間，飲み忘れの有無と程度），生活様式・リズムと発作の好発時間やそのときの状況を確認する．血中濃度のチェックは，常習的なアドヒアランス不良の発見に役立つ．

患者・家族に，①てんかん症候群からみたそのてんかんの性質と予後の見通し，②治療の必要性，③日常生活上の注意，④服用している薬剤の性質（半減期，のみ合わせによる相互作用，起こりうる副作用と頻度・程度など）を十分説明し，アドヒアランスの低下を防ぐ．また，夜勤などの生活スタイルを考慮し，服薬時間を調節する．

3. 真の薬剤抵抗性てんかん

MRIで脳内病変があれば早期に手術適応評価を行う．

適切と思われる第一，第二選択薬を最大耐容量まで漸増する．副作用がなければ治療域の血中濃度を超えて増量し，副作用が出たらそれ以下に減量する．

それでも止まらなければ抗てんかん薬の相互作用（129頁 CQ12-4の表1を参照），作用機序を考慮して合理的多剤併用を行い，現在の使用薬と異なる作用機序あるいは多くの作用機序をもつ薬を加える[2]．Na^+チャネルの阻害により興奮性を抑制する薬とGABA機能を増強して抑制機能を強める薬の併用は有効であるが，GABA機能を増強して抑制機能を強める薬同士の併用や，グルタミン酸受容体の阻害薬同士（AMPA拮抗薬とNMDA拮抗薬など）の併用は効果を増強するものの，しばしば忍容性が低下する．Na^+チャネル阻害薬同士の併用はあまり有効ではないだけでなく，めまいの増強など副作用をもたらす[3]．

専門施設への紹介・相談と，自己免疫抗体の測定と免疫療法（IVIG，ステロイド，免疫抑制薬など），MRIで脳内病変がなくても手術適応評価を考慮する．

文献

1) Sazgar M, Bourgeois BF. Aggravation of epilepsy by antiepileptic drugs. Pediatr Neurol. 2005；33(4)：227-234.
2) St. Louis EK. Truly "rational" polytherapy：maximizing efficacy and minimizing drug interactions, drug load and adverse effects. Curr Neuropharmacol. 2009；7(2)：96-105.
3) Brodie MJ, Sills GJ. Combining antiepileptic drugs—rational polytherapy? Seizure. 2011；20(5)：369-375.

検索式・参考にした二次資料

PubMed検索：2015年6月29日
(((intractable [TIAB] OR refractory [TIAB]) AND "Epilepsy/therapy" [majr])) AND "treatment outcome" [mh] Filters: Review; Publication date from 2008/01/01 to 2015/12/31; Humans; English; Japanese ＝112件

CQ 5-6
薬剤抵抗性てんかんの知的予後および社会的予後はどうか

> **要約**
>
> 知的予後および社会的予後は，いずれもてんかんをもたない者より不良であり，学業，就労，結婚などの面で大きな不利益がある．特に発作が抑制されないほど両者とも不良である．てんかん患者の突然死も一般人より高率である．

解説

1. 社会経済状態

薬剤抵抗性てんかんでは，知的に問題がなくて一般就労したとしても，仕事の内容に制限を受けることがあり，また仕事中に発作を起こし，失職することはよくある．結婚も困難なことが多い．米国では，てんかんをもつ人全体の世帯年収は米国の平均年収の93%，失業率は25%，25歳以上の高校卒業率は64%（米国一般には82%），19歳以上の結婚している割合は男性51%，女性48%（米国一般にはそれぞれ63%，59%）である[1]．このデータは抑制されやすいてんかんを含むてんかん一般のデータであり，薬剤抵抗性てんかんではこれらの数値はさらに悪化する．

2. 知的予後

10年以上の間隔でWAIS-Rを繰り返し行った，発作が抑制されていない成人の種々のてんかん患者136例では，平均の言語性IQは90.3から82.3，動作性IQは91.0から84.5，全検査IQは90.7から83.1に低下し，全般性強直間代発作の頻度が最も強く関係していた[2]．

3. 社会的予後

10～20年（平均16.3年）間長期フォローしたLennox-Gastaut症候群102例（15～60歳，平均28.6歳）では，一般就労12例，パートタイムまたは作業所，特別支援学校36例，居宅あるいは施設入所54例であった[3]．一般就労の12例では，1年以上発作消失，睡眠中の強直発作のみの例が多かった．

16歳未満発症で合併症のない種々の小児てんかんで，27～31年間フォローした99例では，性・年齢・出生場所が一致した対照群に比し，小学校教育のみが2.1倍，未婚は3.5倍，子どもがいないのは3.0倍，失業は3.8倍であった[4]．

4. てんかん患者の予期せぬ突然死（sudden unexpected death in epilepsy：SUDEP）

SUDEPとは，てんかんに罹患していること以外に死因が見出せない場合をいう．
てんかん患者では，死亡率もSUDEPの率も高い．SUDEPによる標準化死亡率は一般人口

の24倍であり,またてんかん患者の死因の2〜17%を占める[5]．

　20年間に診療した慢性てんかん患者2,689例の死亡率は,性・年齢を一致させたスコットランドの一般人口の死亡率の2.05倍であった[6]．1年間・1,000人当たりのSUDEPは,地域のコホート研究では0.35〜1.5例であるが,慢性てんかんでは1.2〜3.8例,難治てんかんでは3.5〜9.3例に増加する．SUDEPの危険因子は,発作頻度が最も強く関連し,次いで若年発症と罹病期間が長いことであり[7],全般性強直間代発作が抑制されないとSUDEPは多くなる．

■文献

1) Fisher RS, Vickrey BG, Gibson P, et al. The impact of epilepsy from the patient's perspective I：descriptions and subjective perceptions. Epilepsy Res. 2000；41(1)：39-51.
2) Thompson PJ, Duncan JS. Cognitive decline in severe intractable epilepsy. Epilepsia. 2005；46(11)：1780-1787.
3) Yagi K. Evolution of Lennox-Gastaut syndrome：a long-term longitudinal study. Epilepsia. 1996；37(Suppl 3)：48-51.
4) Sillanpää M, Jalava M, Kaleva O, et al. Long-term prognosis of seizures with onset in childhood. N Engl J Med. 1998；338(24)：1715-1722.
5) Ficker DM, So EL, Shen WK, et al. Population-based study of the incidence of sudden unexplained death in epilepsy. Neurology. 1998；51(5)：1270-1274.
6) Mohanraj R, Norrie J, Stephen L, et al. Mortality in adults with newly diagnosed and chronic epilepsy：a retrospective comparative study. Lancet Neurol. 2006；5(6)：481-487.
7) Tomson T, Walczak T, Sillampaa M, et al. Sudden unexpected death in epilepsy：a review of incidence and risk factors. Epilepsia. 2005；46(Suppl 11)：54-61.

■検索式・参考にした二次資料

PubMed検索：2015年6月29日
((((intractable [TIAB] OR refractory [TIAB]) AND "Epilepsy" [majr])) AND ((("Intelligence" [Mesh] or "Intelligence Tests" [Mesh])) OR "Social Adjustment" [mh])) AND ("prognosis" [MeSH] OR "cohort studies" [MeSH] OR "follow-up studies" [MeSH] Filters: Publication date from 2008/01/01 to 2015/12/31; Humans; English; Japanese＝36件

第6章 てんかん症候群別の治療ガイド

表1｜各種てんかん症候群に対する選択薬

てんかん症候群	第一選択薬	第二選択薬	併用療法・他	避けるべき薬剤
特発性部分てんかん	カルバマゼピン バルプロ酸 レベチラセタム	ラモトリギン オクスカルバゼピン* トピラマート* ガバペンチン* クロバザム* ラコサミド	スルチアム （BECTS）	
小児欠神てんかん	バルプロ酸 エトスクシミド	ラモトリギン		ガバペンチン カルバマゼピン フェニトイン
Lennox-Gastaut症候群	バルプロ酸（妊娠可能年齢女性については第13章参照）	ラモトリギン* ゾニサミド トピラマート* ルフィナミド*	クロバザム （転倒発作）* エトスクシミド （非定型欠神発作） レベチラセタム	ガバペンチン カルバマゼピン
若年ミオクロニーてんかん	バルプロ酸（妊娠可能年齢女性については第13章参照）	レベチラセタム* ラモトリギン ゾニサミド トピラマート*	クロナゼパム （ミオクロニー発作）	ガバペンチン カルバマゼピン フェニトイン
全般強直間代発作のみを示すてんかん	バルプロ酸（妊娠可能年齢女性については第13章参照）	ゾニサミド ラモトリギン レベチラセタム* トピラマート* ラコサミド	クロバザム*	

*：わが国における保険適用
・トピラマート，ガバペンチンは部分発作における併用療法に保険適用．
・クロバザムは部分発作および全般発作の併用療法に保険適用．
・ラモトリギンは部分発作，強直間代発作，欠神発作には単剤でも保険適用，Lennox-Gastaut症候群では併用療法に保険適用．
・ルフィナミドはLennox-Gastaut症候群の強直発作・脱力発作における併用療法に保険適用．
・レベチラセタムは部分発作には単剤でも保険適用，強直間代発作では併用療法に保険適用．

CQ 6-1
特発性部分てんかんの選択薬はなにか

> **要約**
> ①特発性部分てんかんでは治療的介入が不要のこともあるため，治療により期待される効果とその弊害について十分に検討する．
> ②特発性部分てんかんに対する第一選択薬は，カルバマゼピン，バルプロ酸，レベチラセタムである．
> ③第二選択薬はラモトリギン，オクスカルバゼピン，トピラマート，ガバペンチン，クロバザム，ラコサミドである．
> ④中心側頭部に棘波をもつ良性小児てんかん（BECTS）では第二選択薬としてスルチアムも用いられる．

解説

特発性部分てんかんは基本的に予後良好で，生涯で一度しか発作を生じない場合もあるなど，治療的介入が不要のこともあるため，抗てんかん薬による治療の効果とその弊害について家族（および患者本人）に十分に説明してから，治療方針を検討する必要がある[1]．

特発性部分てんかんに対する薬物治療の無作為化比較対照試験（randomized controlled trial：RCT）は行われておらず，部分てんかんに用いられる一般的な抗てんかん薬（カルバマゼピン，バルプロ酸，レベチラセタム，ラモトリギン，オクスカルバゼピン，トピラマート，ガバペンチン，クロバザム，ラコサミド）が用いられる[2,3]．このなかで，発作抑制効果や副作用の面などからカルバマゼピン，バルプロ酸，レベチラセタムが第一選択薬とされる[2,4]．

特発性部分てんかんの中核をなす中心側頭部に棘波をもつ良性小児てんかん（benign epilepsy of childhood with centrotemporal spikes：BECTS）におけるスルチアムに対するRCTでは，対照における発作抑制率が40%であったのに対してスルチアムは87.1%とその有効性が示されている[5]．また，BECTSに対してはスルチアムとレベチラセタム[6]もしくはオクスカルバゼピンとレベチラセタム[7]でRCTが行われ，それぞれの試験において発作抑制率がスルチアム90.9%に対してレベチラセタム81.0%，もしくはオクスカルバゼピン72.2%に対してレベチラセタム90.5%といずれも高い発作抑制効果が報告されている．

文献

1) Oguni H. Treatment of benign focal epilepsies in children：when and how should be treated？Brain Dev. 2011；33(3)：207-212.
2) Marson AG, Al-Kharusi AM, Alwaidh M, et al. The SANAD study of effectiveness of carbamazepine, gabapentin, lamotrigine, oxcarbazepine, or topiramate for treatment of partial epilepsy：an unblinded randomised controlled trial. Lancet. 2007；369(9566)：1000-1015.
3) Wheless JW, Neto W, Wang S. Topiramate, carbamazepine, and valproate monotherapy：double-blind comparison in children with newly diagnosed epilepsy. J Child Neurol. 2004；19(2)：135-141.

4) Wheless JW, Clarke DF, Arzimanoglou A, et al. Treatment of pediatric epilepsy:European expert opinion, 2007. Epileptic Disord. 2007;9(4):353-412.
5) Rating D, Wolf C, Bast T. Sulthiame as monotherapy in children with benign childhood epilepsy with centrotemporal spikes:a 6-month randomized, double-blind, placebo-controlled study. Sulthiame Study Group. Epilepsia. 2000;41(10):1284-1288.
6) Borggraefe I, Bonfert M, Bast T, et al. Levetiracetam vs. sulthiame in benign epilepsy with centrotemporal spikes in childhood:a double-blinded, randomized, controlled trial (German HEAD study). Eur J Paediatr Neurol. 2013;17(5):507-514.
7) Coppola G, Franzoni E, Verrotti A, et al. Levetiracetam or oxcarbazepine as monotherapy in newly diagnosed benign epilepsy of childhood with centrotemporal spikes (BECTS):an open-label, parallel group trial. Brain Dev. 2007;29(5):281-284.

検索式・参考にした二次資料

PubMed 検索:2015年6月25日
(((("Epilepsies, Partial"[Mesh]) AND ((idiopathy) OR idiopathic)) AND Anticonvulsants/therapeutic use[Mesh])) OR "Epilepsy, Rolandic/drug therapy"[Mesh] Filters: Publication date from 2008/01/01 to 2015/12/31; Humans; English; Japanese=55件

医中誌検索:2015年6月15日
(((((抗けいれん剤/TH or 抗てんかん薬/AL)) and ((特発性部分てんかん/AL) or (((てんかん-焦点/TH or 部分てんかん/AL)) and (特発性/AL))))) and (PT=会議録除く))=41件

参考にした二次資料
The epilepsies: the diagnosis and management of the epilepsies in adults and children in primary and secondary care. National Institute for Health and Care Excellence.
http://www.nice.org.uk/guidance/cg137

CQ 6-2
小児欠神てんかんの選択薬はなにか

要約
①第一選択薬はバルプロ酸，エトスクシミドである．
②第二選択薬はラモトリギンである．
③ガバペンチン，カルバマゼピン，フェニトインは用いない．

解説

　従来，小児欠神てんかんではバルプロ酸，エトスクシミド，ラモトリギンが用いられてきたが[1]，RCT によりバルプロ酸とエトスクシミドが同等の発作抑制効果を示し（16 週における発作抑制率がそれぞれ 58%，53%），いずれもラモトリギン（29%）よりも有効性が高いことが示された[2]．エトスクシミドのほうが副作用の面でバルプロ酸より優位であったが，服用のしやすさではバルプロ酸が勝る．一方で，全般性強直間代発作を併発する場合にはエトスクシミドよりバルプロ酸が用いられる．

　ガバペンチン[3]，カルバマゼピン[4,5]，フェニトイン[5]では，欠神発作の増悪が報告されている．

文献

1) Wheless JW, Clarke DF, Carpenter D. Treatment of pediatric epilepsy: expert opinion, 2005. J Child Neurol. 2005；20：(Suppl 1)：S1-56.
2) Glauser TA, Cnaan A, Shinnar S, et al. Ethosuximide, valproic acid, and lamotrigine in childhood absence epilepsy. N Engl J Med. 2010；362(9)：790-799.
3) Trudeau V, Myers S, LaMoreaux L, et al. Gabapentin in naive childhood absence epilepsy: results from two double-blind, placebo-controlled, multicenter studies. J Child Neurol. 1996；11(6)：470-475.
4) Horn CS, Ater SB, Hurst DL. Carbamazepine-exacerbated epilepsy in children and adolescents. Pediatr Neurol. 1986；2(6)：340-345.
5) Osorio I, Reed RC, Peltzer JN. Refractory idiopathic absence status epilepticus: A probable paradoxical effect of phenytoin and carbamazepine. Epilepsia. 2000；41(7)：887-894.

検索式・参考にした二次資料

PubMed 検索：2015 年 6 月 25 日
"Epilepsy, Absence/drug therapy" [Mesh] Filters: Publication date from 2008/01/01 to 2015/12/31; Humans; English; Japanese＝91 件

医中誌検索：2015 年 6 月 15 日
(((((てんかん-欠神/TH or 欠神てんかん/AL)) or ((てんかん-欠神/TH or 欠神発作/AL)))) and (PT＝会議録除く and SH＝薬物療法))＝88 件

参考にした二次資料
The epilepsies: the diagnosis and management of the epilepsies in adults and children in primary and secondary care. National Institute for Health and Care Excellence.
http://www.nice.org.uk/guidance/cg137

CQ 6-3
Lennox-Gastaut 症候群の選択薬はなにか

要約
① Lennox-Gastaut 症候群（LGS）は薬剤抵抗性のことが多く，治療においては適切な評価と治療目標の検討が必要である．
② 第一選択薬はバルプロ酸であるが，妊娠可能年齢女性においてはまずバルプロ酸以外の薬剤での治療を優先する．
③ バルプロ酸を用いることができない，もしくはバルプロ酸で効果が不十分な場合にはラモトリギン，ゾニサミド，トピラマート，ルフィナミド，レベチラセタムが用いられる．
④ 転倒発作にはクロバザムが，非定型欠神発作にはエトスクシミドが用いられる．
⑤ ガバペンチン，カルバマゼピンは用いない．
⑥ 治療が困難な場合には専門医へ紹介する．

解説

Lennox-Gastaut 症候群（LGS）では，強直発作，非定型欠神，脱力発作，ミオクロニー発作など多様な発作を生じ，これらが薬剤抵抗性であり，さらに精神遅滞などの合併症も呈する．発作抑制のために抗てんかん薬を増量し続けるとかえって QOL を阻害することもあり，またある発作型に対する薬剤が他の型の発作を増悪させることもあるため，治療にあたっては適宜 QOL とその阻害要因を再評価しつつ，適切な治療目標を設定する必要がある[1]．

Expert opinion ではバルプロ酸が第一選択薬として，またそれ以降の第一選択薬としてトピラマートとラモトリギンが推奨されている[2]．

LGS に対する RCT がラモトリギン[3]，トピラマート[4]，ルフィナミド[5]において行われており，それぞれの薬剤における併用療法での有効率（50% reduction rate）はラモトリギン 33%（プラセボ 16%）[3]，トピラマート 33%（プラセボ 8%）[4]，ルフィナミド 32.7%（プラセボ 11.7%）[5]と報告されている．ゾニサミドではコホート研究が行われ，併用療法での有効率（50% reduction rate）は 51.6%であった[6]．

LGS における転倒発作に対するクロバザムの有効性は RCT で検討されており，0.2〜1 mg/kg/日で用いた場合の有効率（50% reduction rate）は 77.6%であった[7]．エトスクシミドは非定型欠神発作やミオクロニー発作などに有効性が報告されており，副作用も少ないことから，これらの発作に対する薬剤として推奨されている[8]．

ガバペンチン，カルバマゼピンは LGS において発作が増加したとする報告もある[9]．

文献
1) Arzimanoglou A, French J, Blume WT, et al. Lennox-Gastaut syndrome：a consensus approach on diagnosis, assessment, management, and trial methodology. Lancet Neurol. 2009；8(1)：82-93.

2) Wheless JW, Clarke DF, Arzimanoglou A, et al. Treatment of pediatric epilepsy: European expert opinion, 2007. Epileptic Disord. 2007；9(4)：353-412.
3) Motte J, Trevathan E, Arvidsson JF, et al. Lamotrigine for generalised seizures associated with the Lennox-Gastaut syndrome. Lamictal Lennox-Gastaut Study Group. New Engl J Med. 1997；337(25)：1807-1812.
4) Sachdeo RC, Glauser TA, Ritter F, et al. A double-blind, randomized trial of topiramate in Lennox-Gastaut syndrome. Topiramate YL Study Group. Neurology. 1999；52(9)：1882-1887.
5) Glauser T, Kluger G, Sachdeo R, et al. Rufinamide for generalized seizures associated with Lennox-Gastaut syndrome. Neurology. 2008；70(21)：1950-1958.
6) You SJ, Kang H, Kim HD, et al. Clinical efficacy of zonisamide in Lennox-Gastaut syndrome：Korean multicentric experience. Brain Dev. 2008；30(4)：287-290.
7) Ng YT, Conry JA, Drummond R, et al. Randomized, phase Ⅲ study results of clobazam in Lennox-Gastaut syndrome. Neurology. 2011；77(15)：1473-1481.
8) Farrell K. Symptomatic generalized epilepsy and Lennox-Gastaut syndrome. In：Wyllie E ed. Wyllie's Treatment of Epilepsy：Principles and Practice, 2nd edition. edt. Baltimore；Williams & Wilkins, 1996, p.530-539.
9) Schmidt D, Bourgeois B. A risk-benefit assessment of therapies for Lennox-Gastaut syndrome. Drug Safety. 2012；22(6)：467-477.

検索式・参考にした二次資料

PubMed 検索：2015 年 6 月 25 日
(((("Lennox Gastaut Syndrome"［Mesh］) OR "Lennox Gastaut Syndrome"［TIAB］)) AND "drug therapy"［Subheading］
Filters: Publication date from 2008/01/01 to 2015/12/31; Humans; English; Japanese ＝122 件

医中誌検索：2015 年 6 月 29 日
((((((Lennox-Gastaut 症候群/TH or Lennox-Gastaut 症候群/AL))) and (SH＝薬物療法))) and (PT＝会議録除く))＝89 件

参考にした二次資料
The epilepsies: the diagnosis and management of the epilepsies in adults and children in primary and secondary care. National Institute for Health and Care Excellence.
http://www.nice.org.uk/guidance/cg137

CQ 6-4
若年ミオクニーてんかんの選択薬はなにか

> **要約**
> ① 第一選択薬はバルプロ酸であるが，妊娠可能年齢女性においてはまずバルプロ酸以外の薬剤での治療を優先する．
> ② バルプロ酸を用いることができない，もしくはバルプロ酸で効果が不十分な場合にはレベチラセタム，ラモトリギン，ゾニサミド，トピラマートの単剤療法が用いられる．
> ③ ミオクロニー発作に対しては併用療法としてクロナゼパムが用いられる．
> ④ ガバペンチン，カルバマゼピン，フェニトインは用いない．

解説

若年ミオクロニーてんかん（juvenile myoclonic epilepsy：JME）は主にミオクロニー発作と全般性強直間代発作を生じ，その双方の発作型が治療の対象であるが，QOLへの影響から後者が主要な治療対象となることも多い．

JMEに対するExpert opinionでは第一選択薬としてバルプロ酸が推奨されている[1]．JMEだけを対象としたバルプロ酸のRCTはないが，全般てんかん一般に対するRCTではバルプロ酸が有効であり（発作抑制率92%），その効果がトピラマートやラモトリギンよりも優位であることが示されている[2]．なお，バルプロ酸では催奇形性[3]や胎児の認知機能への影響[4]が報告されているため，妊娠可能年齢女性においてはまずバルプロ酸以外の薬剤での治療を優先する．

JMEを対象とした研究ではレベチラセタム（発作抑制率80%）[5]，ラモトリギン（発作抑制率81.9%）[6]，ゾニサミド（発作抑制率38.5～69.5%）[7]，トピラマート（発作抑制率67%）[8]の単剤での有効性が示されている．このなかで，ラモトリギンはミオクロニー発作を増悪させる可能性が報告されており注意が必要である[9]．クロナゼパムはミオクロニー発作に対する効果が期待できる[10]．

ガバペンチンとカルバマゼピンでは欠神発作とミオクロニー発作の増悪が，フェニトインでは欠神発作の増悪が報告されている[11]．一方でカルバマゼピンとバルプロ酸の併用が全般性強直間代発作の抑制に必要な症例も存在する[12]．

文献

1) Wheless JW, Clarke DF, Arzimanoglou A, et al. Treatment of pediatric epilepsy：European expert opinion, 2007. Epileptic Disord. 2007；9(4)：353-412.
2) Marson AG, Al-Kharusi AM, Alwaidh M, et al. The SANAD study of effectiveness of valproate, lamotrigine, or topiramate for generalized and unclassifiable epilepsy：an unblended randomised controlled trial. Lancet. 2007；369(9566)：1016-1026.
3) Tomson T, Battino D, Bonizzoni E, et al. Dose-dependent risk of malformations with antiepileptic drugs：an analysis of data from the EURAP epilepsy and pregnancy registry. Lancet Neurol. 2011；10(7)：609-617.

4) Meador K, Baker GA, Browning N, et al. Fetal antiepileptic drug exposure and cognitive outcomes at age 6 years (NEAD study): a prospective observational study. Lancet Neurol. 2013;12(3):244-252.
5) Sharpe DV, Patel AD, Abou-Khalil B, et al. Levetiracetam monotherapy in juvenile myoclonic epilepsy. Seizure. 2008;17(1):64-68.
6) Machado RA, Garcia VF, Astencio AG, et al. Efficacy and tolerability of lamotrigine in juvenile myoclonic epilepsy in adults: a prospective, unblended randomized controlled trial. Seizure. 2013;22(10):846-855.
7) Kothare SV, Valencia I, Khurana DS, et al. Efficacy and tolerability of zonisamide in juvenile myoclonic epilepsy. Epileptic Disord. 2004;6(4):267-270.
8) Levisohn PM, Holland KD. Topiramate or valproate in patients with juvenile myoclonic epilepsy: a randomized open-label comparison. Epilepsy Behav. 2007;10(4):547-552.
9) Biraben A, Allain H, Scarabin JM, et al. Exacerbation of juvenile myoclonic epilepsy with lamotrigine. Neurology. 2000;55(11):1758.
10) Obeid T, Panayiotopoulos CP. Clonazepam in juvenile myoclonic epilepsy. Epilepsia. 1989;30(5):603-606.
11) Perucca E, Gram L, Avanzini G, et al. Antiepileptic drugs as a cause of worsening seizures. Epilepsia. 1998;39(1):5-17.
12) Knott C, Panayiotopoulos CP. Carbamazepine in the treatment of generalised tonic clonic seizures in juvenile myoclonic epilepsy. J Neurol Neurosurg Psychiatry. 1994;57(4):503.

検索式・参考にした二次資料

PubMed 検索：2015 年 6 月 25 日
"Myoclonic Epilepsy, Juvenile/drug therapy"［Mesh］Filters: Publication date from 2008/01/01 to 2015/12/31; Humans; English; Japanese＝63 件

医中誌検索：2015 年 6 月 29 日
((((若年ミオクロニーてんかん/AL) or (てんかん-ミオクローヌス-若年性/TH))) and (PT＝会議録除く and SH＝薬物療法))＝35 件

参考にした二次資料
The epilepsies: the diagnosis and management of the epilepsies in adults and children in primary and secondary care. National Institute for Health and Care Excellence.
http://www.nice.org.uk/guidance/cg137

CQ 6-5
全般強直間代発作のみを示すてんかん（覚醒時大発作てんかん）の選択薬はなにか

> **要約**
> ①第一選択薬はバルプロ酸であるが，妊娠可能年齢女性においてはまずバルプロ酸以外の薬剤での治療を優先する．
> ②バルプロ酸を用いることができない，もしくはバルプロ酸で効果が不十分な場合にはゾニサミド，ラモトリギン，レベチラセタム，トピラマート，ラコサミドが用いられる．
> ③これらの薬剤を使用できない，もしくはこれらの薬剤で効果が不十分な場合にはクロバザムの併用が用いられる．

解説

　これまでは，「覚醒時大発作てんかん」と呼ばれていたが，2010年の国際抗てんかん連盟（ILAE）のてんかん症候群分類では「全般強直間代発作のみを示すてんかん」という病名に変更された[1]．

　全般強直間代発作のみを示すてんかんに限定したRCTの報告はないが，全般性強直間代発作に対するメタアナリシスではバルプロ酸とフェニトインの有効性が示されている[2]．なお，バルプロ酸では催奇形性[3]や胎児の認知機能への影響[4]が報告されているため，妊娠可能年齢女性においてはまずバルプロ酸以外の薬剤での治療を優先する．

　ゾニサミド（発作抑制率42.6%）[5]，ラモトリギン（発作抑制率30〜37%：1年もしくは40週時点）[6-8]，レベチラセタム（発作抑制率34.2%）[9]，トピラマート（発作抑制率39〜49%）[8,10]，ラコサミド（発作消失率27.5%）についても全般強直間代発作に対する抑制効果が報告されている．なお，フェニトインとフェノバルビタールについての効果も報告されているが，副作用の面から現在は第一選択薬としては用いられない．併用療法としては，クロバザム（発作抑制率10〜30%）[11]で発作抑制効果が示されている．

文献

1) Berg AT, Berkovic SF, Brodie MJ, et al. Revised terminology and concepts for organization of seizures and epilepsies : report of the ILAE Commission on Classification and Terminology, 2005-2009. Epilepsia. 2010 ; 51(4) : 676-685.
2) Tudur Smith C, Marson AG, Chadwick DW, et al. Multiple treatment comparisons in epilepsy monotherapy trials. Trials. 2007 ; 8 : 34.
3) Tomson T, Battino D, Bonizzoni E, et al. Dose-dependent risk of malformations with antiepileptic drugs ; an analysis of data from the EURAP epilepsy and pregnancy registry. Lancet Neurol. 2011 ; 10(7) : 609-617.
4) Meador K, Baker GA, Browning N, et al. Fetal antiepileptic drug exposure and cognitive outcomes at age 6 years (NEAD study) : a prospective observational study. Lancet Neurol. 2013 ; 12(3) : 244-252.
5) Yamauchi T, Aikawa H. Efficacy of zonisamide : our experience. Seizure. 2004 ; 13(Suppl 1) : S41-48.
6) Steiner TJ, Dellaportas CI, Findley LJ, et al. Lamotrigine monotherapy in newly diagnosed untreated epilepsy : a double-

blind comparison with phenytoin. Epilepsia. 1999；40(5)：601-607.
7) Brodie MJ, Richens A, Yuen AW. Double-blind comparison of lamotrigine and carbamazepine in newly diagnosed epilepsy. Lancet. 1995；345(8948)：476-479.
8) Marson AG, Al-Kharusi AM, Alwaidh M, et al. The SANAD study of effectiveness of valproate, lamotrigine, or topiramate for generalised and unclassifiable epilepsy：an unblended randomised controlled trial. Lancet. 2007；369(9566)：1016-1026.
9) Berkovic SF, Knowlton RC, Leroy RF, et al. Placebo-controlled study of levetiracetam in idiopathic generalized epilepsy. Neurology. 2007；69(18)：1751-1760.
10) Privitera MD, Brodie MJ, Mattson RH, et al. Topiramate, carbamazepine and valproate monotherapy：double-blind comparison in newly diagnosed epilepsy. Acta Neurol Scand. 2003；107(3)：165-175.
11) Clobazam in treatment of refractory epilepsy：the Canadian experience. A retrospective study. Canadian Clobazam Cooperative Group. Epilepsia. 1991；32(3)：407-416.

検索式・参考にした二次資料

PubMed 検索：2015 年 6 月 26 日
(((("Epilepsy, Tonic-Clonic"［Mesh］) OR (((("Epilepsy"［Mesh］) AND awaking［TIAB］)) AND "Grand mal"［TIAB］))) AND (("Drug Therapy"［Mesh］) OR "drug therapy"［Subheading］) Filters: Publication date from 2008/01/01 to 2015/12/31; Humans; English; Japanese＝169 件

医中誌検索：2015 年 6 月 29 日
(((((覚醒時大発作てんかん/AL) or (覚醒時/AL and 発作/AL and (てんかん/TH or てんかん/AL)))) and (PT＝会議録除く and SH＝薬物療法))＝35 件

参考にした二次資料
The epilepsies: the diagnosis and management of the epilepsies in adults and children in primary and secondary care. National Institute for Health and Care Excellence.
http://www.nice.org.uk/guidance/cg137

第 7 章 抗てんかん薬の副作用

CQ 7-1
抗てんかん薬の副作用にはどのようなものがあるか

> **要約**
>
> 抗てんかん薬の副作用には，それぞれの薬剤で，薬剤に対する特異体質による反応，用量依存性の副作用，長期服用に伴う副作用がある．

解説

　抗てんかん薬の副作用は，アレルギー機序が関与する薬剤に対する特異体質による急性初期反応，用量依存性の神経系への抑制作用，長期服用時にみられる慢性期副作用に大別される．

　薬剤に対する特異体質による反応は，比較的頻度の高い皮疹が代表的な副作用である．まれな副作用であるが重篤な副作用として，Stevens-Johnson 症候群（SJS），薬剤性過敏症症候群（drug-induced hypersensitivity syndrome：DIHS），中毒性表皮融解壊死症（toxic epidermal necrolysis：TEN）があり，これらの病態が疑わしい場合は直ちに被疑薬を中止したうえで皮膚科専門医にコンサルトする．汎血球減少，骨髄抑制，肝障害などもアレルギー性機序で副作用としてみられることがある．多くの場合これらの特異体質による副作用は，投与開始1〜2週から2〜3か月以内に生じるので，投与開始初期には十分注意する．

　神経系への抑制による副作用（neurotoxic side-effect）には，めまい，眼振，複視，眠気，嘔気，食欲低下，小脳性運動失調，精神症状など多くの副作用がある．これらの副作用の多くは用量依存性である．

　体重増加，多毛・脱毛，尿路結石，小脳萎縮，歯肉増殖などの抗てんかん薬を長期に服用することに伴って出現する副作用もある．酵素誘導薬（フェニトイン，カルバマゼピン，フェノバルビタール，プリミドン）およびバルプロ酸は，骨粗鬆症のリスクファクターである．

　抗てんかん薬による副作用の同定には，系統的な副作用チェックが有用とされている[1]．主な抗てんかん薬の代表的な副作用を**表1**にまとめた．

文献

1) Gilliam FG, Fessler AJ, Baker G, et al. Systematic screening allows reduction of adverse antiepileptic drug effects：a randomized trial. Neurology. 2004；62(1)：23-27.

検索式・参考にした二次資料

PubMed 検索：2015年6月26日
(((("Epilepsy/drug therapy"［Majr］) AND "adverse effects"［Subheading］)) OR "Anticonvulsants/adverse effects"［Majr］

表 1 | 主な抗てんかん薬の代表的な副作用

薬剤名	特異体質による副作用	用量依存性副作用	長期服用に伴う副作用
カルバマゼピン	皮疹, 肝障害, 汎血球減少（pancytopenia）, 血小板減少, SJS, TEN, DIHS	複視, 眼振, めまい, 運動失調, 眠気, 嘔気, 低 Na 血症, 心伝導系障害・心不全, 認知機能低下, 聴覚異常	骨粗鬆症
クロバザム	まれ	眠気, 失調, 行動障害, 流涎	
クロナゼパム	まれ	眠気, 失調, 行動障害, 流涎	
エトスクシミド	皮疹, 汎血球減少	眠気, 行動異常	
ガバペンチン	まれ	めまい, 運動失調, 眠気, ミオクローヌス	体重増加
ラモトリギン	皮疹, 肝障害, 汎血球減少, 血小板減少, SJS, TEN, DIHS	眠気, めまい, 複視, 興奮	
レベチラセタム	まれ	眠気, 行動異常, 不機嫌	
フェノバルビタール	皮疹, 肝障害, 汎血球減少, 血小板減少, SJS, TEN, DIHS	めまい, 運動失調, 眠気, 認知機能低下	骨粗鬆症
フェニトイン	皮疹, 肝障害, 汎血球減少, 血小板減少, SJS, TEN, DIHS	複視, 眼振, めまい, 運動失調, 眠気, 末梢神経障害, 心伝導系障害・心不全, 固定姿勢保持困難（asterixis）	小脳萎縮, 多毛, 歯肉増殖, 骨粗鬆症
プリミドン	皮疹, 肝障害, 汎血球減少, 血小板減少, SJS, TEN, DIHS	めまい, 運動失調, 眠気	骨粗鬆症
バルプロ酸	膵炎, 肝障害	血小板減少, 振戦, 低 Na 血症, アンモニアの増加, パーキンソン症候群	体重増加, 脱毛, 骨粗鬆症
トピラマート	まれ	食欲不振, 精神症状, 眠気, 言語症状, 代謝性アシドーシス, 発汗減少	尿路結石, 体重減少
ゾニサミド	まれ	食欲不振, 精神症状, 眠気, 言語症状, 代謝性アシドーシス, 発汗減少, 認知機能低下	尿路結石
ルフィナミド	薬剤性過敏症症候群, SJS, てんかん重積状態, 攻撃性, QT 間隔の短縮	食欲減退, 眠気	
スチリペントール	注意欠如多動症, 多弁, 睡眠障害, 攻撃性, QT 延長	傾眠, 不眠, 食欲減退, 運動失調	
スルチアム	発疹, 白血球減少, 呼吸促迫, 知覚障害	食欲不振, 眠気	

SJS：Stevens-Johnson 症候群, TEN：中毒性表皮融解壊死症, DIHS：薬剤性過敏症症候群
〔処方にあたっては各薬剤の添付文書を参照すること〕

Filters: Randomized Controlled Trial; Publication date from 2008/01/01 to 2015/12/31; Humans; English; Japanese＝119 件

医中誌検索：2015 年 6 月 29 日
((((((てんかん/TH or てんかん/AL)) and (SH＝薬物療法)) and (副作用/AB or 副作用/TI)) and (DT＝2008:2015 and PT＝会議録除く))) and (PT＝解説, 総説)＝94 件

第8章 てんかん重積状態

CQ 8-1 てんかん重積状態の定義はなにか

要約

てんかん重積状態（status epilepticus：SE）とは、「発作がある程度の長さ以上に続くか、または、短い発作でも反復し、その間の意識の回復がないもの」と定義されてきた（国際抗てんかん連盟：ILAE, 1981）[1]。持続時間について、けいれん発作が5分以上持続すれば治療を開始すべきで、30分以上持続すると後遺障害の危険性がある（ILAE, 2015）[2]。

解説

　2015年、ILAEは新しい定義として「てんかん重積状態とは、発作停止機構の破綻、あるいは（t1時点以降の）異常に遷延する発作を引き起こす機構が惹起された状態である。また発作型や持続時間によっては、（t2時点以降に）神経細胞死、神経細胞障害、神経ネットワーク変化を含む長期的な後遺症をもたらす状態である」と提唱した[2]。

　従来の定義で持続時間は定められていなかったが、てんかん発作は通常1～2分で停止することが多く、持続時間が長くなると薬剤抵抗性となることが明らかになってきている。このため、けいれん発作の持続時間（t1）が5分[2,3]以上続けばSEと診断し、治療を始めるように推奨されている。また、動物実験の結果、てんかん放電が30～45分以上続くと脳に損傷が起きることから、30分以上持続する（t2）と長期的な後遺障害を残す可能性がある[2]とされている。

文献

1) Proposal for revised clinical and electroencephalographic classification of epileptic seizures. From the Commission on classification and Terminology of the International League Against Epilepsy. Epilepsia. 1981；22(4)：489-501.
2) Trinka E, Cock H, Hesdorffer D, et al. A definition and classification of status epilepticus—Report of the ILAE Task Force on Classification of Status Epilepticus. Epilepsia. 2015；56(10)：1515-1523.
3) Alldredge BK, Gelb AM, Isaacs SM, et al. A comparison of lorazepam, diazepam, and placebo for the treatment of out-of-hospital status epilepticus. N Engl J Med. 2001；345(9)：631-637.

検索式・参考にした二次資料

PubMed検索：2008年9月12日
Status Epilepticus AND（define* OR definition*）= 136件

PubMed追加検索：2015年12月8日
"Status Epilepticus/classification"［Majr］OR "Status Epilepticus/etiology"［Majr］= 24件

医中誌ではエビデンスとなる文献は見つからなかった。

CQ 8-2
けいれん性てんかん重積状態に使う薬剤はなにか

> **要約**
> 図1に，けいれん性てんかん重積状態での治療フローチャートを示す．

解説

　けいれん発作が5分以上持続する場合を早期てんかん重積状態（early status epilepticus），ベンゾジアゼピン系薬剤による治療で頓挫せず30分以上持続する場合を確定したてんかん重積状態（established status epilepticus），抗てんかん薬の点滴・静注などで頓挫せず60〜120分以上持続する場合を難治てんかん重積状態（refractory status epilepticus）という[1]．各々のstageに応じた治療を行う[1-5]．全身麻酔によっても抑制されず24時間以上持続する場合を超難治てんかん重積状態（super-refractory status epilepticus）というが，治療法は確立されていない[1]．また，非けいれん性てんかん重積状態の治療もけいれん性てんかん重積状態に準じるが，全身麻酔の有用性は定まっていない．

文献

1) Shorvon S, Ferlisi M. The treatment of super-refractory status epilepticus: a critical review of available therapies and a clinical treatment protocol. Brain. 2011；134(Pt 10)：2802-2818.
2) Brophy GM, Bell R, Claassen J, et al. Neurocritical Care Society Status Epilepticus Guideline Writing Committee. Guidelines for the evaluation and management of status epilepticus. Neurocrit Care. 2012；17(1)：3-23.
3) Mazurkiewicz-Bełdzińska M, Szmuda M, Zawadzka M, et al. Current treatment of convulsive status epilepticus—a therapeutic protocol and review. Anaesthesiol Intensive Ther. 2014；46(4)：293-300.
4) Betjemann JP, Lowenstein DH. Status epilepticus in adults. Lancet Neurol. 2015；14(6)：615-624.
5) 大澤真木子．けいれん重積の治療．脳と発達．2007；39(3)：185-192.

検索式・参考にした二次資料

PubMed検索：2008年9月9日
Status Epilepticus/drug therapy" AND (first-line OR first choice) = 49件

PubMed追加検索：2015年6月26日
(((Anticonvulsants/therapeutic use [Majr]) AND Status Epilepticus/drug therapy [Majr])) OR ((Status Epilepticus/drug therapy [Majr]) AND ((first-line) OR first-choice)) = 242件

医中誌ではエビデンスとなる文献は見つからなかった．

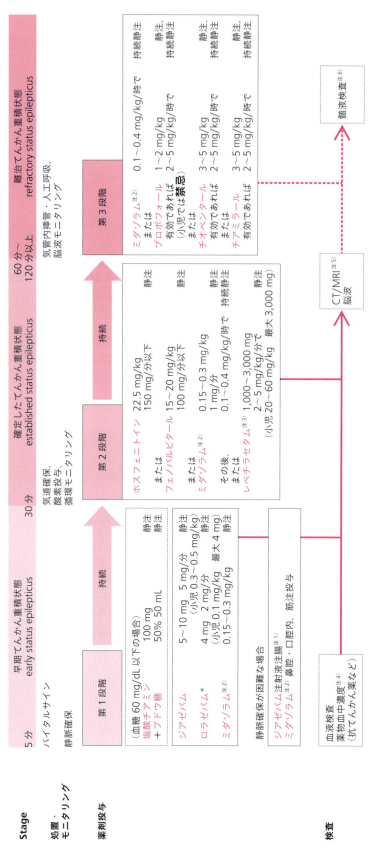

注1）ジアゼパム注射液注腸の用量は10～30 mg（小児では0.2～0.5 mg/kg）（保険適用）.
注2）ミダゾラムを鼻腔・筋注投与する場合は0.5％注射液を10 mg（小児では0.3 mg/kg）使用する（保険適用外）．静注・持続静注する場合は0.1％注射製剤が保険適用である．
注3）てんかん重積状態の0.1％注射剤の添付文書での投与量は保険適用外である.
注4）てんかん治療中であれば服用中の抗てんかん薬血中濃度を確認する．また，けいれん誘発性薬物（テオフィリンなど）の過量が疑われる場合は血中濃度を確認する．
注5）必要に応じて頭部MRIまたはCTを行い原因を検索する．てんかん重積状態終息後に治療効果の判定や発作の鑑別や治療効果の判定のために持続脳波モニタリングができれば理想的であるが，困難であっても，治療後には脳波検査を行う．
注6）髄膜炎・脳炎などが疑われる症例は髄液検査を行う．髄液一般，培養，検鏡などのほかに，後に抗神経抗体などの検索ができるように一部を冷凍保存することが望ましい．

図1｜てんかん重積状態の治療フローチャート（文献1)～5) より作成）

CQ 8-2-① 静脈がまだ確保できない場合の治療はどうするか

> **要約**
>
> ジアゼパム注射液の注腸が有効である．小児の場合，ミダゾラム注射液の鼻腔・口腔内投与，筋注が有効である（保険適用外）．

解説

　小規模・オープン前向き試験[1]と小規模・後ろ向き比較試験[2]によると，ジアゼパム注射液の注腸は有効である．呼吸抑制などの副作用も起きにくく，静注に比べて，安全である．

　ジアゼパムを注腸した場合，多くは10分以内に効果を現す[1,2]．ただし，てんかん重積状態に有効なのは，坐薬ではなく，注腸製剤としてのゲル，あるいは注射液を代用して使用した場合である（ゲルはわが国で未発売である）．ジアゼパム坐薬は即効性がなく，目前のけいれんの抑制には無効のことが多い[3]．

　また，ジアゼパムの筋肉注射は，効果発現が遅く，ばらつきが大きいので，勧められない[1]．

　ミダゾラム 10 mg（小児 0.3 mg/kg）0.5%注射液の使用が有効である（0.1%注射液と異なるので注意が必要）．小児および若年者の774例のメタ解析によると，非静脈投与のミダゾラムがジアゼパム静注より有効であった．628例の解析ではミダゾラムの口腔内投与はジアゼパムの注腸より有効であった[4]．また，無作為二重盲検試験の893例では，ミダゾラムの筋注（73.4%）はロラゼパムの静注（63.4%）と同等の有効性であった[5]．ロラゼパムの注腸・点鼻も有効な可能性がある[6]．

文献

1) Remy C, Jourdil N, Villemain D, et al. Intrarectal diazepam in epileptic adults. Epilepsia. 1992；33(2)：353-358.
2) Dieckmann RA. Rectal diazepam for prehospital pediatric status epilepticus. Ann Emerg Med. 1994；23(2)：216-224.
3) Minagawa K, Miura H, Mizuno S, et al. Pharmacokinetics of rectal diazepam in the prevention of recurrent febrile convulsions. Brain Dev. 1986；8(1)：53-59.
4) McMullan J, Sasson C, Pancioli A, et al. Midazolam versus diazepam for the treatment of status epilepticus in children and young adults：a meta-analysis. Acad Emerg Med. 2010；17(6)：575-582.
5) Silbergleit R, Durkalski V, Lowenstein D, et al. Intramuscular versus intravenous therapy for prehospital status epilepticus. N Engl J Med. 2012；366(7)：591-600.
6) Appleton R, Macleod S, Martland T. Drug management for acute tonic-clonic convulsions including convulsive status epilepticus in children. Cochrane Database Syst Rev. 2008；(3)：CD001905.

検索式・参考にした二次資料

PubMed 検索：2008年9月9日
Status Epilepticus/drug therapy" AND (first-line OR first choice) = 49 件

PubMed 追加検索:2015 年 6 月 26 日
((((Anticonvulsants/therapeutic use [Majr]) AND Status Epilepticus/drug therapy [Majr])) OR ((Status Epilepticus/drug therapy [Majr]) AND ((first-line) OR first-choice)) = 242 件

医中誌ではエビデンスとなる文献は見つからなかった.

CQ 8-2-② てんかん重積状態の第1段階での治療薬はなにか

> **要約**
>
> 第1段階での治療薬は，ベンゾジアゼピン系薬剤のジアゼパムないしロラゼパムの静注である．

解説

前向き無作為二重盲検試験によると，ジアゼパム 10 mg の静注で 76% の発作が抑制された[1]．ジアゼパムは筋注ではなく，静注する．ジアゼパムは，生理食塩水，ブドウ糖で混濁するので，希釈せずに使用する．無効ならば，5〜10 分後に追加できる．呼吸抑制に十分注意する．ジアゼパムを静注した場合，けいれん抑制効果の持続は 20 分といわれている[2]．

小児 273 例の前向き無作為二重盲検試験ではジアゼパムとロラゼパムの有効性および副作用に差は認めなかった[3]が，コクランレビューによる 289 例のメタ解析ではロラゼパムのほうが無効率は低かった（ロラゼパム 130 例中 32 例，対ジアゼパム 134 例中 51 例，危険率 0.64，95%CI 0.45〜0.9）[4]．

ジアゼパム静注の代わりにミダゾラム 0.1% 注射液を使用することも可能であり，小児では第1段階として使用されることが多い．

ベンゾジアゼピン系薬剤が無効であれば，第2段階の治療に移行する．

文献

1) Leppik IE, Derivan AT, Homan RW, et al. Double-blind study of lorazepam and diazepam in status epilepticus. JAMA. 1983；249(11)：1452-1454.
2) Prasad K, Krishnan PR, Al-Room K, et al. Anticonvulsant therapy for status epilepticus. Br J Clin Pharmacol. 2007；63(6)：640-647.
3) Chamberlain JM, Okada P, Holsti M, et al. Lorazepam vs diazepam for pediatric status epilepticus：a randomized clinical trial. JAMA. 2014；311(16)：1652-1660.
4) Prasad M, Krishnan PR, Sequeira R, et al. Anticonvulsant therapy for status epilepticus. Cochrane Database Syst Rev. 2014；(9)：CD003723.

検索式・参考にした二次資料

PubMed 検索：2008 年 9 月 9 日
Status Epilepticus/drug therapy" AND（first-line OR first choice）= 49 件

PubMed 追加検索：2015 年 6 月 26 日
(((Anticonvulsants/therapeutic use [Majr]) AND Status Epilepticus/drug therapy [Majr])) OR ((Status Epilepticus/drug therapy [Majr]) AND ((first-line) OR first-choice)) = 242 件

医中誌ではエビデンスとなる文献は見つからなかった．

CQ 8-2-③
てんかん重積状態におけるホスフェニトイン静注の効果はどうか

> **要約**
>
> ホスフェニトインまたはフェニトインは第 2 段階の治療薬として有効である．

解説

従来フェニトインが使用されてきたが，フェニトインの副作用を軽減する目的でホスフェニトインが開発された．したがってホスフェニトインは臨床場面では使用しやすい．

フェニトインは緩徐に静注する必要があるが，ホスフェニトインはより短時間で投与可能であり，早期に有効血中濃度に到達する．また，フェニトインは強アルカリ性で血管痛・血管障害・漏出による組織壊死を起こすが，ホスフェニトインはほぼ中性であり，これらの副作用はまれである[1]．

ホスフェニトインの有効率は 44～97％と報告されており，救急患者 256 例のフェニトインとの無作為試験で有効性の差はなかった[1]．

フェニトインは欠神発作てんかん重積状態・ミオクロニー発作てんかん重積状態以外の，多くのてんかん重積状態に有効である[2]．8 研究 294 例のメタ解析でのフェニトインの有効率は 50.2％（95％CI 43.2～66.1％）であった[3]．フェニトインは[4,5]，効果発現まで約 20 分を要するため，即効性のジアゼパムの直後にフェニトインを静注する．

ただし，フェニトインを使用する場合は以下のことに注意が必要である．フェニトイン静注液は比較的大きな血管に希釈せずに投与する．心循環系障害（主に低血圧，不整脈）による心不全を起こしやすいため，血圧・脈拍・心電図をモニターしながら，緩徐に投与する．また，血管痛，血管障害によるパープル・グローブ症候群が 5.9％発生し[1]，血管外漏出により壊死を起こす．特に小児においては十分に注意を払う必要がある．

文献

1) Thomson A. Fosphenytoin for the treatment of status epilepticus：an evidence-based assessment of its clinical and economic outcomes. Core Evid. 2005；1（1）：65-75.
2) Shorvon S, Walker M. Status epilepticus in idiopathic generalized epilepsy. Epilepsia. 2005；46（Suppl 9）：73-79.
3) Yasiry Z, Shorvon SD. The relative effectiveness of five antiepileptic drugs in treatment of benzodiazepine-resistant convulsive status epilepticus：a meta-analysis of published studies. Seizure. 2014；23（3）：167-174.
4) Treiman DM, Meyers PD, Walton NY, et al. A comparison of four treatments for generalized convulsive status Epilepticus. N Engl J Med. 1998；339（12）：792-798.
5) Lowenstein DH. The management of refractory status epilepticus：an update. Epilepsia. 2006；47（Suppl 1）：35-40.

検索式・参考にした二次資料

PubMed 検索:2008 年 9 月 21 日
Status Epilepticus AND ("Diazepam" OR "Phenytoin" OR "Midazolam" OR "Propofol")=357 件

PubMed 追加検索:2015 年 6 月 26 日
("Status Epilepticus"[Mesh]) AND "Phenytoin/therapeutic use"[Mesh]=56 件

医中誌ではエビデンスとなる文献は見つからなかった.

CQ 8-2-④ てんかん重積状態におけるフェノバルビタール静注の効果はどうか

要約
フェノバルビタールの静注は第2段階の治療薬として有効である．

解説

　ジアゼパムとフェニトインの組み合わせとフェノバルビタールとの前向き無作為比較オープン試験では，後者のほうが，けいれんの持続時間，効果発現時間（平均5.5分）のすべてにおいて若干勝っており，副作用には差がなかった[1]．別の二重盲検比較試験では両群の発作抑制に有意差はなかった[2]．メタ解析では2研究43発作の有効性は73.6%（95%CI 58.3〜84.8%）であった[3]．ジアゼパム静注の後フェノバルビタールを静注する[4]，あるいは，ジアゼパムとフェニトインの組み合わせで発作が抑制できないとき，フェノバルビタールを使う[5]．ジアゼパムの後にフェノバルビタールを使う場合，呼吸抑制の頻度が高くなる．

文献

1) Shaner DM, McCurdy SA, Herring MO, et al. Treatment of status epilepticus: a prospective comparison of diazepam and phenytoin versus phenobarbital and optional phenytoin. Neurology. 1988；38(2)：202-207.
2) Treiman DM, Meyers PD, Walton NY et al. A comparison of four treatments for generalized convulsive status Epilepticus. Veterans Affairs Status Epilepticus Cooperative Study Group. N Engl J Med. 1998；339(12)：792-798.
3) Yasiry Z, Shorvon SD. The relative effectiveness of five antiepileptic drugs in treatment of benzodiazepine-resistant convulsive status epilepticus: a meta-analysis of published studies. Seizure. 2014；23(3)：167-174.
4) Scottish intercollegiate guidelines network. Diagnosis and management of epilepsy in adults. A national clinical guideline. April 2003.
5) Treatment of convulsive status epilepticus. Recommendations of the Epilepsy Foundation of America's Working Group on Status Epilepticus. JAMA. 1993；270(7)：854-859.

検索式・参考にした二次資料

PubMed検索：2008年9月21日
Status Epilepticus AND ("Diazepam" OR "Phenytoin" OR "Midazolam" OR "Propofol")＝357件

PubMed追加検索：2015年6月26日
("Status Epilepticus" [Mesh]) AND "Phenobarbital/therapeutic use" [Mesh]＝18件

医中誌ではエビデンスとなる文献は見つからなかった．

CQ 8-2-⑤
てんかん重積状態におけるミダゾラムの効果はどうか

要約
ミダゾラムは第1段階，第2段階の治療薬，あるいは全身麻酔薬として有効である．

解説

　ミダゾラムはてんかん重積状態に，第1段階，第2段階の治療薬，あるいは全身麻酔薬として使用できる[1,2]．ミダゾラムはベンゾジアゼピン系薬剤で，即効性があり，抗けいれん作用も強力である．静脈確保ができない場合，ミダゾラムの鼻腔・口腔内あるいは筋注投与が可能である[3]．ジアゼパムの静注に代わり，ミダゾラムの静注ないし持続点滴という選択肢がある[1]．ミダゾラムは点滴静注が可能で，呼吸抑制や循環障害も起こしにくい．また，半減期が短いため，無効の場合は時間を浪費することなく，他の薬剤（バルビツール系薬剤などによる全身麻酔）に切り替えることができる．

　コクランレビューによるメタ解析ではミダゾラム静注とジアゼパム静注との比較で有効性および副作用に有意差はなかった[4]．わが国の小児領域では，てんかん重積状態の第1段階の治療薬として使用されることもある[5]．また，非けいれん性てんかん重積状態で，ジアゼパムやフェニトインの無効例にも，有効性が報告されている[6]．

文献
1) Singhi S, Murthy A, Singhi P, et al. Continuous midazolam versus diazepam infusion for refractory convulsive status epilepticus. J Child Neurol. 2002；17(2)：106-110.
2) Claassen J, Hirsch LJ, Emerson RG, et al. Treatment of refractory Status epilepticus with pentobarbital, propofol, or midazolam：a systematic review. Epilepsia. 2002；43(2)：146-153.
3) McMullan J, Sasson C, Pancioli A, et al. Midazolam versus diazepam for the treatment of status epilepticus in children and young adults：a meta-analysis. Acad Emerg Med. 2010；17(6)：575-582.
4) Prasad M, Krishnan PR, Sequeira R, et al. Anticonvulsant therapy for status epilepticus. Cochrane Database Syst Rev. 2014；(9)：CD003723.
5) 大澤真木子．けいれん重積の治療．脳と発達．2007；39(3)：185-192.
6) Claassen J, Hirsch LJ, Emerson RG, et al. Continuous EEG monitoring and midazolam infusion for refractory nonconvulsive status epilepticus. Neurology. 2001；57(6)：1036-1042.

検索式・参考にした二次資料

PubMed 検索：2008年9月21日
Status Epilepticus AND ("Diazepam" OR "Phenytoin" OR "Midazolam" OR "Propofol") = 357件

PubMed 追加検索：2015年6月26日
("Status Epilepticus" [Mesh]) AND "Midazolam/therapeutic use" [Mesh] = 41件

医中誌ではエビデンスとなる文献は見つからなかった．

CQ 8-2-⑥ てんかん重積状態におけるレベチラセタム静注の効果はどうか

要約

レベチラセタムの静注は第2段階の治療薬として有効である．しかし，わが国では保険適用外である．

解説

レベチラセタムは他の抗てんかん薬と異なる作用機序をもつ薬剤である[1]．即効性があり，呼吸抑制や循環動態に対する副作用が少なく[1-3]，また薬剤相互作用も少ない[1]．

フェニトイン静注[4]およびロラゼパム静注[5]との比較研究では同等の有効性であると報告されている．系統的レビューによると，後ろ向き7研究141例の有効率は52～94%，前向き3研究100例の有効率は44～75%であり[2]，8研究204例のメタ解析での有効率は68.5%であった[3]．

文献

1) Deshpande LS, Delorenzo RJ. Mechanisms of levetiracetam in the control of status epilepticus and epilepsy. Front Neurol. 2014；5：11.
2) Zelano J, Kumlien E. Levetiracetam as alternative stage two antiepileptic drug in status epilepticus：a systematic review. Seizure. 2012；21(4)：233-236.
3) Yasiry Z, Shorvon SD. The relative effectiveness of five antiepileptic drugs in treatment of benzodiazepine-resistant convulsive status epilepticus：a meta-analysis of published studies. Seizure. 2014；23(3)：167-174.
4) Alvarez V, Januel JM, Burnand B, et al. Second-line status epilepticus treatment：comparison of phenytoin, valproate, and levetiracetam. Epilepsia. 2011；52(7)：1292-1296.
5) Misra UK, Kalita J, Maurya PK. Levetiracetam versus lorazepam in status epilepticus：a randomized, open labeled pilot study. J Neurol. 2012；259(4)：645-648.

検索式・参考にした二次資料

PubMed検索：2015年12月14日
("Status Epilepticus" [Mesh]) AND "levetiracetam/therapeutic use" [Mesh] ＝193件

医中誌ではエビデンスとなる文献は見つからなかった．

CQ 8-3
難治てんかん重積状態における全身麻酔療法の効果はどうか

要約

難治てんかん重積状態にはできるだけ早く全身麻酔療法を行う．全身麻酔には，ミダゾラム，プロポフォール，チオペンタール，チアミラールが使用できる．

解説

　難治てんかん重積状態とは，第1段階（ジアゼパムなど）および第2段階治療薬（ホスフェニトインなど）で抑制されないてんかん重積状態と定義される．

　てんかん重積状態のうち，31～43％が難治になると報告されている[1]．第1段階および第2段階治療薬で発作が抑制されない場合，早急に全身麻酔療法を施す必要がある．けいれん性てんかん重積状態が30分以上続くと，脳に不可逆的な変化が起きると報告されていることから，約30分で全身麻酔に移るのが合理的である．しかし，このタイミングだけでなく，どの全身麻酔薬を，どの程度の麻酔の深度で，どれくらいの長さ使用するか，についてのエビデンスの高い報告はなく，明確な基準はない[2]．

　全身麻酔には，ミダゾラム（85頁CQ8-2-⑤参照），プロポフォール，バルビツール系薬剤が使われている．

　プロポフォールは，抗てんかん作用が強く，多くの患者に有効である．しかも即効性で半減期も短いので，他の麻酔薬に切り替えるときにも時間の無駄がない．致死的な副作用が報告されているが，5 mg/kg/時を超えず[3]，48時間以内に終了するならば[2]，その可能性は低い．しかし小児については禁忌である．

　バルビツール系薬剤には，チオペンタール，チアミラールがある．チオペンタール[4]は，効果発現は速いが，中止した後の覚醒に時間を要する．また麻酔中の副作用（低血圧，感染症など）の頻度が高い．チアミラールについてはチオペンタールに準じる．

　けいれん発作を抑制するという意味では，チオペンタールがプロポフォールやミダゾラムに勝っているが，これらの麻酔薬と疾患予後との関係はみられなかった[4]．コクランレビューのメタ解析では，1研究24例の単盲検試験のみで，チオペンタールとプロポフォールの有効性の差は明確ではなかった[5]．

文献

1) Rossetti AO, Logroscino G, Bromfield EB. Refractory status epilepticus：effect of treatment aggressiveness on prognosis. Arch Neurol. 2005；62(11)：1698-1702.
2) Rossetti AO. Which anesthetic should be used in the treatment of refractory status epilepticus? Epilepsia. 2007；48(Suppl 8)：52-55.

3) van Gestel JP, Blussé van Oud-Alblas HJ, Malingre M, et al. Propofol and thiopental for refractory status epilepticus in children. Neurology. 2005；65(4)：591-592.
4) Parviainen I, Kälviäinen R, Ruokonen E. Propofol and barbiturates for the anesthesia of refractory convulsive status epilepticus：pros and cons. Neurol Res. 2007；29(7)：667-671.
5) Prabhakar H, Kalaivani M. Propofol versus thiopental sodium for the treatment of refractory status epilepticus. Cochrane Database Syst Rev. 2015；(6)：CD009202.

検索式・参考にした二次資料

PubMed 検索：2008 年 9 月 9 日
Status Epilepticus AND (general anesthesia)＝48 件

PubMed 追加検索：2015 年 6 月 26 日
("Status Epilepticus" [Mesh]) AND (("Anesthesia, General" [Mesh]) OR "general anesthesia" [TIAB])＝9 件

医中誌ではエビデンスとなる文献は見つからなかった．

CQ 8-4
てんかん重積状態における脳波モニターの意義はあるか

要約
てんかん重積状態で脳波モニターは有用である．

解説

　てんかん重積状態が疑われる場合は，治療と並行して，脳波を記録する．脳波検査は，①心因性非てんかん発作（psychogenic nonepileptic seizure：PNES）などの非てんかん発作との鑑別，②全般発作と部分発作の鑑別，③非けいれん性てんかん重積状態（nonconvulsive status epilepticus：NCSE）の診断，④脳機能の判断，⑤予後の推定，に有用である．

　PNESは詐病とは違い，失禁，自傷だけでなく，どんな症状でも起こし得て，人工呼吸器を装着した例も経験する[1,2]．確定診断のために発作中ないし直後の脳波記録が有用である．PNESが疑われる場合，治療と並行して可能な限り脳波を記録する（144頁第14章参照）．

　治療判定のためには，臨床的な発作だけではなく，脳波上のてんかん性放電の消失を確認する．見た目には発作が抑制されるが，麻酔を中止した後には48％がsubtle convulsion（微細なけいれん）や脳波上のみのelectrical status（てんかん放電重積状態）に移行していたとの報告がある[3]．

　全身麻酔にて，麻酔深度を深くし，脳波で平坦脳波（flat EEG）[3,4]や群発・抑圧交代（burst-suppression）[5]を維持したほうがてんかん重積状態の予後がよいとする報告は多い．

　持続脳波モニタリングはNCSEの診断[6,7]に有用で，6時間以上の記録により，NCSEの82％が検出可能であった[8]（保険適用外）．また，後頭部優位の背景波が臨床的予後に関連しているとの報告がある[9]．

文献
1) Meierkord H, Will B, Fish D, et al. The clinical features and prognosis of pseudoseizures diagnosed using video-EEG telemetry. Neurology. 1991；41(10)：1643-1646.
2) Holtkamp M, Othman J, Buchheim K, et al. Diagnosis of psychogenic nonepileptic status epilepticus in the emergency setting. Neurology. 2006；66(11)：1727-1729.
3) DeLorenzo RJ, Waterhouse EJ, Towne AR, et al. Persistent nonconvulsive status epilepticus after the control of convulsive status epilepticus. Epilepsia. 1998；39(8)：833-840.
4) Krishnamurthy KB, Drislane FW. Depth of EEG suppression and outcome in barbiturate anesthetic treatment for refractory status epilepticus. Epilepsia. 1999；40(6)：759-762.
5) Shorvon S, Baulac M, Cross H, et al. The drug treatment of status epilepticus in Europe：consensus document from a workshop at the first London Colloquium on Status Epilepticus. Epilepsia. 2008；49(7)：1277-1285.
6) Claassen J, Taccone FS, Horn P, et al. Recommendations on the use of EEG monitoring in critically ill patients：consensus statement from the neurointensive care section of the ESICM. Intensive Care Med. 2013；39(8)：1337-1351.
7) Sutter R, Kaplan PW. Electroencephalographic criteria for nonconvulsive status epilepticus：synopsis and comprehensive survey. Epilepsia. 2012；53(Suppl 3)：1-51.
8) Claassen J, Mayer SA, Kowalski RG, et al. Detection of electrographic seizures with continuous EEG monitoring in critically ill patients. Neurology. 2004；62(10)：1743-1748.

9) Alvarez V, Drislane FW, Westover MB, et al. Characteristics and role in outcome prediction of continuous EEG after status epilepticus：A prospective observational cohort. Epilepsia. 2015；56(6)：933-941.

検索式・参考にした二次資料

PubMed 検索：2008 年 9 月 7 日
Status Epilepticus AND "Electroencephalography" = 178 件

PubMed 追加検索：2015 年 6 月 29 日
((Status Epilepticus［majr］) AND "Electroencephalography"［Mesh］) AND (("Monitoring, Physiologic"［Mesh］) OR monitor*) = 89 件

医中誌ではエビデンスとなる文献は見つからなかった．

第 9 章　てんかん外科治療

CQ 9-1
外科治療が有効なてんかん（症候群）にはどのようなものがあるか

> **要約**
>
> 外科治療可能なてんかんとして次の5つのてんかん（症候群）がある．①内側側頭葉てんかん，②器質病変が検出された部分てんかん，③器質病変を認めない部分てんかん，④片側半球の広範な病変による部分てんかん，⑤脱力発作をもつ難治てんかん．

解説

　てんかん原性脳領域が検査で診断可能であり，かつその領域を切除しても後遺症がないか受容可能な範囲の後遺症が考えられる場合は，外科的切除の対象となる．外科治療可能なてんかん（surgically remediable syndromes）として上記5つのてんかん症候群がある[1]．①内側側頭葉てんかん（mesial temporal lobe epilepsy：MTLE），特に海馬硬化症（hippocampal sclerosis：HS）を有するMTLE-HSは独立した症候群として最もよい外科治療の適応と考えられ，有意な発作消失が見込まれる[2-4]．②部分てんかんにおいて病変が画像検査で認められ，病変が切除可能な場合はてんかん治療としての手術を考慮する．視床下部過誤腫による笑い発作は熱凝固手術が有効である[5]．③MRIで病変が診断できない場合でも，脳波および機能画像でてんかん原性領域が診断できる場合は手術治療の対象となることがある．④片側半球の広範な病変による部分てんかんが含まれるが，乳幼児期に発症して薬剤抵抗性で精神運動発達の停滞や退行が惹起されることから，早期の外科治療が推奨されている[6]．⑤脱力発作には脳梁離断術が有効である．

文献

1) Engel J Jr, Cascino GD, Shields WD. Surgically remediable syndromes. In：Engel J Jr, Pedley TA, eds. Epilepsy：A Comprehensive Textbook, 2nd ed. Philadelphia；Wolters Kluwer/Lippincott Williams & Wilkins；2007. p.1761-1769.
2) Wieser HG；ILAE Commission on Neurosurgery of Epilepsy. ILAE Commission Report. Mesial temporal lobe epilepsy with hippocampal sclerosis. Epilepsia. 2004；45(6)：695-714.
3) Wiebe S, Blume WT, Girvin JP, et al；Effectiveness and Efficiency of Surgery for Temporal Lobe Epilepsy Study Group. A randomized, controlled trial of surgery for temporal-lobe epilepsy. N Engl J Med. 2001；345(5)：311-318.
4) Téllez-Zenteno JF, Dhar R, Wiebe S. Long-term seizure outcomes following epilepsy surgery：a systematic review and meta-analysis. Brain. 2005；128(Pt 5)：1188-1198.
5) Kameyama S, Shirozu H, Masuda H, et al. MRI-guided stereotactic radiofrequency thermocoagulation for 100 hypothalamic hamartomas. J Neurosurg. 2016；124(5)：1503-1512.
6) González-Martínez JA, Gupta A, Kotagal P, et al. Hemispherectomy for catastrophic epilepsy in infants. Epilepsia. 2005；46(9)：1518-1525.

CQ 9-2 薬剤抵抗性側頭葉てんかんに対して側頭葉切除術は有効か

要約

薬剤抵抗性側頭葉てんかんに対する側頭葉切除術の有効性と安全性は確立されており，日常生活の支障となる複雑部分発作がある場合には考慮されるべき治療法である．MRIで限局性の側頭葉病変を認める場合には特に有効性が高い．

解説

側頭葉てんかんに対する手術治療の成績は1990年代から世界の主要なてんかんセンターのデータが集積し[1]，2001年には薬剤治療に対する優位性が無作為化比較試験（randomized controlled trial：RCT）で示された[2]．2003年には，米国神経学会・米国てんかん学会・米国脳神経外科学会が「二次性全般化発作の有無にかかわらず，日常生活の支障となる複雑部分発作があり，適切な抗てんかん薬が無効な場合，てんかん外科専門施設への紹介が考慮されるべきである」との治療指針を発表した[3]．

手術により日常生活の支障となる発作が消失する患者は，側頭葉に関連する限局性MRI病変が存在すれば60〜80%，存在しなければ約50%である[4]．てんかんに関連する限局性病変とは，海馬硬化症のほか，ganglioglioma，dysembryoplatsic neuroepithelial tumor，diffuse astrocytomaなどの良性腫瘍，海綿状血管奇形，大脳皮質形成異常などをいう．

術後の合併症には，言語障害，記憶障害，片麻痺，視野障害などがありうるが，その発生率は低い[5]．側頭葉内側切除に伴う記憶障害は，言語優位側で海馬萎縮がない場合はさまざまな程度で言語性記銘力の低下が発生しうるが，海馬萎縮があり術前記銘力が平均以下の場合は術後も不変である[3]．

薬剤抵抗性側頭葉てんかんに対する側頭葉切除術は高い有効性と安全性が示され，確立した治療法となったが，診断から外科治療まで平均10年以上を要している．これを問題視した米国のてんかん学者らはRCTを行い，適切な抗てんかん薬2剤が無効だった場合，年余を待たずに早期に外科治療を行うことを推奨した[6]．

外科治療と内科治療の比較は，盲検化が不可能で評価バイアスが避けられないため，エビデンスの確実性は低くなるという本質的限界を内包する（174頁，システマティック・レビューの項参照）．また，外科治療が明らかに有効と信じられている場合，無作為化には倫理的問題がつきまとい，さらに被験者が集まりにくく試験の成立が困難である．実際，Engelらの無作為化試験は早期に打ち切られている[6]．特に長期成績に関する比較試験の実施は困難で比較試験は存在しない．シリーズ報告では，術後の発作再発率は年間数%であり，10年後の発作消失率は約50%である[7]．

術式については，古典的な標準的前側頭葉切除のほか，さまざまな側頭葉内側へのアプロー

チ法が提唱されてきた．選択的海馬扁桃体切除術と前側頭葉切除術では，後者のほうが発作転帰は良好である[8,9]．術後認知機能における選択的切除の優位性はこれまでのところ示されていない．ほかにも海馬多切術，Laser ablation，海馬の電気刺激療法など術後記銘力障害の高リスク患者に対する新たな治療法が提唱されており，評価が待たれる．

文献

1) McIntosh AM, Wilson SJ, Berkovic SF. Seizure outcome after temporal lobectomy：current research practice and findings. Epilepsia. 2001；42(10)：1288-1307.
2) Wiebe S, Blume WT, Girvin JP, et al. A randomized, controlled trial of surgery for temporal-lobe epilepsy. N Engl J Med. 2001；345(5)：311-318.
3) Engel J Jr, Wiebe S, French J, et al. Practice parameter：temporal lobe and localized neocortical resections for epilepsy：report of the Quality Standards Subcommittee of the American Academy of Neurology, in association with the American Epilepsy Society and the American Association of Neurological Surgeons. Neurology. 2003；60(4)：538-547.
4) Téllez-Zenteno JF, Hernández Ronquillo L, Moien-Afshari F, et al. Surgical outcomes in lesional and non-lesional epilepsy：a systematic review and meta-analysis. Epilepsy Res. 2010；89(2-3)：310-318.
5) Hader WJ, Tellez-Zenteno J, Metcalfe A, et al. Complications of epilepsy surgery：a systematic review of focal surgical resections and invasive EEG monitoring. Epilepsia. 2013；54(5)：840-847.
6) Engel J Jr, McDermott MP, Wiebe S, et al. Early surgical therapy for drug-resistant temporal lobe epilepsy：a randomized trial. JAMA. 2012；307(9)：922-930.
7) de Tisi J, Bell GS, Peacock JL, et al. The long-term outcome of adult epilepsy surgery, patterns of seizure remission, and relapse：a cohort study. Lancet. 2011；378(9800)：1388-1395.
8) Hu WH, Zhang C, Zhang K, et al. Selective amygdalohippocampectomy versus anterior temporal lobectomy in the management of mesial temporal lobe epilepsy：a meta-analysis of comparative studies. J Neurosurg. 2013；119(5)：1089-1097.
9) Josephson CB, Dykeman J, Fiest KM, et al. Systematic review and meta-analysis of standard vs selective temporal lobe epilepsy surgery. Neurology. 2013；80(18)：1669-1676.

CQ 9-2
薬剤抵抗性側頭葉てんかんにおいて側頭葉切除術を薬物療法に加えて行うべきか

推奨

薬剤抵抗性側頭葉てんかんにおいて側頭葉切除術を薬物療法に加えて行うことを提案する（GRADE 2D，推奨の強さ「弱い推奨」/エビデンスの確実性「非常に低」）．
● 付帯事項：GRADE では，エビデンスの確実性が「非常に低」である場合，原則として「強い推奨」とすることはできない．側頭葉切除術は期待される効果が大きく，重篤な有害事象の頻度も低いことから，パネル会議ではほぼ全員が「強い推奨」とする意見であったが，GRADE システムによる制約のため「弱い推奨」とした．

1. 背景，この問題の優先度

薬剤抵抗性てんかんでは，新たに薬剤を追加しても効果は限定的である．側頭葉切除術は，侵襲的ではあるが，発作の消失が期待できる治療である．

2. 解説
エビデンスの要約

薬剤抵抗性てんかんを対象として側頭葉切除術の有効性を検討したランダム化比較試験（randomized controlled trial：RCT）は，2件（計118人）[1,2]あった．

発作の消失に関して，相対リスク 20.57（95%信頼区間 4.24～99.85），NNT（number needed to treat の略で，1人のアウトカムを達成するために何名が治療を受ける必要があるかという指標）4と，側頭葉切除術群が有意に優れていた．2件の RCT とも，抗てんかん薬の減薬には言及されていなかった．死亡は両群で差はなかった．

手術合併症は，相対リスク 12.33（95%信頼区間 1.67～90.89）と側頭葉切除術群で多かった．死亡，記憶障害，精神症状は両群で有意差はなかった．生活の質（quality of life：QOL）の改善は，側頭葉切除術群で優れていた．

3. パネル会議
3-1. アウトカム全般に関するエビデンスの質はどうか

介入のマスキングが不可能であったため，集まった研究のバイアスのリスクは全体的に高く，死亡に関しては not serious としたが，それ以外のアウトカムについては1段階グレードダウンし serious とした．結果の非一貫性と非直接性には問題なく not serious とした．不精確さはいずれの検討においても信頼区間が臨床判断閾値をまたぐものが多く，1段階もしくは2段階グレードダウンした．出版バイアスは研究数が少なく判断できなかった．このため，各アウトカムのエビデンスの確実性は，発作の消失，死亡，手術合併症，QOL の改善が「低」，記憶障害，精神症状が「非常に低」であり，全体的なエビデンスの確実性は，「D（非常に低）」

だった．

※手術療法は，対照群の盲検化が困難であるため，一般的にエビデンスの確実性は低くなる．

3-2. 利益と害のバランスはどうか

側頭葉切除術により発作の消失が期待できる．RCTでは示されていないが，それに伴い抗てんかん薬が減薬できる可能性がある．重篤な有害事象の頻度は低く，側頭葉切除術によって被る害は利益と比較すると小さいと考えられる．

3-3. 患者の価値観や好みはどうか

侵襲的である手術療法に抵抗がある患者はいるかもしれないが，発作の消失というそれを上回る効果が期待できるため，おそらく価値に重要な不確実性や多様性はない．

3-4. 正味の利益とコストや資源のバランスはどうか

顕微鏡使用によるてんかん手術（側頭葉切除術を含む）の保険点数は131,630点（2018年1月11日現在）である．手術は全身麻酔であり，また脳神経外科医が必要である．

しかし，抗てんかん薬の減薬，発作減少に伴う入院の減少，より積極的な社会活動が可能になることなどを通じ，長期的には節約につながると予想される．このため，コストに関しては無視できる程度と考えられる．

3-5. 推奨のグレーディング

パネル会議での話し合いでは，側頭葉切除術は発作消失を期待できる治療法であり，総合的には手術に関するコストは無視できる程度とされた．有害事象のリスクを考慮しても，行うことが支持される．

パネル会議では推奨度を「強い推奨」とする意見が強かった．しかし，GRADEではエビデンスの確実性が「非常に低」である場合，原則として「強い推奨」とすることはできない．そのため，最終的に「弱い推奨」とした．

4. 関連する他の診療ガイドラインの記載

本邦では，日本てんかん学会から2008年に「てんかん外科の適応に関するガイドライン」[3]，2010年に「内側側頭葉てんかんの診断と手術適応に関するガイドライン」[4] が公表されている．

「てんかん外科の適応に関するガイドライン」では，「内側側頭葉てんかんと限局した器質病変による症例，あるいは一側半球の広範な病変による症例では，手術成績が優れているので，早期から外科治療を視野に入れて診療し，手術のタイミングを逃さないこと」とし，適切なタイミングでの内側側頭葉てんかんへの手術療法を推奨している．「内側側頭葉てんかんの診断と手術適応に関するガイドライン」でも，「患者の選択はてんかん外科の治療適応ガイドラインに準ずるものとする」とし，それを踏襲している．

海外では，2003年に米国神経学会，米国てんかん学会，米国脳神経外科学会の小委員会から診療指針[5] が公表されている．そこでは「薬物抵抗性てんかんでは，てんかん手術の専門施設に紹介することを考慮すべき」とされ，「患者が側頭葉前内側切除術の基準を満たし，手術のリスクと利益を受け入れる場合，薬物療法の継続ではなく，手術が勧められるべきである」とされている．

5. 治療のモニタリングと評価

　周術期の治療のモニタリング，評価は脳神経外科医が行うのが一般的である．その時期を過ぎた後は必ずしも脳神経外科医が行う必要はないが，患者に対するフォロー，支援は必要である．

6. 今後の研究の可能性

　記憶温存，低侵襲の術式の開発について研究の余地がある．また，2件のRCTの観察期間はそれぞれ1年間[1]，2年間[2]であり，より長期間での手術成績，有害事象についてのデータにも関心が集まるところである．

7. 本CQで対象としたRCT論文

Wiebe 2001[1]，Engel 2012[2]

8. 資料一覧　後出

資料　CQ9-2-01　フローダイアグラムと文献検索式
資料　CQ9-2-02　Risk of bias サマリー
資料　CQ9-2-03　Risk of bias グラフ
資料　CQ9-2-04　Forest plot
資料　CQ9-2-05　Summary of findings（SoF）テーブル
資料　CQ9-2-06　Evidence-to-Decision テーブル

▌文献

1) Wiebe S, Blume WT, Girvin JP, et al. A randomized, controlled trial of surgery for temporal-lobe epilepsy. N Engl J Med. 2001；345(5)：311-318.
2) Engel J Jr, McDermott MP, Wiebe, et al. Early surgical therapy for drug-resistant temporal lobe epilepsy：a randomized trial. JAMA. 2012；307(9)：922-930.
3) 三原忠紘，藤原建樹，池田昭夫，他．てんかん外科の適応に関するガイドライン．てんかん研．2008；26(1)：114-118.
4) 渡辺英寿，藤原建樹，池田昭夫，他．内側側頭葉てんかんの診断と手術適応に関するガイドライン．てんかん研．2006；27(3)：412-416.
5) Engel J Jr, Wiebe S, French J, et al. Practice parameter：temporal lobe and localized neocortical resections for epilepsy：report of the Quality Standards Subcommittee of the American Academy of Neurology, in association with the American Epilepsy Society and the American Association of Neurological Surgeons. Neurology. 2003；60(4)：538-547.

CQ 9-3
術前検査における慢性頭蓋内脳波(長期継続頭蓋内脳波検査)の適応はなにか

> **要約**
>
> てんかん外科術前検査としての慢性頭蓋内脳波の適応については明確な基準は存在しない.下記のコンセンサスが存在するが,他の術前検査の進歩と普及によって変化する可能性がある.

解説

　慢性頭蓋内脳波記録の適応については明確な基準が存在しないが,50年以上前からてんかん焦点や切除範囲決定のためのゴールドスタンダードとされてきた[1].

　今日におけるコンセンサスは,①MRIで限局性病変を欠くが,発作症候やその他の非侵襲的検査（PETやMEGなど）によって部分てんかんと診断された場合,②MRIで限局性病変を有するが,その他の非侵襲的検査による焦点と一致しない場合や非侵襲的検査で複数の焦点が示唆された場合,③MRIでの限局性病変の有無にかかわらず,機能領域近傍の焦点に対して,高解像度の焦点局在診断や脳機能マッピングが必要な場合,などである[1,2].

　一側の海馬硬化症に伴う内側側頭葉てんかんや新皮質の限局性病変に伴う部分てんかんで非侵襲的検査の結果が一致する場合には,慢性頭蓋内脳波を省略することが多い.また,広範囲の定型的切除術（大脳半球離断術を含む）では省略することが多い（特に小児）.さらに全般発作に対する脳梁離断術の術前には通常行わない.

　頭蓋内電極には,脳表に留置する硬膜下電極と脳に刺入する脳深部電極がある.前者は開頭により,後者は定位的手法により電極を留置する.両者の優劣は定まっておらず,必要に応じて両者の併用も行われる[3].

　必要な電極留置期間も定まっていないが,通常1〜4週間とする施設が多い.十分な検査には通常2週間以上を要するが,留置期間が長くなれば創部または頭蓋内感染の発生率が増加すると考えられている.慢性頭蓋内脳波の合併症は感染,髄液漏,局所神経症候などで,その発生率は8.3%（3か月以内に治癒するものが7.7%,それ以上遷延するものは0.6%）である[4].

　頭蓋内脳波の解析には従来の視認法に加えて,より広い周波数帯域を対象に信号処理を加える解析法がある.脳機能マッピングにも古典的な電気刺激法に加えて,課題負荷時の高周波活動賦活領域で同定する方法がある.しかしこれらの新しい解析法の優位性は確立されていない[5,6].

文献

1) Nair DR, Burgess R, McIntyre CC, et al. Chronic subdural electrodes in the management of epilepsy. Clin Neurophysiol.

2008 ; 119(1) : 11-28.
2) Wetjen NM, Marsh WR, Meyer FB, et al. Intracranial electroencephalography seizure onset patterns and surgical outcomes in nonlesional extratemporal epilepsy. J Neurosurg. 2009 ; 110(6) : 1147-1152.
3) Taussig D, Montavont A, Isnard J. Invasive EEG explorations. Neurophysiol Clin. 2015 ; 45(1) : 113-119.
4) Hader WJ, Tellez-Zenteno J, Metcalfe A, et al. Complications of epilepsy surgery : a systematic review of focal surgical resections and invasive EEG monitoring. Epilepsia. 2013 ; 54(5) : 840-847.
5) Gloss D, Nolan SJ, Staba R. The role of high-frequency oscillations in epilepsy surgery planning. Cochrane Database Syst Rev. 2014 ;(1): CD010235.
6) Ryvlin P, Cross JH, Rheims S. Epilepsy surgery in children and adults. Lancet Neurol. 2014 ; 13(11) : 1114-1126.

CQ 9-4
外科治療検討のタイミングはどのように決めるか

> **要約**
>
> 適切に選択された2種類以上の抗てんかん薬で単独あるいは併用療法が行われても，発作が継続した一定期間抑制されないてんかんを薬剤治療抵抗性てんかんと分類し，外科治療適応を検討する．継続した一定期間とは，1年以上（もしくは治療前の発作間隔の3倍以上の期間）とされている．小児ではさらに早期の手術が考慮されるべきである．

解説

　国際抗てんかん連盟（ILAE）[1]は薬剤抵抗性てんかんの定義を「適切に選択された2種類以上の抗てんかん薬で単独あるいは併用療法が行われても継続した一定期間発作寛解が得られない場合」としている．継続した一定期間発作寛解とは，1年以上（もしくは治療前の発作間隔の3倍以上の期間）発作が再発しない場合である．成人では，薬剤治療抵抗性と判断されたら速やかに外科治療を考慮する．小児では，機能的にも生命的にもより早期の手術が望まれ，ILAEの脳外科委員会[2]も早期の手術を勧めている．外科治療は発作消失だけでなく，QOLの改善もめざしている．知的障害や精神障害は，外科適応の除外基準にならない．小児では，外科治療後に発作が消失すると精神運動発達が改善することが知られている（治療可能なてんかん性脳症 treatable epileptic encephalopathy[3]）．

文献

1) Kwan P, Arzimanoglou A, Berg AT, et al. Definition of drug resistant epilepsy：consensus proposal by the ad hoc Task Force of the ILAE Commission on Therapeutic Strategies. Epilepsia. 2010；51(6)：1069-1077.
2) Binnie CD, Polkey CE. Commission on Neurosurgery of the International League Against Epilepsy（ILAE）1993-1997：recommended standards. Epilepsia. 2000；41(10)：1346-1349.
3) Berkovic SF, Arzimanoglou A, Kuzniecky R, et al. Hypothalamic hamartoma and seizures：a treatable epileptic encephalopathy. Epilepsia. 2003；44(7)：969-973.

CQ 9-5
小児の薬剤抵抗性てんかんにおいても外科治療は有効か

要約

小児の薬剤抵抗性てんかんに対する外科治療の有効性を支持するハイグレードエビデンスは存在しないが，広く行われており，国際的に専門家によって推奨されている．小児のてんかん症候群は多様であり，コントロール不良のてんかん発作は認知的および行動的発達に悪影響を及ぼすおそれがあるので，専門施設において適切なタイミングで術前評価を行う．

解説

小児の薬剤抵抗性てんかんに対する外科治療の転帰は，成人よりも良好であり，特にMRIや病理で病変が存在する場合には良好である[1]．ただし，ハイグレードエビデンスは存在せず，国際抗てんかん連盟（ILAE）はコンセンサスによる推奨としている[2]．

小児のてんかん外科の特徴としては，多脳葉切除術や大脳半球切除術（大脳半球離断術を含む）が多いこと，病因として大脳皮質形成異常が多いことが挙げられる．限局性の大脳皮質形成異常では切除術による発作消失率が高い[3,4]．

小児のてんかん症候群は多様であり，コントロール不良のてんかん発作は認知的および行動的発達に悪影響を及ぼすおそれがあるので，専門施設において適切なタイミングで術前評価を行う[3]．手術による発作消失に伴い発達改善が得られる可能性があり，特に乳児の大脳半球切除後ではその報告が多い[4]．

なお，小児の限局性病変や大脳半球性病変に伴う重症てんかんでは，脳波が両側広汎なてんかん性異常を呈していても，良好な転帰が得られる可能性が知られている．

文献

1) Téllez-Zenteno JF, Hernández Ronquillo L, Moien-Afshari F, et al. Surgical outcomes in lesional and non-lesional epilepsy：a systematic review and meta-analysis. Epilepsy Res. 2010；89(2-3)：310-318.
2) Cross JH, Jayakar P, Nordli D, et al. Proposed criteria for referral and evaluation of children for epilepsy surgery：recommendations of the Subcommission for Pediatric Epilepsy Surgery. Epilepsia. 2006；47(6)：952-959.
3) Ryvlin P, Cross JH, Rheims S. Epilepsy surgery in children and adults. Lancet Neurol. 2014；13(11)：1114-1126.
4) Spencer S, Huh L. Outcomes of epilepsy surgery in adults and children. Lancet Neurol. 2008；7(6)：525-537.

CQ 9-6
てんかん外科手術後の精神症状のリスクはどの程度か

要約

①てんかん外科手術前に精神症状（不安，抑うつ，精神病など）の既往歴や家族歴がある例，術後に発作が残存する例などは，術後に精神症状が生じるリスクが高い．
②てんかん外科手術後に精神症状が生じる可能性があることをあらかじめ説明しておく．
③術後，半年～1年程度は精神症状の早期発見・早期治療のため，注意深い経過観察が必要である．

解説

外科治療を受けるすべての人は精神医学的評価を受けることが望ましい[1]．精神疾患の既往は，精神医学的介入が可能な環境であれば，手術禁忌とはならない．術後に新たに不安，抑うつ，精神病などの精神症状が生じる頻度は，適応障害などの軽度の状態を含めると1.1～18.2%になる[2]．術前の精神医学的合併症の悪化や再出現は術後1年までに多い．術後の定期的で綿密な精神医学的追跡が良好な転帰に結びつく．

てんかん外科手術後の不安，抑うつ，精神病などの精神症状発現のリスク要因は，術後の発作残存と術前の精神医学的家族歴・既往歴の存在である．側頭葉てんかん手術例でみると，術後新たにうつ病が発症する比率は4～18%で，術後3～12か月後に生じ，1～11か月間持続する．術後新たに不安障害が生じる比率は3～26%で，術後1か月目にピークを示す．術後新たに精神病が発症する比率は1.1%であり，精神病発病と術後発作抑制の程度や，切除半球の側方性は関連しない[3]．

術後に発作が消失した発作予後良好例においては精神症状も良好な転帰を示すことが多いが，まれに適応障害が生じることがある．てんかんがなくなることによってそれまで猶予されていたさまざまの社会的な責務を担わねばならなくなったことへの反応であるといった仮説"burden of normality"が提唱されている[4]．

治療は，通常の精神症状の治療と基本的に同じであるが，術前に精神症状のリスクを説明していない症例においては，術後に精神科医が参入することに患者・家族の反発や抵抗が大きいので，術前から治療チームに精神科医が参加しておくことが望ましい．

文献

1) Kerr MP, Mensah S, Besag F, et al. International consensus clinical practice statements for the treatment of neuropsychiatric conditions associated with epilepsy. Epilepsia. 2011；52(11)：2133-2138.
2) Macrodimitris S, Sherman EM, Forde S, et al. Psychiatric outcomes of epilepsy surgery：A systematic review. Epilepsia. 2011；52(5)：880-890.
3) Cleary RA, Baxendale SA, Thompson PJ, et al. Predicting and preventing psychopathology following temporal lobe epilepsy surgery. Epilepsy Behav. 2013；26(3)：322-334.
4) Ferguson SM, Rayport M. The adjustment to living without epilepsy. J Nerv Ment Dis. 1965；140：26-37.

■**検索式・参考にした二次資料**

検索式
epilepsy［majr］AND mental disorders［majr］AND therapy［sh］Filters: Clinical Trial; Meta-Analysis; Multicenter Study; Randomized Controlled Trial; Publication

PubMed = 86

第 10 章 てんかんの刺激療法

CQ 10-1
薬剤抵抗性てんかんで迷走神経刺激療法は有効か

要約

迷走神経刺激療法は，てんかんに対する非薬剤治療の1つで，植込型電気刺激装置によって左頸部迷走神経を間欠的に刺激し，薬剤抵抗性てんかん発作を減少，軽減する緩和的治療である．保険適用の治療法だが，施行には資格が必要である．

解説

薬剤抵抗性のてんかん発作があり，てんかんに対する開頭手術の適応にならない場合，もしくは開頭手術の効果が不十分だった場合，迷走神経刺激療法（vagus nerve stimulation：VNS）を補助的に緩和的治療として用いる．

VNS の有効性は，1990 年代に米国で行われた 2 件の RCT が最初の根拠とされる[1,2]．手術治療や植込手術を要する治療の RCT では対照群の設定が容易ではないが，この 2 件の RCT では対照群にシャム刺激（低レベル刺激）を用いた．シャム刺激群では治療群と同様に植込手術を行い，刺激は感知されるが，刺激効果はほとんどないと想定される程度の刺激を行うもの（active control group）である（表 1）．12 歳以上の薬剤抵抗性部分発作に対して，治療 3 か月での平均発作減少率は高レベル刺激群が 25～28％，低レベル刺激群が 6～15％であった（188

表 1｜VNS の RCT で用いられた刺激条件

	高レベル刺激		低レベル刺激	
	文献 1995	文献 1998	文献 1995	文献 1998
電流値（ミリアンペア）*	0.25～3.0	1.3**	0.25～2.75	1.2**
周波数（ヘルツ）	20～50	30	1 or 2	1
パルス幅（マイクロ秒）	500	500	130	130
オン時間（秒）	30～90	30	30	30
オフ時間（分）	5～10	5	60～180	180
マグネットモード	使用	使用	非使用	使用***

*：高レベル刺激では各患者で忍容できる最高値に設定し，低レベル刺激では各患者で感知できる最低値に設定した．
**：最終電流値の平均値．
***：マグネットモードでの電流値はゼロに設定した．
〔A randomized controlled trial of chronic vagus nerve stimulation for treatment of medically intractable seizures. Neurology. 1995；45(2)：224-230./Handforth A, DeGiorgio CM, Schachter SC, et al. Vagus nerve stimulation therapy for partial-onset seizures：a randomized active-control trial. Neurology. 1998；51(1)：48-55. より作成〕

頁，システマティック・レビューの項参照）．さらに，より実臨床に即した比較試験として，最適薬剤治療（BMT）と最適薬剤治療とVNSの併用（BMT+VNS）とのRCTが行われ，BMTにVNSを組み合わせることにより健康関連QOLが改善することが示された[3]．

VNSは長期継続によって効果が高まるが[4,5]，長期治療のRCTは倫理的問題があり，参加を希望する患者も限られるので成立しがたい．Ryvlinらの研究は当初2年計画で始まったが，患者が集まらず早期に終了した[3]．システマティック・レビューのアウトカム評価はこのような限界も踏まえて読み取る必要がある．長期効果については，2年間の治療継続による発作減少率が約50％，50％以上の発作減少を得られるレスポンダー率が約50％との報告が多い．

VNSの発作減少効果はRCT以外にもレジストリ研究やシリーズ研究など多くが報告されており[5,6]，薬剤抵抗性てんかんに対する緩和的治療としての位置付けは確立したものとなっている．日本には導入が遅れたが2010年から保険適用となった．

小児や全般発作に対する有効性の報告も多く[7,8]，日本では適用に際し，発作型や年齢の制限はない．しかし，RCTは行われていないため，小児や全般発作に対して使用する場合は慎重に適応を判断する．刺激治療に伴う副作用は，咳，嗄声，咽頭部不快感，嚥下障害などで，発現率は治療継続とともに減少する[2,3]．

てんかん発作の緩和効果のほかに，てんかん患者にみられる認知機能障害・情動障害などの随伴症状に対する有効性が報告されているが[9-11]，これらはてんかん発作に対して施行されたVNSを利用した研究であり，随伴症状に対する効果を主目的としたstudy designではないことに注意が必要である．

文献

1) A randomized controlled trial of chronic vagus nerve stimulation for treatment of medically intractable seizures. Neurology. 1995；45(2)：224-230.
2) Handforth A, DeGiorgio CM, Schachter SC, et al. Vagus nerve stimulation therapy for partial-onset seizures：a randomized active-control trial. Neurology. 1998；51(1)：48-55.
3) Ryvlin P, Gilliam FG, Nguyen DK, et al. The long-term effect of vagus nerve stimulation on quality of life in patients with pharmacoresistant focal epilepsy：the PuLsE (Open Prospective Randomized Long-term Effectiveness) trial. Epilepsia. 2014；55(6)：893-900.
4) Morris GL 3rd, Mueller WM. Long-term treatment with vagus nerve stimulation in patients with refractory epilepsy. The Vagus Nerve Stimulation Study Group E01-E05. Neurology. 1999；53(8)：1731-1735.
5) Elliott RE, Morsi A, Kalhorn SP, et al. Vagus nerve stimulation in 436 consecutive patients with treatment-resistant epilepsy：long-term outcomes and predictors of response. Epilepsy Behav. 2011；20(1)：57-63.
6) Elliott RE, Morsi A, Tanweer O, et al. Efficacy of vagus nerve stimulation over time：review of 65 consecutive patients with treatment-resistant epilepsy treated with VNS >10 years. Epilepsy Behav. 2011；20(3)：478-483.
7) Elliott RE, Rodgers SD, Bassani L, et al. Vagus nerve stimulation for children with treatment-resistant epilepsy：a consecutive series of 141 cases. J Neurosurg Pediatr. 2011；7(5)：491-500.
8) Orosz I, McCormick D, Zamponi N, et al. Vagus nerve stimulation for drug-resistant epilepsy：a European long-term study up to 24 months in 347 children. Epilepsia. 2014；55(10)：1576-1584.
9) Clark KB, Naritoku DK, Smith DC, et al. Enhanced recognition memory following vagus nerve stimulation in human subjects. Nat Neurosci. 1999；2(1)：94-98.
10) Elger G, Hoppe C, Falkai P, et al. Vagus nerve stimulation is associated with mood improvements in epilepsy patients. Epilepsy Res. 2000；42(2-3)：203-210.
11) Harden CL, Pulver MC, Ravdin LD, et al. A Pilot Study of Mood in Epilepsy Patients Treated with Vagus Nerve Stimulation. Epilepsy Behav. 2000；1(2)：93-99.

CQ 10-1
薬剤抵抗性てんかんにおいて迷走神経刺激療法(VNS)を薬物療法に加えて行うべきか

> **推奨**
>
> 薬剤抵抗性てんかんにおいて迷走神経刺激を薬物療法に加えて行うことを提案する（GRADE 2C, 推奨の強さ「弱い推奨」/エビデンスの確実性「低」）．
> ●付帯事項：迷走神経刺激は，原則的に根治的開頭手術の適応がない症例に考慮される．迷走神経刺激装置の植え込みは，植え込み実施施設で全身麻酔での手術が必要である．植え込み後は，植え込み実施施設ないし指導管理施設でのフォロー・アップが必要となる．

1. 背景, この問題の優先度

適切な2種類の抗てんかん薬を使用しても発作が抑制できない薬剤抵抗性てんかんでは，さらに薬剤を追加しても，効果は限定的である．迷走神経刺激は，抗てんかん薬に上乗せして，発作頻度を低下させる効果が期待されている．開頭での脳外科手術と比較すると発作抑制効果は低いが，低侵襲であり，根治的開頭手術の適応がない場合の治療オプションの1つとして選択されることがある．

2. 解説

エビデンスの要約

薬剤抵抗性てんかんを対象として迷走神経刺激の有効性を検討したランダム化比較試験（randomized controlled trial：RCT）は，1件[1]のみであった．そのため観察研究を用いることも検討したが，発作頻度低下や気分の変化といったアウトカムがプラセボ効果を受けやすいものであったため，1件のRCTを優先することとした．

効果について，発作頻度50%低下に対する相対リスクは1.34（95%信頼区間0.59〜3.04）であり，NNT（number needed to treatの略で，1人のアウトカムを達成するために何人が治療を受ける必要があるかという指標）は25であった．気分の変化については，評価スケールQOLIE-89（89-item Quality of Life in Epilepsy Inventory），CES-D（Centre for Epidemiologic studies Depression scale），NDDI-E（Neurological Disorders Depression Inventory in Epilepsy scale）において，介入群と対照群で有意差はなかった．気分の変化に関してCGI-I（Clinical Global Impression of Impression Important scale）という7段階の評価スケールでは唯一統計学的な有意差があったものの，その差は0.5（95%信頼区間0.99〜0.01）と効果は小さかった．重篤な有害事象について，介入群でのみみられた声帯麻痺，短時間の呼吸停止は一過性であり，後遺症を残さなかった．発声障害の有害事象は，介入群と対照群で有意差はなかった．

注意点として，選択されたRCTは，割り付けに対する患者の強い希望を反映して参加者が集まらず，スポンサーの意向により早期打ち切りとなったものであった．そのため，アウトカムの検出力が不足している可能性がある．

3. パネル会議
3-1. アウトカム全般に関するエビデンスの質はどうか
　集まった研究はバイアスのリスクが全体的に高く，すべてのアウトカムにおいてseriousと判定して1段階グレードダウンした．結果の非一貫性は研究が1件しかなかったのでグレードダウンしなかった．非直接性も問題なくnot seriousとした．不精確さはいずれの検討においても信頼区間が臨床判断閾値をまたぐものが多く，1段階または2段階グレードダウンすることにした．出版バイアスについては，研究が1件しかなかったため，グレードダウンしなかった．このため，各アウトカムのエビデンスの確実性は，発作頻度50％以下，重篤な有害事象，発声障害が「非常に低」，それ以外のアウトカムが「低」であり，全体的なエビデンスの確実性は，「非常に低」とした．

3-2. 利益と害のバランスはどうか
　RCTが1件しかなかったため，効果推定値の確実性が低く，利益と害のバランスを考えるのが困難であった．

3-3. 患者の価値観や好みはどうか
　個人個人で，アウトカムの重要度のおき方に違いがあり，おそらく多様性がある．発作頻度の低下を重視する患者もいれば，副作用のリスクを重視する患者もいることに留意する必要がある．

3-4. 正味の利益とコストや資源のバランスはどうか
　植え込み実施施設で，全身麻酔での手術となる．迷走神経刺激は保険適用となっており，植え込み術は24,350点，交換術は4,800点である（2018年1月11日現在）．また，バッテリー消費に伴うジェネレーターの交換が数年に一度必要であり，再手術を要する．難治性てんかんに対する効果とこれらを勘案し，中等度のコストと判断した．

3-5. 推奨のグレーディング
　パネル会議での話し合いでは，負担，コストについては中等度であり，ほかに治療の選択肢が多くないことを考えると，害や負担，コストを負っても効果を期待して行うことは妥当ということで，「薬剤抵抗性てんかんに対して，迷走神経刺激を行うことを提案する」とすることに全会一致で決定した．なお付加的な考慮事項として，パネル会議において，患者家族から「社会的な制約の克服の望みがある．何か方法があれば選択肢の1つにしてほしい」という意見が出された．

4. 関連する他の診療ガイドラインの記載
　本邦では，2012年に日本てんかん学会から「てんかんに対する迷走神経刺激療法の実施ガイドライン」[2]が公表され，「VNSは薬剤抵抗性てんかん発作に対して緩和効果がある．【推奨度A】」とされている．また，2013年には米国神経学会から「てんかん治療のための迷走神経刺激」[3]と題されたガイドライン・アップデートが公開され，迷走神経刺激が数年の時間経過とともに効果的になってくる可能性があることや，小児における効果〔50％を超える発作減少のアウトカム達成が55％（95％信頼区間50～59％）〕，小児では成人に比べて感染リスクが増すこと〔オッズ比3.4（95％信頼区間1.0～11.2）〕などが記載されている．

迷走神経刺激の適応は，国内外のガイドラインならびに国際てんかん連盟からの推奨において，原則的に根治的開頭手術の非適応例とされている[2-4]．

5. 治療のモニタリングと評価

迷走神経刺激の実施に際しては，刺激条件の調整，合併症への対応，機器トラブルへの対処ができる態勢が必要である．モニタリングと評価は，専門の医師ないしはその指導を受けた医師が専門的知識にもとづき行う．

6. 今後の研究の可能性

本 CQ で対象とした RCT は，バイアスのリスクが高く，より質の高い RCT が望まれる．また，どのような患者に効果があるのかといった good responder（反応良好者）の抽出や発作重積への効果に着目した研究も今後の研究課題である．

7. 本 CQ で対象とした RCT 論文

Ryvlin 2014[1]

8. 資料一覧　後出

資料 CQ10-1-01　フローダイアグラムと文献検索式
資料 CQ10-1-02　Risk of bias サマリー
資料 CQ10-1-03　Risk of bias グラフ
資料 CQ10-1-04　Forest plot
資料 CQ10-1-05　Summary of findings（SoF）テーブル
資料 CQ10-1-06　Evidence-to-Decision テーブル

文献

1) Ryvlin P, Gilliam FG, Nguyen DK, et al. The long-term effect of vagus nerve stimulation on quality of life in patients with pharmacoresistant focal epilepsy：the PuLsE（Open Prospective Randomized Long-term Effectiveness）trial. Epilepsia. 2014；55(6)：893-900.
2) 川合謙介, 須貝研司, 赤松直樹, 他. てんかんに対する迷走神経刺激療法の実施ガイドライン. てんかん研. 2012；30(1)：68-72.
3) Morris GL 3rd, Gloss D, Buchhalter J, et al. Evidence-based guideline update：vagus nerve stimulation for the treatment of epilepsy：report of the Guideline Development Subcommittee of the American Academy of Neurology. Neurology. 2013；81(16)：1453-1459.
4) Cross JH, Jayakar P, Nordli D, et al. Proposed criteria for referral and evaluation of children for epilepsy surgery：recommendations of the Subcommission for Pediatric Epilepsy Surgery. Epilepsia. 2006；47(6)：952-959.

CQ 10-2
薬剤抵抗性てんかんに迷走神経刺激療法を行う場合，高レベル刺激と低レベル刺激のどちらを用いるべきか

> **推奨**
>
> 薬剤抵抗性てんかんに迷走神経刺激を行う場合，高レベル刺激を低レベル刺激よりも行うことを推奨する（GRADE 1C，推奨の強さ「強い推奨」/エビデンスの確実性「低」）．
> ●付帯事項：刺激レベルの調整は，植え込み実施施設ないし指導管理施設で行う．

1. 背景，この問題の優先度

　迷走神経刺激は，刺激条件により効果が異なることが知られており，効果や副作用をモニタリングしながら，刺激の強度を調整する．そのため，高レベル刺激と低レベル刺激のどちらが優れるかは刺激を行ううえで明らかにしておく必要がある．

　また，研究遂行上の問題で，**CQ10-1**「薬剤抵抗性てんかんにおいて迷走神経刺激療法（VNS）を薬物療法に加えて行うべきか」のように迷走刺激を行う/行わないの比較が実現しにくいので，低レベル刺激を sham 刺激（プラセボ刺激，偽刺激）として扱い，高レベル刺激と低レベル刺激を比較したランダム化比較試験（randomized controlled trial：RCT）も多くなっている．

　同様の臨床的疑問について，1件のコクラン・レビュー[1]が存在する．高レベル刺激のほうが効果は優れ，高レベル刺激，低レベル刺激とも治療中断はまれであるとしている．

2. 解説
エビデンスの要約

　薬剤抵抗性てんかんを対象として迷走神経刺激療法の有効性を検討した RCT が4件[2-5]あった．

　効果について，発作頻度50％以下に対する相対リスクは 1.74（95％信頼区間 1.14〜2.65）であり，NNT（number needed to treat の略で，1人のアウトカムを達成するために何名が治療を受ける必要があるかという指標）は 10 であった．有害事象では，発声障害・嗄声（相対リスク 2.06，95％信頼区間 1.34〜3.17），呼吸困難（相対リスク 2.43，95％信頼区間 1.29〜4.57）において，低レベル刺激が有意に優れていた．治療中断，咳，疼痛は，高レベル刺激と低レベル刺激で有意差はなかった．

3. パネル会議
3-1. アウトカム全般に関するエビデンスの質はどうか

　集まった研究はバイアスのリスクが全体的に低く，すべてのアウトカムにおいてグレードダウンしなかった．結果の非一貫性は発声障害・嗄声のみ $I^2=32\%$ であり，研究間の効果推定値にも違いがあり異質性は高いと考えられたため，serious として1段階グレードダウンした．

非直接性は問題なく not serious とした．不精確さはいずれの検討においても信頼区間が臨床判断閾値をまたぐものが多く，1段階または2段階グレードダウンすることにした．出版バイアスについては，研究が4件しかなかったため，グレードダウンしなかった．このため，各アウトカムのエビデンスの確実性は，発作頻度50％以下と咳，呼吸困難が「中」，治療中断，発声障害・嗄声，疼痛が「低」であり，全体的なエビデンスの確実性は，「低」とした．

3-2．利益と害のバランスはどうか

高レベル刺激は発作頻度50％以下のアウトカムにおいて低レベル刺激より優れる．有害事象のうち発声障害・嗄声，呼吸困難については，低レベル刺激が優れるが，治療中断に両群で有意差がないことから，治療中断に至る程度の有害事象は少ないものと推測できる．専門家の意見では，有害事象の多くは可逆的であり，電流値の調整でコントロール可能である．これらをあわせて，利益と害のバランスはおそらく高レベル刺激が優れると判断した．

3-3．患者の価値観や好みはどうか

高レベル刺激のほうが効果は期待でき，高レベル刺激に多い傾向のある有害事象も可逆的で，電流値の調整でコントロール可能なことから，患者の価値観や好みにおそらく重要な不確実性や多様性はないと判断した．

3-4．正味の利益とコストや資源のバランスはどうか

刺激強度の調整は，皮下に植え込んだジェネレーターの上から programming wand を当てることにより行うことが可能であり，リソース（資源）やコストは無視できる程度である．ただし，バッテリー消費に伴うジェネレーターの交換が数年に一度必要であり，再手術を要する．高レベル刺激のほうが，低レベル刺激よりもバッテリーの消費は早い．これらから，高レベル刺激は低レベル刺激よりも中程度のコストがかかると判断した．

3-5．推奨のグレーディング

パネル会議での話し合いでは，効果については高レベル刺激が優れ，有害事象については多くは治療中断に至らない程度と推測され，許容できるものであった．負担，コストについては，高レベル刺激のほうがバッテリー消費は早く，ジェネレーター交換の頻度が高くなることが見込まれる．以上を勘案すると，治療中断には至らない程度の有害事象と負担，コストは増加する可能性はあるが，発作の抑制を期待して高レベル刺激を試みることを推奨することに，全会一致で決定した．

4．関連する他の診療ガイドラインの記載

本邦では，2012年に日本てんかん学会から「てんかんに対する迷走神経刺激療法の実施ガイドライン」[6]が公表され，「VNSは，原則として植込手術の2週間後から開始する．弱い刺激強度から開始し，副作用の発現に注意しながら徐々に刺激強度を上げる．【推奨度C】」とされている．

2013年，米国神経学会から「てんかん治療のための迷走神経刺激」[7]と題されたガイドライン・アップデート（更新版）が公開された．高レベル刺激と低レベル刺激に関する推奨はないが，通常の刺激と比較して高頻度の刺激が発作を減少させるかどうかは不明である旨が記載されている．

5. 治療のモニタリングと評価
　刺激強度の調整に際しては，合併症への対応，機器トラブルへの対処ができる態勢が必要である．

6. 今後の研究の可能性
　刺激の至適強度については，さらなる研究が必要である．また，マグネット刺激など，刺激強度以外の補助的な手技については RCT が存在せず，今後の研究課題である．有効性の高いサブグループの解明，それを拾い上げるための評価法の開発も望まれる．

7. 本 CQ で対象とした RCT 論文
　Michael 1993[2]，VNS study Group 1995[3]，Handforth 1998[4]，Klinkenberg 2012[5]

8. 資料一覧　後出
資料 CQ10-2-01　フローダイアグラムと文献検索式
資料 CQ10-2-02　Risk of bias サマリー
資料 CQ10-2-03　Risk of bias グラフ
資料 CQ10-2-04　Forest plot
資料 CQ10-2-05　Summary of findings（SoF）テーブル
資料 CQ10-2-06　Evidence-to-Decision テーブル

文献
1) Panebianco M, Rigby A, Weston J, et al. Vagus nerve stimulation for partial seizures. Cochrane Database Syst Rev. 2015；(4)：CD002896.
2) Michael JE, Wegener K, Barnes. Vagus nerve stimulation for intractable seizures：one year follow-up. J Neurosci Nurs. 1993；25(6)：362-366.
3) The Vagus Nerve Stimulation Study Group. A randomized controlled trial of chronic vagus nerve stimulation for treatment of medically intractable seizures. The Vagus Nerve Stimulation Study Group. Neurology. 1995；45(2)：224-230.
4) Handforth A, DeGiorgio CM, Schachter SC, et al. Vagus nerve stimulation therapy for partial-onset seizures：a randomized active-control trial. Neurology. 1998；51(1)：48-55.
5) Klinkenberg S, Aalbers MW, Vles JS, et al. Vagus nerve stimulation in children with intractable epilepsy：a randomized controlled trial. Dev Med Child Neurol. 2012；54(9)：855-861.
6) 川合謙介，須貝研司，赤松直樹，他．てんかんに対する迷走神経刺激療法の実施ガイドライン．てんかん研．2012；30(1)：68-72.
7) Morris GL 3rd, Gloss D, Buchhalter J, et al. Evidence-based guideline update：vagus nerve stimulation for the treatment of epilepsy：report of the Guideline Development Subcommittee of the American Academy of Neurology. Neurology. 2013；81(16)：1453-1459.

CQ 10-3
植込型頭蓋内刺激療法はてんかん治療に有効か

> **要約**
>
> 視床前核刺激，反応性発作起始領域刺激は部分発作に対する短期（1〜3か月）の有効性が示されている．これらの長期効果や，その他の頭蓋内刺激療法（海馬，視床正中中心核，小脳）については限定的な報告により有効性が示されているが，十分な根拠はなく，今後の検証が必要である．

解説

　適切な薬剤治療や外科治療にもかかわらず，発作消失に至らない患者が多数存在する．近年，これらの患者の治療として，植込型頭蓋内刺激療法が注目されている．なお，本邦では2017年12月現在，植込型頭蓋内刺激療法は承認されていない．

　視床前核刺激は，植込型の刺激装置で両側視床前核を間欠的に刺激する．成人部分発作に対する3か月治療で発作減少率の中間値は40%である[1]．効果は5年間持続する可能性がある[2]．有害事象には自覚的なうつ症状や記憶障害などがある．

　反応性発作起始領域刺激は，1〜2か所のてんかん発作焦点に深部または硬膜下電極を植え込み，発作起始を検知して自動的に刺激を加える．成人部分発作に対する3か月治療で平均発作減少率は38%である[3]．効果は5年間持続する可能性がある[4]．有害事象には頭蓋内出血，創部感染などがある．

　海馬刺激は複数の施設から側頭葉てんかんに対する有効性が報告されているが症例数が限られている[5-9]．

文献

1) Fisher R, Salanova V, Witt T, et al. Electrical stimulation of the anterior nucleus of thalamus for treatment of refractory epilepsy. Epilepsia. 2010；51(5)：899-908.
2) Salanova V, Witt T, Worth R, et al. Long-term efficacy and safety of thalamic stimulation for drug-resistant partial epilepsy. Neurology. 2015；84(10)：1017-1025.
3) Morrell MJ；RNS System in Epilepsy Study Group. Responsive cortical stimulation for the treatment of medically intractable partial epilepsy. Neurology. 2011；77(13)：1295-1304.
4) Bergey GK, Morrell MJ, Mizrahi EM, et al. Long-term treatment with responsive brain stimulation in adults with refractory partial seizures. Neurology. 2015；84(8)：810-817.
5) Boon P, Vonck K, De Herdt V, et al. Deep brain stimulation in patients with refractory temporal lobe epilepsy. Epilepsia. 2007；48(8)：1551-1560.
6) Velasco AL, Velasco F, Velasco M, et al. Electrical stimulation of the hippocampal epileptic foci for seizure control：a double-blind, long-term follow-up study. Epilepsia. 2007；48(10)：1895-1903.
7) McLachlan RS, Pigott S, Tellez-Zenteno JF, et al. Bilateral hippocampal stimulation for intractable temporal lobe epilepsy：impact on seizures and memory. Epilepsia. 2010；51(2)：304-307.
8) Bondallaz P, Boëx C, Rossetti AO, et al. Electrode location and clinical outcome in hippocampal electrical stimulation for mesial temporal lobe epilepsy. Seizure. 2013；22(5)：390-395.
9) Cukiert A, Cukiert CM, Burattini JA, et al. Seizure outcome after hippocampal deep brain stimulation in a prospective

cohort of patients with refractory temporal lobe epilepsy. Seizure. 2014；23(1)：6-9.

▌検索式・参考にした二次資料

PubMed 検索：2014 年 12 月 11 日
epilepsy AND treatment AND brain stimulation AND clinical trial＝184 件
Sprengers M, Vonck K, Carrette E, et al. Deep brain and cortical stimulation for epilepsy（Review）. The Cochrane Library 2014, Issue 6.

第11章 てんかん治療の終結

CQ 11-1
発作が何年寛解していれば治療終結を考慮するか

> **要約**
>
> 小児では2年以上発作が寛解してから治療終結を考慮する．
> 成人ではより慎重な配慮が考慮されるが，挙児希望時に減量・終結はむしろ積極的に考慮する．

解説

てんかんの治療終結は最も難しい臨床判断の1つである．多くのエビデンスが集積しつつあるが，治療終結の時期についての統一的な見解は得られていない．

小児では予後良好なてんかん症候群（＝特発性部分てんかん）が存在する．抗てんかん薬の長期服用による認知面，行動面に対する副作用を回避するためにも治療終結で得られる利益は大きい．成人ではこの亜群は報告されておらず，小児期発病のてんかんより発作再発のリスクが高い[1]．就労，運転免許といった社会的要因が大きく，より慎重な配慮が必要となる．発作が寛解している女性では，挙児希望は治療終結を考慮するよい機会である．治療終結の過程で発作が再燃した場合，多くの患者では治療再開により発作は抑制されるが，一部の患者では発作は抑制されがたい[2]．治療終結の決定は，諸要件（特に予後不良因子の有無）を総合的に勘案し，患者ならびに患者家族の意向を尊重して個別に判断すべきである．

小児てんかんの治療終結の時期については，短期間治療群（発作寛解2年未満）と長期間治療群（発作寛解2年以上）とで比較したコクランレビューがある[3]．それによれば，短期間治療群は長期間治療群に比べて，発作再燃のリスクが高く，相対危険度は1.32（1.02～1.70）であった．とりわけ部分発作あるいは脳波異常をもつ場合では再燃のリスクはさらに高くなっていた．前者の相対危険度は1.52（0.95～2.41），後者のそれは1.67（0.95～3.00）であった．全般発作については確かなエビデンスを欠く．小児については，2年ないしそれ以上の寛解を待ってから治療を終結したほうが再燃の危険は少ない．

成人では治療終結の時期については，短期治療と長期治療を比較したエビデンスそのものがない．2年以上発作が寛解していた成人のてんかん患者1,013例を対象にした無作為化比較試験の結果によると，治療継続群では2年後に78%は寛解していたが，治療終結群では59%の寛解に留まっていた[4]．発作再燃にかかわる最も重要な因子は発作寛解期間の長さであった．

文献

1) Berg AT, Shinnar S. Relapse following discontinuation of antiepileptic drugs：a meta-analysis. Neurology. 1994；44(4)：

601-608.
2) Schmidt D, Löscher W. Uncontrolled epilepsy following discontinuation of antiepileptic drugs in seizure-free patients：a review of current clinical experience. Acta Neurol Scand. 2005；111(5)：291-300.
3) Sirven J, Sperling MR, Wingerchuk DM. Early versus late antiepileptic drug withdrawal for people with epilepsy in remission. Cochrane Database Syst Rev. 2015；(2)：CD001902.
4) Medical Research Council Antiepileptic Drug Withdrawal Study Group. Randomised study of antiepileptic drug withdrawal in patients in remission. Lancet. 1991；337(8751)：1175-1180.

■検索式・参考にした二次資料

PubMed 検索：2015 年 12 月 13 日
((("epilepsy" [MeSH Terms] OR "epilepsy" [All Fields]) AND ("therapy" [Subheading] OR "therapy" [All Fields] OR "therapeutics" [MeSH Terms] OR "therapeutics" [All Fields])) AND termination [All Fields]＝383 件．最終的に上記文献を採用した．

CQ 11-2
てんかん発作型・てんかん類型・てんかん症候群により発作再燃のリスクは異なるか

要約
発作再燃の危険度はてんかん症候群により異なる．

解説

　Shinnar らによる小児のてんかん患者 264 例を対象にした治療終結に関する前向き研究によると追跡期間（平均 58 か月）のうちに 95 例（36％）が再発していた[1]．これをてんかん症候群についてみると，中心・側頭部に棘波の焦点をもつ小児の特発性部分てんかん（中心側頭部に棘波をもつ良性小児てんかん，良性ローランドてんかん）14 例では再発は皆無であったが，若年ミオクロニーてんかん（JME）4 例ではすべて再発していた[2]．一方，JME 66 例の長期フォローアップ（中央値 44.6 年）の報告では，39 例（全体の 59.1％）で 5 年以上（22.9±10.9 年）発作を認めず，うち 11 例（全体の 16.7％）で抗てんかん薬を 5 年以上中止できていて，報告による差異がある[3]．

　このように治療終結を考慮する際には，てんかん症候群診断が大切である．ただし，確かな予後を占うことができるてんかん症候群は限られている．その他のてんかん症候群においては，発作再燃のリスクは相対的なものであり，エビデンスも乏しい．多くの患者は特定のてんかん症候群に該当しない．少なくとも症候性てんかんの発作再発率は特発性てんかんより高かった〔相対危険度 1.81（1.21～2.70）〕[1]．

　個々の発作型に関する発作再燃の危険度については十分なエビデンスは得られていない．抗てんかん薬治療を中止した小児期発症てんかん 556 例の再発特徴を分析した本邦からの報告がある[2]．それによると再発を 80 例（14.4％）に認め，特に思春期以降に中止した例で高頻度であった．てんかん類型別にみると，思春期以降発症の特発性全般てんかん（31.3％），症候性局在関連てんかん（25.2％），潜因性あるいは症候性全般てんかん（19.2％）で高頻度であった．

文献

1) Shinnar S, Berg AT, Moshé SL, et al. Discontinuing antiepileptic drugs in children with epilepsy：a prospective study. Ann Neurol. 1994；35(5)：534-545.
2) 山谷美和，小西　徹，松沢純子，他．てんかん治療中止における再発特徴—年齢因子の関与について．脳と発達．2000；32(1)：15-20.
3) Senf P, Schmitz B, Holtkamp M, et al. Prognosis of juvenile myoclonic epilepsy 45 years after onset：seizure outcome and predictors. Neurology. 2013；81(24)：2128-2133.

■検索式・参考にした二次資料

PubMed 検索:2015 年 12 月 13 日
(((("epilepsy" [MeSH Terms] OR "epilepsy" [All Fields]) AND ("therapy" [Subheading] OR "therapy" [All Fields] OR "therapeutics" [MeSH Terms] OR "therapeutics" [All Fields])) AND ("recurrence" [MeSH Terms] OR "recurrence" [All Fields])) OR ("recurrence" [MeSH Terms] OR "recurrence" [All Fields] OR "relapse" [All Fields])) AND (("risk factors" [MeSH Terms] OR ("risk" [All Fields] AND "factors" [All Fields]) OR "risk factors" [All Fields] OR ("risk" [All Fields] AND "factor" [All Fields]) OR "risk factor" [All Fields]) AND type [All Fields] AND ("syndrome" [MeSH Terms] OR "syndrome" [All Fields]))=349 件. 最終的に上記文献を採用した.

CQ 11-3
抗てんかん薬の最適減量速度はあるか

> **要約**
> 小児,成人ともに抗てんかん薬の減量速度を推奨できる確かなエビデンスはない.

解説

　減量開始から3か月以内で治療を終結した急速な減量群とそれ以上時間をかけた緩やかな減量群とで発作再燃のリスクについて検証したコクランレビュー[1]によると,成人では研究そのものがなかった.しかし,小児ではいくつかの研究があったが,方法論の問題,症例数が不十分などの理由から結論が出せず,小児の場合でもガイドラインに反映できるエビデンスは得られていない.

　薬物減量の手順は漸減中止が原則である.今まで服用していた抗てんかん薬を急激に中止することは,思わぬ反跳発作やてんかん重積状態を引き起こす危険がある.特にフェノバルビタールやクロナゼパムなどは慎重に減量したほうがよい.

文献

1) Ranganathan LN, Ramaratnam S. Rapid versus slow withdrawal of antiepileptic drugs. Cochrane Database Syst Rev. 2006;(2):CD005003.

検索式・参考にした二次資料

PubMed 検索:2015年12月13日
("epilepsy"［MeSH Terms］OR "epilepsy"［All Fields］) AND ("therapy"［Subheading］OR "therapy"［All Fields］OR "therapeutics"［MeSH Terms］OR "therapeutics"［All Fields］) AND ("anticonvulsants"［Pharmacological Action］OR "anticonvulsants"［MeSH Terms］OR "anticonvulsants"［All Fields］OR "anticonvulsant"［All Fields］) AND ("appointments and schedules"［MeSH Terms］OR ("appointments"［All Fields］AND "schedules"［All Fields］) OR "appointments and schedules"［All Fields］OR "schedule"［All Fields］) AND withdrawal［All Fields］AND discontinuation［All Fields］＝27件.最終的に上記文献を採用した.

CQ 11-4
治療終結にかかわる予後不良因子はなにか

> **要約**
>
> 思春期発症のてんかん，症候性てんかん，脳波異常の存在などは発作再燃の危険度が高い．成人てんかんでは，①減量開始時に2種類以上の薬物を服用，②強直間代発作の既往，③ミオクロニー発作の既往，④神経学的異常などが再発の危険を高める．

解説

　BergとShinnarは小児ならびに成人のてんかんの治療終結にかかわる予後不良因子について詳細なメタアナリシスを行った[1]．抗てんかん薬の減量を開始してから，1年目の再発率は0.25（0.21～0.30），2年目の再発率は0.29（0.24～0.34）であった．危険因子は次のように，小児期発病のてんかんに比べ思春期発症のてんかんは再発の危険度が高い〔相対危険度1.79（1.46～1.81）〕．小児期発病のてんかんに比べ成人発病てんかんは再発の危険度が高い〔相対危険度1.34（1.00～1.81）〕．特発性てんかんに比べ症候性てんかんは再発の危険度が高い〔相対危険度1.55（1.21～1.98）〕．とりわけ運動障害をもつ症候性てんかんでは特発性てんかんに比べ再発の危険度が高い〔相対危険度1.79（1.13～2.83）〕．脳波異常をもつ場合には，脳波正常に比べて再発の危険度が高い〔相対危険度1.45（1.18～1.79）〕．脳波異常の質については十分なエビデンスは得られなかった．

　2年以上発作が寛解していた成人のてんかん患者1,013例を対象にしたRCTの結果によると，2種類以上の薬物を服用していた場合や，強直間代発作の既往がある場合では再発の危険が高まっていた[2]（またこのデータをもとに再発に関する指数も作られている）[3]．成人てんかんの治療終結に関する研究によると，神経学的異常があれば再燃しやすいことが指摘されている[4]．

　成人ならびに小児の治療中断に関する総説によれば[5]，再服薬で多くの症例で発作は再び寛解するが，19%（14研究の平均，95% CI：15～24%）の症例では再服薬によっても寛解は得られず，そのうちの23%では難治な経過をたどっていた．難治化要因は症候性，部分てんかん，認知障害の存在などであった．

文献

1) Berg AT, Shinnar S. Relapse following discontinuation of antiepileptic drugs：a meta-analysis. Neurology. 1994；44(4)：601-608.
2) Medical Research Council Antiepileptic Drug Withdrawal Study Group. Randomised study of antiepileptic drug withdrawal in patients in remission. Lancet. 1991；337(8751)：1175-1180.
3) Medical Research Council Antiepileptic Drug Withdrawal Study Group. Prognostic index for recurrence of seizures after remission of epilepsy. BMJ. 1993；306(6889)：1374-1378.
4) Lossius MI, Hessen E, Mowinckel P, et al. Consequences of antiepileptic drug withdrawal：A randomized, double-blind study（Akershus Study）. Epilepsia. 2008；49(3)：455-463.
5) Schmidt D, Löscher W. Uncontrolled epilepsy following discontinuation of antiepileptic drugs in seizure-free patients：a review of current clinical experience. Acta Neurol Scand. 2005；111(5)：291-300.

■検索式・参考にした二次資料

PubMed 検索:2015 年 12 月 13 日
("epilepsy"［MeSH Terms］OR "epilepsy"［All Fields］)AND("therapy"［Subheading］OR "therapy"［All Fields］OR "therapeutics"［MeSH Terms］OR "therapeutics"［All Fields］)AND("therapy"［Subheading］OR "therapy"［All Fields］OR "treatment"［All Fields］OR "therapeutics"［MeSH Terms］OR "therapeutics"［All Fields］)AND("prognosis"［MeSH Terms］OR "prognosis"［All Fields］)AND outcome［All Fields］AND termination［All Fields］= 83 件.最終的に上記文献を採用した.

CQ 11-5
抗てんかん薬減量中の自動車運転は避けるべきか

> **要約**
>
> 2013年およびそれ以降に改正された現行の道路交通法には，抗てんかん薬の減量中の自動車運転に関する規定はない．
> 日本てんかん学会法的問題検討委員会による「てんかんをもつ人における運転適性の判定指針」[1] によれば，医師の指示により抗てんかん薬を減量（中止）する場合には，薬を減量する期間および減量後の3か月間は自動車の運転を禁止するとされていた．その後，同委員会による「てんかんと運転に関する提言」[2] では，減量・中止後6か月間は運転せずに経過観察するとされた．再発のおそれがない十分な根拠のある場合（発作抑制期間が長い，総発作回数が少ない，再発のリスクの低いてんかん症候群，てんかん外科治療後の経過良好例）は例外である．

文献

1) 日本てんかん学会法的問題検討委員会. てんかんをもつ人における運転適性の判定指針(2001年). てんかん研. 2001；19(2)：140-141.
2) 日本てんかん学会法的問題検討委員会. 日本てんかん学会「てんかんと運転に関する提言」(2014年).
http://square.umin.ac.jp/jes/images/jes-image/driveteigen2.pdf

検索式・参考にした二次資料

PubMed検索：2015年12月13日
("epilepsy" [MeSH Terms] OR "epilepsy" [All Fields]) AND ("therapy" [Subheading] OR "therapy" [All Fields] OR "therapeutics" [MeSH Terms] OR "therapeutics" [All Fields]) AND ("automobile driving" [MeSH Terms] OR ("automobile" [All Fields] AND "driving" [All Fields]) OR "automobile driving" [All Fields]) AND ("jurisprudence" [MeSH Terms] OR "jurisprudence" [All Fields] OR "law" [All Fields])＝93件．最終的に上記文献を採用した．

第12章 薬物濃度モニター

CQ 12-1
抗てんかん薬の血中濃度測定はどのようなときに行うか

> **要約**
>
> 抗てんかん薬の血中濃度測定が有用なのは，①望ましい発作抑制状態が得られたときの個々の治療域の血中濃度の確立，②臨床的な副作用の診断，③コントロール不良または発作再発（breakthrough seizure）時の服薬状況（アドヒアランス）の評価，④薬物動態が変化する状態（小児，高齢者，他疾患の併存，剤型の変化など）での投与量の調節，⑤薬物動態の変化が予測される場合（妊娠，相互作用がある薬物の追加または除去），⑥用量依存性の薬物動態を示す薬剤（特にフェニトイン）の用量調節，である．

解説

抗てんかん薬の血中濃度の測定は，明確な目的をもって測定し，全体的な臨床的意味合いを念頭においてきちんと解釈する場合は，患者の治療方針に有用な役割をはたす．抗てんかん薬の血中濃度測定は無目的にルーチンに行うのではなく，臨床上の必要性に応じて行う（表1)[1]．

参考域の血中濃度（reference range）と治療域の血中濃度（therapeutic range）は同じではない．参考域の血中濃度は，下限は治療効果が得られにくい値の下に，上限は副作用が起こりやすい値の上に設定されている．すなわち，抗てんかん薬の参考域の血中濃度（いわゆる有効血中濃度）は，なるべく有効で副作用が少ない範囲を示している[1]．

表1｜抗てんかん薬の血中濃度モニターを行う一般的な適応

1. 抗てんかん薬を開始または量を変更した場合，医師がその患者に対する目標濃度を決めたい場合
2. 望ましい発作抑制状態が得られた場合に，その個人に対する治療域の血中濃度の確立
3. 用量増量幅を決定するため，特に用量依存性の薬理動態を示す抗てんかん薬の場合（フェニトインが最も顕著）
4. その薬剤に関連する副作用を示唆する症状や徴候の診断が不確実なとき，あるいは副作用の評価が臨床的に困難な場合（小児，知的障害者）
5. 適切な量にもかかわらず発作が存続する場合
6. 年齢，妊娠，併存症，薬物相互作用などにより薬理動態の変化（したがって必要量も変化）が疑われる場合
7. 剤型の変更や後発薬品への変更により定常状態の血中濃度が変化したかを評価する場合
8. 臨床上予期せぬ変化が起こった場合
9. アドヒアランス不良が疑われるときの服薬状況の確認

〔Patsalos PN, Berry DJ, Bourgeois BFD, et al. Antiepileptic drugs—best practice guislines for therapeutic drug monitoring : a position paper by the subcommission on therapeutic drug monitoring, ILAE Commission on Therapeutic Strategies. Epilepsia. 2008；49(7)：1239-1276. より作成〕

治療域の血中濃度とは，ある個人にとって最もよい発作抑制効果が得られる範囲であり，多くの場合，参考域に入るかその近傍にある．しかし，個人差があるので，参考域の範囲外でも治療効果がみられることが多く，参考域の血中濃度より低くても有効な場合や，それより高くないと効かない場合がある．したがって，その個人にとっての治療域の血中濃度が重要なのであり，効いていれば血中濃度が低くても増やす必要はなく，副作用がなければ参考域の上限を超えて増やすこともある．年齢，てんかん症候群，発作型によっても参考域の血中濃度は異なる[1,2]．

　また，参考域の血中濃度は底値（trough level；すなわち，最も低くなる朝の薬をのむ前）をもとに決められているが，外来診療では底値を測定することは困難であり，通常はそれより高くなる時間に測定しているので，測定値が治療域の上限を超えても怖れなくてよい．血中濃度は，採血時間，内服時間と各薬のピークになる時間（124頁 **CQ12-2** の**表1**）を合わせて解釈することが重要である．

　抗てんかん薬は，血液中では蛋白結合型および遊離型として存在し，低蛋白血症，妊娠，肝障害，腎障害のときは血中濃度が同じでも遊離型が増加し，効果や副作用が変化する．遊離型が抗てんかん作用を有するが，遊離型の測定は保険適用ではないので，一般的には血中濃度は蛋白結合型と遊離型を合わせた総濃度を測定し，表示している．

文献

1) Patsalos PN, Berry DJ, Bourgeois BFD, et al. Antiepileptic drugs—best practice guidelines for therapeutic drug monitoring：a position paper by the subcommission on therapeutic drug monitoring, ILAE Commission on Therapeutic Strategies. Epilepsia. 2008；49(7)：1239-1276.
2) Johannessen SI, Patsalos PN. Individual approach to laboratory monitoring of antiepileptic drugs. In：Wyllie E, Gidal BE, Goodkin HP, et al eds. Willie's Treatment of Epilepsy：Principles and Practice, 6th edition. Philadelphia：Wolters Kluwer, 2015. p.568-573.

CQ 12-2
血中濃度測定が有用な薬剤はどれか

> **要約**
>
> 抗てんかん薬の参考域濃度は，カルバマゼピン，フェニトイン，フェノバルビタール，プリミドン，バルプロ酸，エトスクシミドでは一致した見解が示され，血中濃度測定は有用である．しかし，参考域の血中濃度が確定しておらず，血中濃度測定があまり有用でない薬剤や，注意すべき変動を示す薬剤がある（表1，2）[1-5]．

解説

　抗てんかん薬に対する反応性，てんかん原性には個人差があるので一般的な治療域血中濃度を示すことは困難である．しかしながら，多くの患者で発作抑制効果があり，用量依存的副作用がみられることが少ない濃度範囲は知られており，「参考域の血中濃度」（いわゆる有効血中濃度）とよばれている．

　一般的な参考域濃度が確立されていない薬剤でも，その個人のなかで比較する点では濃度測定の意義はある．ベンゾジアゼピン系薬剤は脳のベンゾジアゼピン受容体に結合することで抗けいれん作用を発揮するが，ベンゾジアゼピン受容体の数は人により異なるので参考域の血中濃度を決定することは困難であり，クロバザム，ニトラゼパム，ジアゼパムの参考域の血中濃度は示されていない．しかし，眠気などの個人における副作用のモニターには有用である．

　注意すべき血中濃度の変動を示す薬剤として，フェニトインは投与量と血中濃度が非線形関係にあり，治療域が狭いので，至適投与量の設定に血中濃度測定が重要であり，特に高用量では急激な血中濃度の上昇が生じる[1]．ラモトリギンの血中濃度は酵素誘導薬剤（フェニトイン，カルバマゼピン，フェノバルビタール，プリミドン）併用では大幅に低下し，バルプロ酸併用では大幅に上昇，妊娠時には大幅に低下する．カルバマゼピンは，酵素自己誘導のため投与後1～3か月間は血中濃度が低下するので，濃度測定は投与開始後しばらくしてから行う．

文献

1) Shorvon S, Perucca E, Engel J Jr eds. The treatment of epilepsy, 4th edition. Chichester：Wiley Blackwell, 2015, p.376-700.
2) Wyllie E, Gidal BE, Goodkin HP, et al eds. Wyllie's Treatment of Epilepsy：Principles and Practice, 6th edition. Philadelphia：Wolters Kluwer, 2015, p.593-768.
3) Patsalos PN, Bourgeois BFD. The Epilepsy Prescriber's Guide to Antiepileptic Drugs. Cambridge：Cambridge University Press, 2010.
4) 日本医薬品集フォーラム（監修）．日本医薬品集　医療薬2016年版．東京，じほう．2015.

表1 | Therapeutic ranges of blood levels and pharmacokinetics of major antiepileptic drugs

Generic name (abbreviation)		Maintenance dose[a] Adult (mg)	Maintenance dose[a] Child (mg/kg)	Dose increase range Adult (mg)	Dose increase range Child (mg/kg)	Blood conc. reference range[b] (μg/mL)	T₁/₂: elimination half-life[c](h) Adult mono-therapy	T₁/₂: elimination half-life[c](h) Adult with enzyme inducer[d]	T₁/₂: elimination half-life[c](h) Child	Tmax: peak time[c](h) Adult	Tmax: peak time[c](h) Child
Phenobarbital	PB	30〜200	2〜10	30	1〜2	15〜40	70〜130	almost unchanged	30〜75	0.5〜4	0.5〜2
Primidone	PRM	750〜2,000	10〜25	250	3〜5	5〜12	10〜20	3〜10	4.5〜11	2〜4	4〜6
Carbamazepine	CBZ	400〜1,200	5〜25	100〜200	3〜5	4〜12	10〜26[e]	5〜12	8〜20	4〜8	3〜6
Phenytoin[f]	PHT	200〜300	3〜12	25〜50	1〜3	7〜20	L:7〜42 H:20〜70	almost unchanged	L:2〜16 H:8〜30	4〜8	2〜6
Valproate	VPA	400〜1,200	15〜50	100〜200	5〜10	50〜100	11〜20	6〜12	6〜15	2〜4	1〜3
sustained release	VPA-R	400〜1,200	15〜40				12〜26		6〜12	7.5〜16[g]	
Ethosuximide	ESM	450〜1,000	15〜40	150〜200	5〜7	40〜100	40〜60	20〜40	30〜40	1〜7	1〜4
Clonazepam	CZP	2〜6	0.025〜0.2	0.5〜1	0.015〜0.03	0.02〜(0.07)	17〜56	12〜46	22〜33	1〜4	1〜3
Nitrazepam	NZP	5〜15	0.2〜0.5	2〜5	0.1〜0.2	0.02〜0.1	21〜40			1.3〜2.5	
Clobazam	CLB	10〜40	0.2〜1.0	5〜10	0.1〜0.2	0.03〜0.3	17〜49	<30	〜16	0.5〜2	
N-desmethyl	CLB[h]						36〜46				
Acetazolamide	AZM	250〜750	10〜20	125〜250	3〜5	10〜14	10〜15			2〜4	
Potassium bromide	KBr	1,500〜3,000	40〜70	200〜400	5〜10	750〜1,250	10〜13 days		5〜8 days	2	
Gabapentin	GBP	600〜2,400	5〜45	200〜400	5〜10	2〜20	5〜9	5〜9		2〜3	1〜3
Topiramate	TPM	200〜600	4〜10	25〜50	1〜2.5	5〜20	20〜30	12〜15	13〜20	1〜4	1〜3
Lamotrigine[i]	LTG	150〜400	1〜5	50〜100	≦0.3	2.5〜15	15〜35		13〜27	1〜3.5	4〜5
(1) combined with VPA		100〜200	1〜3	25〜50	≦0.3		30〜90		30〜70	4.8	3〜4.5
(2) combined with enzyme inducer[d]		200〜400	5〜15	50〜100	≦1.2		8〜23		4〜11	1〜2	1.5〜3
(3) combined with (1) and (2)		150〜400	1〜5	25〜50	≦0.3		11〜50		7〜31	3.8	3.3
Levetiracetam[j]	LEV	1,000〜3,000	20〜60	250〜500	5〜10	12〜46	6〜8	5〜8	5〜6	0.5〜2	
Rufinamide	RFN[k]	depend on weight	depend on weight	200〜400		30〜40	8〜12	4〜7		4〜6	4
Stiripentol	STP	1,000〜2,500	20〜50	500	10	4〜22	4〜13			1〜2	
Vigabatrin	VGB		50〜150		≦50	2〜36	5〜8	4〜6		0.5〜2	
Perampanel	PER[l]	4〜12	4〜12[l]	2	2	0.05〜0.4	53〜136	25		0.25〜2	
Lacosamide[m]	LCM	200〜400	200〜400[m]	≦100		10〜20	12〜16			0.5〜4	

a: In children, the younger the age, the higher the dose per kg body weight is required to obtain a given blood concentration, the maintenance dose is higher, and half-life and peak time are shorter. In adolescents, pharmacokinetics are almost the same as adults.
b: If effective, blood concentration can stay low, or can be increased to higher than the therapeutic range as long as there is no adverse effect.
c: This is the time for the concentration to decrease by half from the peak. The time until blood concentration decreases by one-half after administration is peak time + half-life. Half-life and peak time are in principle determined for monotherapy with drug taking after meal. In combination therapy, half-life is shortened when the combination lowers blood level through interaction, and is prolonged when the combination increases blood concentration (see "Interaction" in CQ12-4 on page 128). Peak time is greatly shortened when drug is taken in fasting state, and is about 1.1-1.3 times delayed for VPA sustained release preparation alone.
d: Enzyme-inducing drugs: PB, PRM, CBZ and PHT. Increase drug metabolism in the liver, concomitant use shortens half-life of original drug.
e: Value at the time when self-induction is completed (about 3-4 weeks after starting).
f: For PHT, the higher the blood level, the longer is the half-life. L: low dose (blood level around 5 μg/mL), H: high dose (blood level 10 μg/mL or above)
g: Peak time of VPA sustained release preparation varies depending on the dosage form: 5-10 h for Selenica® R fine granule, 7.5-10 h for Depakene® R tablet, and 13-16 h for Selenica® R tablet.
h: N-DMCLB is a metabolite of CLB. N-DMCLB has anticonvulsive action of approximately 1/4 strength of that of CLB. When classified by CLB: N-DMCLB concentration ratio into three groups of approximately 1:2-3 (10% of the subjects), around 1:10 (80%), and around 1:50-100 (10%), drowsiness occurs at a higher rate as the CLB: NDMCLB concentration ratio increases.
i: In Japan, monotherapy use is approved only for partial seizure (including secondarily generalized seizures) and tonic clonic seizure in 16 year-old and above. To prevent rash (especially Stevens-Johnson syndrome), follow the instructions in the package insert concerning the initial dose, the dose increase range and the maximum dose of LTG.
j: Monotherapy use only for 4 year-old and above with partial seizure.
k: Covered by insurance for 4 year-old and above. Starting dose-maximum dose is as follows: 15 to <30 kg in weight: 200-1,000 mg, 30 to <50 kg: 400-1,800 mg, 50 to <70 kg: 400-2,400 mg, ≧70 kg: 400-3,200 mg. Dose increase range is: 15 to <30 kg: ≦200 mg, and ≧30 kg: ≦400 mg. Official abbreviation is undecided and RUF is also commonly used.
l: Covered by insurance for 4 year-old and above. Official abbreviation is undecided and PRP is also commonly used.
m: Covered by insurance for 16 year-old and above.

(Compiled from: Shorvon S, Perucca E, Engel J Jr, eds. The treatment of epilepsy, 4th edition. Chichester: Wiley Blackwell, 2015, p.376-700. / Wyllie E, Gidal BE, Goodkin HP, et al eds.: Wyllie's Treatment of Epilepsy: Principles and Practice, 6th edition. Philadelphia: Wolters Kluwer, 2015, p.593-768. / Patsalos PN, Bourgeois BFD: The Epilepsy Prescriber's Guide to Antiepileptic Drugs. Cambridge: Cambridge University Press, 2010. / Drugs in Japan Forum, ed. Drugs in Japan: Ethical Drugs 2016 edition. Tokyo: Jiho Inc., 2015.)

表2 | 血中濃度測定の有用性

有用性	抗てんかん薬
非常に有用	フェニトイン，ラモトリギン
有用	カルバマゼピン，フェノバルビタール，バルプロ酸，ルフィナミド，ペランパネル
ある程度有用	プリミドン，エトスクシミド，ゾニサミド，トピラマート
限定的または未確定	クロナゼパム，クロバザム，ジアゼパム，ニトラゼパム，アセタゾラミド，ガバペンチン，レベチラセタム，臭化カリウム，スチリペントール，ビガバトリン，ラコサミド

〔Johannessen SI, Johannessen-Landmark C, Perucca E. Pharmacokinetic optimization of therapy. In：Shorvon S, Perucca E, Engel J Jr eds. The treatment of epilepsy, 4th ed. Chichester：Wiley Blackwell, 2015, p.124-138. より作成〕

5）Johannessen SI, Johannessen-Landmark C, Perucca E. Pharmacokinetic optimization of therapy. In：Shorvon S, Perucca E, Engel J Jr eds. The treatment of epilepsy, 4th edition. Chichester：Wiley Blackwell, 2015, p.124-138.

CQ 12-3
肝機能障害，腎機能障害の患者の治療において血中濃度モニターは必要か

要約

肝機能障害，腎機能障害の患者では抗てんかん薬の薬物動態に変化が生じることがあるので，血中濃度を参考に治療する．腎透析では薬剤の血中濃度は低下する．

解説

　抗てんかん薬は主に肝と腎で代謝・排泄されるが，薬剤によって異なる．肝障害，腎障害の場合は，個々の代謝・排泄経路とその割合を念頭において血中濃度の上昇に注意し，減量を考慮する．肝で代謝される薬剤では，急性肝炎では代謝酵素は減らないので血中濃度はあまり変

表 1 | 主な抗てんかん薬の代謝・排泄経路，肝腎障害時の抗てんかん薬用量調整

	肝代謝（％）	腎排泄（％）	肝障害時の調節	腎障害時の調節
フェニトイン	90	<2	減量	不要
カルバマゼピン	90	<1	減量	不要
バルプロ酸	85	<5	減量	不要
フェノバルビタール	55	25	少し減量～不要	少し減量
プリミドン	45～60	20～25	少し減量～不要	少し減量
クロバザム	>90	<1	減量	不要
クロナゼパム	>90	<1	減量	不要
ゾニサミド	70	<30	減量	少し減量
エトスクシミド	70	20	減量	不要
臭化カリウム	0	100	不要	減量
ガバペンチン	0	100	不要	減量
トピラマート	<25	75	不要	減量
ラモトリギン	90	10	減量	不要
レベチラセタム	<3	70	不要	減量
ルフィナミド	85	2	減量	不要
スチリペントール	75	25	減量	不要
ビガバトリン	10	90	不要	減量
ペランパネル	70	30	減量	不要
ラコサミド	30	40	減量	少し減量

〔Spina E, Italiano D. Drug interactions. In：Shorvon S, Perucca E, Engel J Jr. eds. The treatment of epilepsy, 4th edition. Chichester：Wiley Blackwell, 2016. p.344-359./Shorvon S, Perucca E, Engel J Jr. eds. The treatment of epilepsy, 4th edition. Chichester：Wiley Blackwell, 2015. p.376-700./Wyllie E, Gidal BE, Goodkin HP, et al eds. Wyllie's Treatment of Epilepsy：Principles and Practice, 6th edition. Philadelphia：Wolters Kluwer, 2015. p.593-768. より作成〕

わらないが，肝硬変では代謝酵素と肝血流が低下し，血中濃度は上昇する．腎透析の場合は，一部の薬剤の血中濃度は低下するので増量を考慮する[1]（**表 1**）[2-4]．

▌文献

1) Singh G. Management of medical comorbidity associated with epilepsy. In：Shorvon S, Perucca E, Engel J Jr eds. The treatment of epilepsy, 4th edition. Chichester：Wiley Blackwell, 2015, p.245-258.
2) Spina E, Italiano D. Drug interactions. In：Shorvon S, Perucca E, Engel J Jr eds. The treatment of epilepsy, 4th edition. Chichester：Wiley Blackwell, 2016. p.344-359.
3) Shorvon S, Perucca E, Engel J Jr eds. The treatment of epilepsy, 4th edition. Chichester：Wiley Blackwell, 2015. p.376-700.
4) Wyllie E, Gidal BE, Goodkin HP, et al eds. Wyllie's Treatment of Epilepsy：Principles and Practice, 6th edition. Philadelphia：Wolters Kluwer, 2015. p.593-768.

CQ 12-4
抗てんかん薬と相互作用のある薬剤はどのようなものがあるか

> **要約**[1-5]
>
> ある薬剤を追加または除いたときに発作の増加や副作用が出現した場合は，使用中の抗てんかん薬との相互作用を疑い，抗てんかん薬の血中濃度測定を考慮する．逆に，抗てんかん薬を追加または除いたときに他の薬の効果が変動し，併存症状が変化する可能性に注意する．

解説

　薬物相互作用には，抗てんかん薬同士の相互作用（**表1**）だけでなく，抗てんかん薬と向精神薬との相互作用（**表2，3**），抗てんかん薬と向精神薬以外の一般薬との相互作用（**表4，5**）がある．特に精神疾患や発達障害が併存する場合，あるいは高齢者では併存症のため種々の薬を服用しているので注意する．

　抗生物質では，クラリスロマイシン，エリスロマイシンはカルバマゼピンの代謝を阻害し，カルバマゼピンの血中濃度が大幅に上昇して，めまい，ふらつき，強い眠気を生じる．カルバペネム系抗生物質（パニペネム・ベタミプロン，メロペネム，イミペネム・シラスタチン，ドリペネム，ビアペネム，テビペネム）はバルプロ酸の血中濃度を大幅に下げるので，バルプロ酸服用時は禁忌である．

　抗血栓薬では，ワルファリンはフェニトインによりお互いに血中濃度を上げ，リバーロキサバンはカルバマゼピン，フェニトイン，フェノバルビタールにより血中濃度が下がる（36頁，**CQ3-8**参照）．

文献

1) Shorvon S, Perucca E, Engel J Jr eds. The treatment of epilepsy, 4th edition. Chichester：Wiley Blackwell, 2015. p.376-700.
2) Wyllie E, Gidal BE, Goodkin HP, et al eds. Wyllie's Treatment of Epilepsy：Principles and Practice, 6th edition. Philadelphia：Wolters Kluwer, 2015. p.593-768.
3) Patsalos PN, Bourgeois BFD. The Epilepsy Prescriber's Guide to Antiepileptic Drugs. Cambridge：Cambridge University Press, 2010.
4) 日本医薬品集フォーラム（監修）．日本医薬品集　医療薬2016年版．東京，じほう．2015．
5) 須貝研司．抗てんかん薬と他の薬剤，食事との相互作用．小児内科．2014；46(9)：1242-1247．

表1 | 抗てんかん薬同士の相互作用

追加薬	元の抗てんかん薬の血中濃度																	
	VPA	PB	CBZ	PHT	ZNS	CZP	CLB	ESM	AZM	GBP	TPM	LTG	LEV	RFN	STP	VGB	PER	LCM
VPA		↑↑	↓a	↓b	↓		↓	↑			→	↓	↑↑	→	↑↑			
PB	↓		↓	→↓	↓	↓	↓	↓		↓↓	↓↓	↓↓	↓	↓↓	↓↓			↓
CBZ	↓↓	↑↓→		↑	↓		↓	↓↓		↓↓	↓↓	↓↓	↓	↓↓	→		↓↓	
PHT	↓↓	↑↑	↓↓		↓↓		↓	↓↓		↓↓	↓↓	↓↓	↓	↓↓	→		↓↓	
ZNS		→	→c	→								↑						
CZP		→	↓	→								→						
CLB	↑↑	↑	↑d	↑↑								→			↑			
ESM	↓	→	→	↑														
AZM				↑														
GBP	→	→	→	→	→	→	→	→				→	→					
TPM	↓													→				
LTG	↓					↓												
LEV	→																	
RFN		↑										→	↓					
STP	↑	↑	↑↑	↑↑			↑↑											
VGB	→																	
PER																		
LCM	→		→	→			→			→	→	→	→					

血中濃度：↑上昇，↑↑著増，↓減少，↓↓著減，→不変．
著増，著減の場合はもとの抗てんかん薬の減量，増量を考慮．
a：総濃度は減少するが，CBZ-epoxide は増加し，効果が強まるので増量は不要．
b：総濃度は減少するが，非結合型は上昇し，効果が強まるので増量は不要．
c：CBZ-epoxide は増加．
d：CBZ，CBZ-epoxide ともに増加．
PRM は代謝されて PB となるので，PB と同様であり，省略．

〔Shorvon S, Perucca E, Engel J Jr eds. The treatment of epilepsy, 4th edition. Chichester：Wiley Blackwell, 2015. p.376-700./Wyllie E, Gidal BE, Goodkin HP, et al eds. Wyllie's Treatment of Epilepsy：Principles and Practice, 6th edition. Philadelphia：Wolters Kluwer, 2015. p.593-768./Patsalos PN, Bourgeois BFD. The Epilepsy Prescriber's Guide to Antiepileptic Drugs. Cambridge：Cambridge University Press, 2010 より作成〕

表2 | 向精神薬の抗てんかん薬(AED)に対する影響

AED	AEDの血中濃度	AEDに影響する向精神薬(五十音順)
PB	↑	三環系抗うつ薬,ゾテピン,メチルフェニデート,四環系抗うつ薬
PRM	↑	三環系抗うつ薬,ゾテピン,フェノチアジン系薬剤,メチルフェニデート
CBZ	↑	クエチアピン,クロルプロマジン,パロキセチン,ハロペリドール,フルボキサミン,リスペリドン
PHT	↑	三環系抗うつ薬,トラゾドン,フルボキサミン,メチルフェニデート,四環系抗うつ薬
VPA	↑	クロルプロマジン,三環系抗うつ薬,セルトラリン
CLB	↑	ハロペリドール,フェノチアジン系薬剤,フルボキサミン
NZP	↑	フェノチアジン系薬剤
ZNS	↑	三環系抗うつ薬により副作用発現増強
ZNS	↓	リスペリドン
KBr	↑	フェノチアジン系薬剤(眠気,注意力,集中力,反射運動能力の低下増強)
LTG	↑	セルトラリン
LTG	↓	オランザピン,リスペリドン(傾眠増強)
TPM	↑	アミトリプチリン,リチウム

*:三環系抗うつ薬:イミプラミン,アミトリプチリン,ノルトリプチリン,アモキサピン,四環系抗うつ薬:マプロチリン,ミアンセリン,フェノチアジン系薬剤:クロルプロマジン,レボメプロマジン,フルフェナジン,プロペリシアジン.
**:CZP,AZM,ESM,GBP,LEV,RFN,STP,VGB,LCM:記載なし
〔須貝研司.抗てんかん薬と他の薬剤,食事との相互作用.小児内科.2014;46(9):1242-1247.に Shorvon S, Perucca E, Engel J Jr eds. The treatment of epilepsy, 4th edition. Chichester:Wiley Blackwell, 2015. p.376-700./Wyllie E, Gidal BE, Goodkin HP, et al eds. Wyllie's Treatment of Epilepsy:Principles and Practice, 6th edition. Philadelphia:Wolters Kluwer, 2015. p.593-768./Patsalos PN, Bourgeois BFD. The Epilepsy Prescriber's Guide to Antiepileptic Drugs. Cambridge:Cambridge University Press, 2010 から追加改変〕

表3 | 抗てんかん薬(AED)の向精神薬に対する影響

AED	向精神薬血中濃度	AEDが影響する向精神薬(五十音順)
PB	↑	三環系抗うつ薬,ゾテピン,フェノチアジン系薬剤,四環系抗うつ薬
PB	↓	オランザピン,クロルプロマジン,三環系抗うつ薬,パロキセチン,ハロペリドール,四環系抗うつ薬,リスペリドン
PRM	↑	三環系抗うつ薬,ゾテピン,フェノチアジン系薬剤
CBZ	↑	リチウム
CBZ	↓	アリピプラゾール,アルプラゾラム,三環系抗うつ薬,セルトラリン,トラゾドン,パリペリドン,パロキセチン,ハロペリドール,フェノチアジン系薬剤,四環系抗うつ薬,リスペリドン
PHT	↑	三環系抗うつ薬,トラゾドン,フルボキサミン,四環系抗うつ薬
PHT	↓	クエチアピン,三環系抗うつ薬,トラゾドン,パロキセチン,四環系抗うつ薬
VPA	↑	アリピプラゾール,クロルプロマジン,三環系抗うつ薬,パロキセチン
CZP	↑	フェノチアジン系薬剤の効果増強
CLB	↑	ハロペリドール,フェノチアジン系薬剤
NZP	↑	フェノチアジン系薬剤
ZNS	↑	三環系抗うつ薬の副作用発現増強
KBr	↑	フェノチアジン系薬剤(眠気,注意力,集中力,反射運動能力の低下↑)
TPM	↑	アミトリプチリン,ハロペリドール,リチウム
TPM	↓	リスペリドン
RFN	↓	トリアゾラム

*:三環系抗うつ薬:イミプラミン,アミトリプチリン,ノルトリプチリン,アモキサピン,四環系抗うつ薬:マプロチリン,ミアンセリン,フェノチアジン系薬剤:クロルプロマジン,レボメプロマジン,フルフェナジン,プロペリシアジン.
**:AZM,ESM,GBP,LTG,LEV,STP,VGB,LCM:記載なし
〔須貝研司.抗てんかん薬と他の薬剤,食事との相互作用.小児内科.2014;46(9):1242-1247.に Shorvon S, Perucca E, Engel J Jr eds. The treatment of epilepsy, 4th edition. Chichester:Wiley Blackwell, 2015. p.376-700./Wyllie E, Gidal BE, Goodkin HP, et al eds. Wyllie's Treatment of Epilepsy:Principles and Practice, 6th edition. Philadelphia:Wolters Kluwer, 2015. p.593-768./Patsalos PN, Bourgeois BFD. The Epilepsy Prescriber's Guide to Antiepileptic Drugs. Cambridge:Cambridge University Press, 2010 から追加改変〕

表4 | 向精神薬以外の一般薬の抗てんかん薬（AED）に対する影響

AED	AEDの血中濃度	AEDに影響する向精神薬以外の一般薬（五十音順）
PB	↑	クロラムフェニコール，抗ヒスタミン薬（ヒドロキシジン，ジフェニルヒドラミン），セレギリン
	↓	制酸剤
	禁	PBエリキシルの場合：シアナミド，ジスルフィラム（アルコール反応増強）
PRM	↑	セレギリン，抗ヒスタミン薬
CBZ	↑	アゾール系抗真菌薬（ミコナゾール，フルコナゾール，イトラコナゾールなど），イソニアジド，オメプラゾール，Caチャンネル阻害薬（ベラパミル，アムロジピン，ニフェジピン，ベニジピンなど），キヌプリスチン・ダルホプリスチン，クロラムフェニコール，サリチル酸，シプロフロキサシン，シメチジン，ジルチアゼム，スルファメトキサゾール・トリメトプリム，セレギリン，ダナゾール，ダルナビル，テラプレビル，ビカルタミド，ベラパミル，マクロライド系抗生物質（エリスロマイシン，クラリスロマイシン，ジョサマイシンなど），リトナビル
	↓	アミノフィリン，エファビレンツ，制酸剤，テオフィリン，リファンピシン
PHT	↑	アゾール系抗真菌薬（ミコナゾール，フルコナゾール，イトラコナゾール，ボリコナゾールなど），アミオダロン，アミノフィリン，アロプリノール，イソニアジド，オメプラゾール，クロラムフェニコール，シクロスポリン，ジスルフィラム，シメチジン，ジルチアゼム，スルファメトキサゾール・トリメトプリム，タクロリムス，チクロピジン，テオフィリン，ネルフィナビル，パラアミノサリチル酸，フルオロウラシル系薬剤（テガフール製剤，ドキシフルリジンなど），ホスフルコナゾール，ワルファリン
	↓	アミノフィリン，サリチル酸，ジアゾキシド，シスプラチン，テオフィリン，ネルフィナビル，ピリドキシン，ビンカアルカロイド（ビンクリスチンなど），リファンピシン
VPA	↑	イソニアジド，サリチル酸系薬剤（アスピリンなど），シメチジン，マクロライド系抗生物質（エリスロマイシン，クラリスロマイシン，ジョサマイシンなど）
	↓	カルバペネム系抗生物質（パニペネム・ベタミプロン，メロペネム，イミペネム・シラスタチン，ドリペネム，ビアペネム，テビペネム），コレスチラミン，シスプラチン，ナプロキセン，メトトレキサート，リファンピシン
ESM	↑	イソニアジド
	↓	リファンピシン
CZP	↑	セレギリン
CLB	↑	シメチジン，CYP3A4により代謝される薬剤（リファンピシンなど），CYP3A4阻害薬（リトナビル，副腎皮質ホルモン製剤，マクロライド系抗生物質など），セレギリン
NZP	↑	シメチジン，セレギリン
AZM	↑	アスピリン大量投与
	↓	塩化アンモニウム
GBP	↑	シメチジン，ナプロキセン，モルヒネ
	↓	制酸剤（水酸化アルミニウム，水酸化マグネシウム）
TPM	↑	ヒドロクロロチアジド
LTG	↓	アセトアミノフェン，アタザナビル，経口避妊薬（エチニルエストラジオール，ノルエチステロンなど），リトナビル，リファンピシン，ロピナビル・リトナビル配合剤
PER	↑	ケトコナゾール

＊：ZNS, KBr, LEV, RFN, STP, VGB, LCM：記載なし．
＊＊：下線は併用禁忌．

〔須貝研司．抗てんかん薬と他の薬剤，食事との相互作用．小児内科．2014；46(9)：1242-1247にShorvon S, Perucca E, Engel J Jr eds. The treatment of epilepsy, 4th edition. Chichester：Wiley Blackwell, 2015. p.376-700./Wyllie E, Gidal BE, Goodkin HP, et al eds. Wyllie's Treatment of Epilepsy：Principles and Practice, 6th edition. Philadelphia：Wolters Kluwer, 2015. p.593-768./Patsalos PN, Bourgeois BFD. The Epilepsy Prescriber's Guide to Antiepileptic Drugs. Cambridge：Cambridge University Press, 2010 から追加改変〕

薬物濃度モニター

表5 | 抗てんかん薬（AED）の向精神薬以外の一般薬に対する影響

AED	一般薬の血中濃度	AEDが影響する向精神薬以外の一般薬
PB	↑	サイアザイド系降圧利尿薬など（起立性低血圧↑），セレギリン，抗ヒスタミン薬（ヒドロキシジン，ジフェニルヒドラミン）
	↓	アゼルニジピン，アミノフィリン，イマチニブ，イリノテカン，HIVプロテアーゼ阻害薬（インジナビル，サキナビル，ネルフィナビル，ロピナビルなど），クロラムフェニコール，シクロスポリン，タクロリムス，テオフィリン，ドキシサイクリン，PDE5阻害薬（シルデナフィル，タダラフィル，バルデナフィル），フェロジピン，副腎皮質ホルモン剤（デキサメタゾンなど），フレカイニド，ベラパミル，ボリコナゾール，モンテルカストなど，卵胞ホルモン剤・黄体ホルモン剤（ノルゲストレル・エチニルエストラジオールなど），リバーロキサバン，ワルファリン
PRM	↑	抗ヒスタミン薬，サイアザイド系降圧利尿薬（トリクロルメチアジドなど）（起立性低血圧↑），セレギリン
	↓	ドキシサイクリン
CBZ	↑	イソニアジドの肝毒性増強，シクロホスファミド，セレギリン
	↓	アセトアミノフェン，アプレピタント，アミノフィリン，アルベンダゾール，アルプラゾラム，イトラコナゾール，HIVプロテアーゼ阻害薬（サキナビル，インジナビル，ネルフィナビル，ロピナビルなど），エトラビリン，エファビレンツ，エレトリプタン，オンダンセトロン，カスポファンギン，抗悪性腫瘍剤（アキシチニブ，イリノテカン，イマチニブ，ゲフィチニブ，スニチニブ，ソラフェニブ，ダサチニブ，タミバロテン，テムシロリムス，トレミフェン，ニロチニブ，ラパチニブ），ジエノゲスト，ジゴキシン，ジヒドロピリジン系カルシウム拮抗薬（ニフェジピン，フェロジピン，ニルバジピンなど），シルデナフィル，ソリフェナシン，タダラフィル，ダビガトランエテキシラート，テオフィリン，テラプレビル，ドネペジル，トラマドール，非脱分極性筋弛緩薬（ベクロニウムなど），副腎皮質ホルモン剤（プレドニゾロン，デキサメタゾンなど），ブプレノルフィン，プラジカンテル，フレカイニド，ホスアプレピタント，ボリコナゾール，マラビロク，ミラベグロン，メグルミン，免疫抑制薬（シクロスポリン，タクロリムス，エベロリムス），卵胞ホルモン剤・黄体ホルモン剤，リバーロキサバン，リルピビリン，ワルファリン
PHT	↑	ワルファリン
	↓	アゼルニジピン，アミノフィリン，イトラコナゾール，イマチニブ，イリノテカン，インジナビル，オンダンセトロン，キニジン，血糖降下薬（インスリン，経口血糖降下薬），甲状腺ホルモン剤（レボチロキシンなど），サキナビル，シクロスポリン，ジソピラミド，タクロリムス，タダラフィル，テオフィリン，デフェラシロクス，ドキシサイクリン，ニソルジピン，ニフェジピン，ネルフィナビル，非脱分極性筋弛緩薬（ベクロニウム，パンクロニウムなど），PDE5阻害薬（タダラフィル，シルデナフィル），フェロジピン，副腎皮質ホルモン剤（デキサメタゾンなど），プラジカンテル，フレカイニド，ベラパミル，ボリコナゾール，メキシレチン，卵胞ホルモン剤・黄体ホルモン剤（ノルゲストレル・エチニルエストラジオールなど），リバーロキサバン，ワルファリン
VPA	↑	ワルファリン
CZP	↑	セレギリン
CLB	↑	CYP3A4により代謝される薬剤（リファンピシンなど），セレギリン
NZP	↑	セレギリン
AZM	↑	ACTH，降圧薬，ジギタリス製剤（ジゴキシン）
TPM	↑	メトホルミン
	↓	経口避妊薬（エチニルエストラジオール，ノルエチステロンなど），ジゴキシン，ピオグリタゾン
LTG	↑	経口避妊薬（エチニルエストラジオール，ノルエチステロンなど）
	↓	経口避妊薬（エチニルエストラジオール，ノルエチステロンなど）
RFN	↓	経口避妊薬（エチニルエストラジオール，ノルエチステロンなど）
PER	↓	経口避妊薬（エチニルエストラジオール，ノルエチステロンなど）

＊：ZNS，ESM，KBr，LEV，STP，VGB，LCM：記載なし．ただし，STPは肝の薬物代謝酵素の強力な阻害作用があるので，種々の薬剤の血中濃度を増加させる可能性がある．

＊＊：下線は併用禁忌．

〔須貝研司．抗てんかん薬と他の薬剤，食事との相互作用．小児内科．2014；46（9）：1242-1247．に Shorvon S, Perucca E, Engel J Jr eds. The treatment of epilepsy, 4th edition. Chichester：Wiley Blackwell, 2015. p.376-700./Wyllie E, Gidal BE, Goodkin HP, et al eds. Wyllie's Treatment of Epilepsy：Principles and Practice, 6th edition. Philadelphia：Wolters Kluwer, 2015. p.593-768./Patsalos PN, Bourgeois BFD. The Epilepsy Prescriber's Guide to Antiepileptic Drugs. Cambridge：Cambridge University Press, 2010 から追加改変〕

第 13 章 てんかんと女性

CQ 13-1
女性のてんかん患者において，妊娠・出産に関してどのような基本的な対応が必要か

> **要約**
>
> 女性のてんかん患者には，女性のライフサイクルを考慮した包括的な妊娠・出産についてのカウンセリングをすべきである．具体的には，思春期を目処に妊娠・出産についての基礎知識および生活面やてんかんの病態や治療の重要性などについての理解を促す．また，リスクの少ない妊娠・出産を実現するため可能な限り計画的な妊娠・出産を勧め，抗てんかん薬中止が困難な場合は，非妊娠時から催奇形性リスクの少ない薬剤を選択し，発作抑制のための適切な用量調整を行っておくことが望ましい．

解説

妊娠の可能性がある女性には，てんかんの重症度や環境要因，併存障害の有無などに応じた生活能力を総合的に判断し，妊娠・出産が現実的か否かについて家族，産科医，小児科医などとも十分なアドヒアランスを構築することが望ましい[1-3]．具体的には治療者は妊娠の可能性のあるすべての女性に対して，思春期（中学生あたり）から結婚や妊娠など女性のライフサイクルに応じた助言・指導を行い，家族の協力も促し計画的な妊娠・出産を推奨する．

妊娠・出産時における抗てんかん薬（antiepileptic drugs：AED）の留意点としては，①単剤投与を原則とし，②投与量は必要最低限にすること，③できるだけ催奇形性の少ない AED を選択する，④妊娠期間中の AED の血中濃度の変動に注意することなどが挙げられる[2,3]．妊娠・出産の各時期のてんかん発作発現頻度の変化に注意し，発作抑制と妊娠・出産へのリスクを減らすための両面からのバランスを考慮した最適な AED 療法を目指す．さらに，妊娠・出産に関わる一般的な注意事項，胎児・新生児への AED の影響，出産後の経過，てんかんの遺伝，児の発達などについても事前に十分な説明を行う．妊娠・出産に関する対応について**表 1** にまとめて示した．

AED を服用していない女性てんかん患者では一般人口との差は明確でないというデータもあるが[4,5]，妊娠中に AED を服用している女性から出生した児の奇形発現頻度は 4～10％程度であり，一般人口の場合の頻度 2～5％と比べておおよそ 2～3 倍高い．その際の催奇形性リスクは，服用している AED によって差がある[2,5,6]．また，非妊娠時の AED 服用や，男性患者の服用は胎児への影響はほとんどない[2]．

奇形の種類については一般人口にみられる奇形と同様で，口唇裂，口蓋裂，心奇形の頻度が高い．バルプロ酸，カルバマゼピンと二分脊椎の関連が指摘されているが，小奇形については

表1｜妊娠の可能性のあるてんかん患者に対する対応のポイント

妊娠前	妊娠中
①本人・家族とのアドヒアランス構築 　妊娠前からの十分なカウンセリングの実施 　カウンセリング項目 　・てんかんをもつ女性の出産と妊娠の基礎知識 　・生活および服薬指導 　・計画的な妊娠・出産の勧め 　・妊娠，出産が現実的か否か：家族の協力の重要性の説明 　・必要に応じて心理面での専門的サポートも考慮 ②患者と相談のうえで医師が行うべき判断 　・抗てんかん薬（AED）の減量・整理もしくは中止の可能性 　・服用継続の場合，できるかぎり単剤で必要最小限の用量 　・多剤併用の際は薬剤の組み合わせに注意する 　　避けるべきAEDの組み合わせ：バルプロ酸＋カルバマゼピンあるいはフェニトイン＋プリミドン＋フェノバルビタール 　　バルプロ酸の投与はなるべく避け，投与が必要な場合は徐放剤を用い，服用量600 mg/日以下を目指す 　・非妊娠時からの葉酸の補充（目安として0.4 mg/日程度） 　・産婦人科，小児科との連携（妊娠前〜出産後までの全経過における連携が望ましい）	定期的な通院および服薬 　・AED投与量の増量は服薬が規則的にもかかわらず発作が悪化したときにのみ検討する 　・妊娠前に最低1回はαフェトプロテイン，葉酸濃度を測定し，その後適宜測定する 　・妊娠16週を目途にαフェトプロテイン測定 　・妊娠18週で超音波診断など胎児モニタリングを行う 　・全般性強直間代発作を起こす症例では切迫流・早産に注意
	出産時および産褥期
	一般的には自然分娩が可能である ・分娩前後の不規則な服薬による発作の増悪に注意する
	出産後
	・産後にAED血中濃度が変動する場合は投与量を調整する ・授乳は原則的に可能（母子双方の要因について総合的に判断する）

各薬剤で明らかな差はない[2]．

　計画的な妊娠などのため，経口避妊薬を使用する場合は抗てんかん薬との相互作用について説明し（フェノバルビタール，フェニトイン，カルバマゼピン，ラモトリギンなどは避妊薬の効果を減ずることなど），50 μg以上のエストロゲン含有ピルの服用あるいはその他の避妊手段などについても産婦人科専門医の適切な指導を受けるように勧める[2,7]．

　さらに，妊娠・出産という局面は女性（および家族）にとって生涯にわたって大きな意味をもつので，心理面にも配慮した対応に留意する．

　実際の診療においては，妊娠・出産各時期における留意点や薬剤調整計画などについて，**図1**

妊娠に関連する注意事項
・規則正しい内服を心がける
・全身けいれん（全般性強直間代発作）を予防
・転倒，外傷を防ぐ
　（妊娠中におけるてんかん発作の頻度は，約50%で不変，25%で低下，25%で上昇）

出産後の留意事項
・授乳は原則問題なし
・育児，授乳による疲労，睡眠不足を避け，場合によっては，人工栄養の併用や家族の協力も検討する

妊娠6か月前には AEDの選択・用量調整を終え 計画的な妊娠を勧める	胎児の器官形成に重要な時期		発作状況，血中濃度，体重増加に合わせ内服量を調整	90％以上の方で通常の出産が可能
	妊娠 月　日	10週 月　日	20週 月　日	9か月　　出産予定日 月　日　　月　日

AEDの調整

現在（非妊娠時）のAED　　　　　　　　　　　　　　妊娠前に目指すAEDの用量等

①　_____：_____ mg/日（血中濃度　_____ μg/mL）→　_____：_____ mg/日（血中濃度　_____ μg/mL）
②　_____：_____ mg/日（血中濃度　_____ μg/mL）→　_____：_____ mg/日（血中濃度　_____ μg/mL）
③　_____：_____ mg/日（血中濃度　_____ μg/mL）→　_____：_____ mg/日（血中濃度　_____ μg/mL）

葉酸の内服：　　月　　日　より　　　mg/日

図1｜妊娠・出産に向けての留意点
（原図提供：京都大学大学院医学研究科てんかん・運動異常生理学講座　池田昭夫．一部改変）

に示したようなチャートを利用することも推奨される．

■文献

1) Winterbottom J, Smyth R, Jacoby A, et al. The effectiveness of preconception counseling to reduce adverse pregnancy outcome in women with epilepsy：What's the evidence? Epilepsy Behav. 2009；14(2)：273-279.
2) 兼子　直，管るみ子，田中正樹，他．てんかんをもつ妊娠可能な女性に関する治療ガイドライン．日本てんかん学会ガイドライン作成委員会報告．てんかん研．2008；25：27-31.
3) Tomson T, Landmark CJ, Battino D. Antiepileptic drug treatment in pregnancy：changes in drug disposition and their clinical implications. Epilepsia. 2013；54(3)：405-414.
4) Fried S, Kozer E, Nulman I, et al. Malformation rates in children of women with untreated epilepsy：a meta-analysis. Drug Saf. 2004；27(3)：197-202.
5) Veiby G, Daltveit AK, Engelsen BA, et al. Fetal growth restriction and birth defects with newer and older antiepileptic drugs during pregnancy. J Neurol. 2014；261(3)：579-588.
6) Meador K, Reynolds MW, Crean S, et al. Pregnancy outcomes in women with epilepsy：a systematic review and meta-analysis of published pregnancy registries and cohorts. Epilepsy Res. 2008；81(1)：1-13.
7) Perucca E, Battino D, Tomson T. Gender issues in antiepileptic drug treatment. Neurobiol Dis. 2014；72(Pt B)：217-223.

■検索式・参考にした二次資料

旧版のCQ13-1に関する検索
PubMed検索：2015年6月28日
epilepsy［mesh］AND（pregnancy［mesh］OR pregnant）AND "patient education" ＝34件

医中誌検索：2015年6月28日
((てんかん/MTH) and ((妊娠/TH or 妊娠/AL)) and ((患者教育/TH or 患者教育/AL))) and (PT＝会議録除く) ＝12件

PubMed検索：2015年6月28日
epilepsy［majr］AND（pregnancy［majr］OR Delivery, Obstetric［mesh］OR lactation［mesh］）Filters: Publication date from 2008/01/01 to 2015/12/31; Humans; English; Japanese＝96件

医中誌検索：2015年6月28日
((てんかん/MTH) and ((妊娠/TH or 妊娠/AL) or (出産/TH or 出産/AL) or (授乳/TH or 授乳/AL))) and (DT＝2008:2015 and PT＝会議録除く) ＝136件

CQ 13-2
妊娠可能な女性における抗てんかん薬療法の注意点はなにか

> **要約**
>
> 妊娠が予想される場合の抗てんかん薬は可能な限り単剤投与を目指す．また，薬剤選択にあたっては発作抑制効果の判断のみでなく，催奇形性リスクや認知機能障害発現リスクなどにも十分留意した薬剤選択を行い，服用量の調整にも注意する．

解説

　母親の抗てんかん薬服用による出生児の奇形発現リスクは単剤服用時よりも多剤併用で高くなり，併用する薬剤の種類によってもリスクの程度は異なる[1-3]．妊娠中抗てんかん薬服用が必要な場合は，妊娠前からできるだけ単剤服用を目指し，催奇形性リスクの低い薬剤を選択する．各抗てんかん薬の大奇形発現頻度に関する調査結果を**表1**に示した[3]．レベチラセタム，ラモトリギンは単剤使用の場合は奇形発現率が低い[3-5]．カルバマゼピンも比較的奇形発現率は低い．フェニトイン，フェノバルビタール，トピラマートは奇形発現率がやや高く[4]，バルプロ酸は他剤より奇形発現率が高い．

　単剤の場合に催奇形性リスクが低い抗てんかん薬であっても，多剤併用の場合は薬剤の組み

表1｜抗てんかん薬服用による大奇形（major congenital malformation）発現率

	VPA	CBZ	LTG	PB	PHT	LEV	OXC	TPM
EURAP	9.7% (98/1,010)	5.6% (79/1,402)	2.9% (37/1,280)	7.4% (16/217)	5.8% (6/103)	1.6% (2/126)	3.3% (6/184)	6.8% (5/73)
NAAPR	9.3% (30/323)	3.0% (31/1,033)	1.9% (31/1,562)	5.5% (11/199)	2.9% (12/416)	2.4% (11/450)	2.2% (4/182)	4.2% (15/359)
UKIre	6.7% (82/1,220)	2.6% (43/1,657)	2.3% (49/2,098)		3.7% (3/82)	0.7% (2/304)		4.3% (3/70)
AUS	13.8% (35/253)	5.5% (19/346)	4.6% (14/307)		2.4% (1/41)	2.4% (2/84)	5.9% (1/17)	2.4% (1/42)
NMBR	6.3% (21/333)	2.9% (20/685)	3.4% (28/833)	7.4% (2/27)		1.7% (2/118)	1.8% (1/57)	4.2% (2/48)
SNBR	4.7% (29/619)	2.7% (38/1,430)	2.9% (32/1,100)		6.7% (8/119)	0% (0/61)	3.7% (1/27)	7.7% (4/52)

〔略語は以下の通り．VPA：バルプロ酸，CBZ：カルバマゼピン，LTG：ラモトリギン，PB：フェノバルビタール，PHT：フェニトイン，LEV：レベチラセタム，OXC：オクスカルバゼピン（2018年1月時点で国内では未承認），TPM：トピラマート〕
〔EURAP（European and international registry of antiepileptic drugs in pregnancy）：ヨーロッパおよび国際的調査，NAAPR（North American antiepileptic drugs and pregnancy registry）：北米での調査，UKIre（UK and Irish epilepsy and pregnancy registry）：英国およびアイルランドでの調査，AUS（Australian Register of Antiepileptic Drugs in Pregnancy）：オーストラリアでの調査，NMBR（Medical birth registry of Norway）：ノルウェーでの調査，SMBR（Swedish medical birth register）：スウェーデンでの調査〕
〔Tomson T, Xue H, Battino D. Major congenital malformations in children of women with epilepsy. Seizure. 2015；28：46-50. より引用改変〕

合わせによっては催奇形性リスクが高くなることに注意が必要である[2,4,6]。多剤療法の際に、併用によって催奇形性リスクが高まる薬剤としてはバルプロ酸、フェニトイン、フェノバルビタールがあげられている[2,6]。また、抗てんかん薬の組み合わせで、バルプロ酸＋カルバマゼピンあるいはフェニトイン＋プリミドン＋フェノバルビタールのように、フェニトインまたはカルバマゼピンとバルビツール系薬剤などの特定の薬剤との組み合わせも、催奇形性リスクを増加させることが示されている[2]。

バルプロ酸を妊娠中に服用した母親から生まれた小児のIQ（全般性IQ、特に言語性IQ）の低下が用量依存性（特に 1,000 mg/日以上の高用量で著明）にみられること[7]、自閉症スペクトラムの発症リスクが高いことが報告されている[8]。バルプロ酸は催奇形性リスクが高いことに加えて、児の認知機能障害および行動障害の発症リスクについても十分留意すべきである。やむを得ず服用する場合は、可能な限り 600 mg/日程度以下の服用量にすべきである[7,9]。血中濃度の安定化を図るため徐放剤使用が望ましい[2]。国際的にも妊娠可能な女性へのバルプロ酸の投与に際しては慎重な判断を要することが提言されている[9]。

なお、本邦で最近発売されたペランパネルおよびラコサミドに関しては、ヒトの妊娠・出産などに関するデータは現時点では不十分である。

文献

1) Borgelt LM, Hart FM, Bainbridge JL. Epilepsy during pregnancy：focus on management strategies. Int J Womens Health. 2016；8：505-517.
2) 兼子 直、管るみ子、田中正樹、他. てんかんをもつ妊娠可能な女性に関する治療ガイドライン. てんかん研. 2008；25(1)：27-31.
3) Tomson T, Xue H, Battino D. Major congenital malformations in children of women with epilepsy. Seizure. 2015；28：46-50.
4) Vajda FJ, O'Brien TJ, Lander CM, et al. The teratogenicity of the newer antiepileptic drugs-an update. Acta Neurol Scand 2014；130(4)：234-238.
5) Cunnington MC, Weil JG, Messenheimer JA, et al. Final results from 18 years of the International Lamotrigine Pregnancy Registry. Neurology. 2011；76(21)：1817-1823.
6) Meador K, Reynolds MW, Crean S, et al. Pregnancy outcomes in women with epilepsy：a systematic review and meta-analysis of published pregnancy registries and cohorts. Epilepsy Res. 2008；81(1)：1-13.
7) Meador KJ, Baker GA, Browning N, et al. Fetal antiepileptic drug exposure and cognitive outcomes at age 6 years（NEAD study）：a prospective observational study. Lancet Neurol. 2013；12(3)：244-252.
8) Christensen J, Grønborg TK, Sørensen MJ, et al. Prenatal valproate exposure and risk of autism spectrum disorders and childhood autism. JAMA. 2013；309(16)：1696-1703.
9) Tomson T, Marson A, Boon P, et al. Valproate in the treatment of epilepsy in girls and women of childbearing potential. Epilepsia. 2015；56(7)：1006-1019.

CQ 13-3
葉酸は補充すべきか

> **要約**
>
> 葉酸投与は神経管閉鎖障害の予防などのために有用である．

解説

　一部の抗てんかん薬は血中葉酸濃度を低下させることが知られている[1-3]．特にバルプロ酸かカルバマゼピンを投与されている場合，神経管閉鎖障害の発生リスクを軽減させるために，適量（0.4〜0.6 mg/日程度）の葉酸の補充が望ましい[3,4]．また，葉酸は抗てんかん薬による児のIQへの影響を軽減することも報告されている[5]．

　投与にあたっては既製の葉酸製剤の使用や，葉酸を含むマルチビタミン剤の使用を考慮してもよい[1,3]．

文献

1) Wilson RD：Genetics Committee of the Society of Obstetricians and Gynaecologists of Canada and The Motherrisk Program. Pre-conceptional vitamin/folic acid supplementation 2007：the use of folic acid in combination with a multivitamin supplement for the prevention of neural tube defects and other congenital anomalies. J Obstet Gynaecol Can. 2007；29(12)：1003-1013.
2) Wlodarczyk BJ, Palacios AM, George TM, et al. Antiepileptic drugs and pregnancy outcomes. Am J Med Genet A. 2012；158A(8)：2071-2090.
3) Harden CL Pennell PB, Koppel BS. Practice Parameter update：management issues for women with epilepsy—focus on pregnancy (an evidence-based review)：vitamin K, folic acid, blood levels, and breastfeeding：report of the Quality Standards Subcommittee and Therapeutics and Technology Assessment Subcommittee of the American Academy of Neurology and American Epilepsy Society. Neurology. 2009；73(2)：142-149.
4) 厚生省保健医療局地域保健・健康増進栄養課生活習慣病対策室．神経管閉鎖障害の発症リスク低減のための妊娠可能な年齢の女性等に対する葉酸の摂取に係る適切な情報提供の推進について．
http://www1.mhlw.go.jp/houdou/1212/h1228-1_18.html
5) Meador KJ, Baker GA, Browning N. Fetal antiepileptic drug exposure and cognitive outcomes at age 6 years (NEAD study)：a prospective observational study. Lancet Neurol. 2013；12(3)：244-252.

CQ 13-4
妊娠中の抗てんかん薬の血中濃度モニタリングは有用か

> **要約**
> 妊娠前と妊娠中は抗てんかん薬の血中濃度が変化する場合があるので，必要に応じて血中濃度モニタリング（therapeutic drugs monitoring：TDM）実施が望ましい．

解説

　妊娠中に抗てんかん薬の血中濃度が変化することがある．ラモトリギンは非妊娠時の40%程度にまで血中濃度が低下することがある[1,2]．また，レベチラセタムは血清蛋白質との結合率は低いが，妊娠中に血中濃度が50%以上低下する場合があることが報告されている[3,4]．よって，非妊娠時の抗てんかん薬治療至適濃度をベースラインとして把握しておき，妊娠・出産における各時期に適宜血中濃度測定を行い，適切に投与量を調整し発作抑制効果の減弱を予防する．一方，出産後には血中濃度の増加による副作用の発現を防ぐことが重要である．

　フェニトイン，バルプロ酸などの蛋白結合型の薬剤では血中濃度の解釈に注意が必要である．なぜなら，総血中濃度が低値を示していても，妊娠中の血清蛋白質減少により遊離型薬剤が増加している可能性があるからである．抗てんかん薬の治療効果は主として遊離型薬剤が担っているので，総血中濃度が低下しても投与量をむやみに増量すべきではない．遊離型薬剤濃度の減少を確認でき，服薬アドヒアランスが良好であるにもかかわらず発作が増悪したときには当該薬剤の増量を検討する[5]．

文献

1) De Haan GJ, Edelboek P, Segers J, et al. Gestation-induced changes in lamotrigine pharmacokinetics：a monotherapy study. Neurology. 2004；63(3)：571-573.
2) Pennell PB, Peng L, Newport DJ, et al. Lamotrigine in pregnancy：clearance, therapeutic drug monitoring, and seizure frequency. Neurology. 2008；70(22 Pt 2)：2130-2136.
3) Reisinger TL, Newman M, Loring DW, et al. Antiepileptic drug clearance and seizure frequency during pregnancy in women with epilepsy. Epilepsy Behav. 2013；29(1)：13-18.
4) Wlodarczyk BJ, Palacios AM, George TM, et al. Antiepileptic drugs and pregnancy outcomes. Am J Med Genetics A. 2012；158A(8)：2071-2090.
5) Røste LS, Taubøll E. Women and epilepsy：review and practical recommendations. Expert Rev Neurother. 2007；7(3)：289-300.

CQ 13-5
女性のてんかん患者は，妊娠中の合併症が多いか

> **要約**
>
> 合併症の発現率はほとんど変わらないが，わずかに増加する合併症もある．

解説

　患者自身の発作時の転倒による外傷，および頭蓋内出血，静脈血栓症および静脈洞血栓症や虚血性脳卒中発作もありうるがその頻度は低く，統計学的な数も明らかでない[1-3]．分娩時合併症としての前期破水や臍帯異常に関する報告はほとんどみられず，てんかんに罹患していても90％以上は通常の出産が可能である．

　最近のシステマティックレビューでは，てんかん患者の自然流産，早産，周産期の高血圧，産後出血の合併症リスクや帝王切開を要した比率が若干高いが，集中治療が必要になるような事態の発現率はてんかん以外のケースと差がないことが報告されている[4]．

文献

1) Kaplan PW, Norwitz ER, Ben-Menachem E, et al. Obstetric risks for women with epilepsy during pregnancy. Epilepsy Behav. 2007；11(3)：283-291.
2) Meador KJ, Pennell PB, Harden CL, et al. Pregnancy registries in epilepsy：a consensus statement on health outcomes. Neurology. 2008；71(14)：1109-1117.
3) Aylward RL. Epilepsy：a review of reports, guidelines, recommendations and models for the provision of care for patients with epilepsy. Clin Med (Lond). 2008；8(4)：433-438.
4) Viale L Allotey J, Cheong-See F, et al. Epilepsy in pregnancy and reproductive outcomes：a systematic review and meta-analysis. Lancet. 2015；386(10006)：1845-1852.

CQ 13-6
自然分娩が可能か．分娩中の発作にはどのように対処するのか

> **要約**
>
> 一般には自然分娩が可能である．もし発作が起きた場合，一般的な発作時の治療法で対処可能である．

解説

多くの場合は通常の出産が可能であり[1-4]，一般的には帝王切開の適応はないが，併存症状によっては必要に応じて帝王切開もありうる[3]．吸引分娩は避けるべきである[3]．

出産時まで可能な限り規則的な服薬を続けるように指導する[1-4]．もし分娩中に発作が起きた場合一般的な発作への治療法で対応可能であるが，必要ならばベンゾジアゼピン系薬剤投与が推奨される．

新生児には離脱発作が生じることがあるので注意を要する[3]．

文献

1) Røste LS, Taubøll E. Women and epilepsy：review and practical recommendations. Expert Rev Neurother. 2007；7(3)：289-300.
2) Harden CL, Hopp J, Ting TY, et al. Practice Parameter update：Manegement issues for woman with epilepsy—Focus on pregnancy (an evidence-based review)：Obstetrical complication and change in seizure frequency：report of the Quality Standards Subcommittee and Therapeutics and Thechnology Assessment Subcommittee of the American Academy of Neurology and American Epilepsy Society. Neurology. 2009；73(2)：126-132.
3) 兼本浩祐, 熊谷幸代. 妊娠時のてんかん治療. 神経内科. 2004；61(1)：40-43.
4) EURAP Study Group. Seizure control and treatment in pregnancy：observations from the EURAP epilepsy pregnancy registry. Neurology. 2006；66(3)：354-360.

CQ 13-7
抗てんかん薬服用中の授乳は可能か

> **要約**
>
> 授乳可能である．

解説

　授乳は抗てんかん薬服用時でも原則的に可能である．ただし抗てんかん薬は母体血中から種々の割合で母乳中にも移行することについては留意する[1-3]．

　授乳を行う際には，服用中の抗てんかん薬の母乳内移行率や，児の抗てんかん薬半減期などに留意し，新生児の離脱発作，傾眠，低緊張，哺乳力低下などの症状に注意する[3]．そのような場合には母乳を控え，可能なら児の血中濃度を測定するなどの臨機応変な対応をすべきである[3]．各抗てんかん薬の母乳移行率などについて表1に示した．

　いずれの場合も，実際に母乳を授乳するかどうかについては児の心身の発達面や母親の希望を重視しつつ，総合的な視点から現実的な判断をしていく．また，授乳期間中は母親の睡眠不足や育児による疲労などについても十分な生活指導やケアが必要である．

表1 | 各AEDの母乳移行率および児のAED半減期

AED	AEDの胎盤通過率	AEDの母乳内移行率	児におけるAED半減期（時間）
CBZ	0.69〜0.78	0.36〜0.41	8〜36
CLB	1.7〜7.5	0.13〜0.36	17〜31
CZP	0.59	1.0〜3.0	13〜33
DZP	1.2〜2.0	0.5	31
ESM	0.97	0.86〜1.36	32〜38
GBP	1.74（1.3〜2.1）	0.7〜1.3	14
LEV	1.14（0.56〜2.0）	1.0〜3.09	16〜18
LTG	0.9（0.6〜1.3）	0.61（0.5〜0.77）	24
OXC	0.92〜1.0	0.5〜0.65	17〜22
PB	0.7〜1.0	0.36〜0.46	100〜500
PHT	0.86〜1.0	0.06〜0.19	15〜105
PRM	0.88〜0.99	0.72	7〜60
TPM	0.95（0.85〜1.06）	0.67〜1.1	24
VPA	1.59〜1.71	0.01〜0.1	30〜60
ZNS	0.92	0.41〜0.93	61〜109

胎盤通過率＝臍帯血中のAED濃度/母体血中AED濃度
母乳移行率＝母乳中のAED濃度/母体血中AED濃度
（菊地　隆，吉田秀一．抗てんかん薬の母乳内移行を介した曝露による児への影響．兼子　直編著　改訂第3版 てんかん教室．東京，新興医学出版社．2012. p.215-218. より引用改変）

■文献

1) Harden CL, Pennell PB, Koppel BS, et al. Practice Parameter update：management issues for women with epilepsy—focus on pregnancy（an evidence-based review）：Vitamin K, folic acid, blood levels, and breastfeeding. report of the Quality Standards Subcommittee and Therapeutics and Technology Assessment Subcommittee of the American Academy of Neurology and American Epilepsy Society. Neurology. 2009；73(2)：142-149.
2) Røste LS, Taubøll E. Women and epilepsy：review and practical recommendations. Expert Rev Neurother. 2007；7(3)：289-300.
3) 菊地　隆, 吉田秀一. 抗てんかん薬の母乳内移行を介した曝露による児への影響. 兼子　直　編著　改訂第3版　てんかん教室. 東京, 新興医学出版社. 2012. p.215-218.

第14章 心因性非てんかん発作の診断

CQ 14-1
心因性非てんかん発作とてんかん発作はどう鑑別するか

> **要約**
> ①心因性非てんかん発作（PNES）を疑わせる臨床症候が存在するが，それのみで PNES と診断することはできない．
> ②発作時のビデオ脳波を記録し，経験のある医師が典型的な PNES の発作症候を確認し，発作直前，発作中，発作直後の脳波記録にてんかん異常波がないことを確認することで診断できる．
> ③ただし，単純部分発作，補足運動野起源ないしは眼窩前頭皮質・帯状回起源が想定されるような発作については，発作時ビデオ脳波同時記録が診断の決め手とならない場合もある．
> ④ある種類の発作が PNES であると確定診断がついたとしても，同一個人における他のすべての発作が PNES と速断することは避けるべきである．

解説

　PNES（psychogenic non-epileptic seizures）とは突発的に生じるてんかん発作に似た精神身体症状で，身体的・生理学的発症機序をもたないものをいう．てんかんとして初診する患者においては 5〜20％に，手術の適応となるような難治てんかん患者では 15〜30％にみられる[1]．男女比は，対象とする集団によって異なり，精神遅滞（知的障害）もてんかんも伴わない場合には女性に多いが，精神遅滞ないしはてんかんを伴う場合には男女差は明確でない．精神遅滞が併発する頻度も 17〜37％と報告によってばらつきがある．てんかん発作あるいは精神遅滞を伴う PNES では，しばしば直接的な誘因が存在することが多いので，生活状況をよく聴取し，PNES が発現する直前に生活史上の変化がなかったかどうかに着目する必要がある．これに対して，てんかんおよび精神遅滞のいずれも伴わない人に起こる PNES では，家族関係などの生育歴が重要である場合が多く，精神科医・臨床心理士の助言を求めることが望まれる．

　PNES を疑わせる典型的な発作症候には，(1) 発作持続時間が長い，(2) 発作症状が変動する，(3) 左右で同期しない体の動き，(4) 下腹部を激しく動かす，(5) 頭や体を左右に揺らす，(6) 発作中に閉眼している，(7) 発作中に泣く，(8) 発作中の出来事を覚えている，(9) 発作後の錯乱がない，(10) 睡眠時に生じた発作にみえるが，脳波所見では覚醒状態であったことが確認されることが指摘されている[2]．

　しかし，単独で確定診断できる症状はなく，参考所見と考えるべきである．

　PNES の疑いがある場合には環境調整や精神療法を行いながら，臨床症状の推移を観察しつつ時間をかけて診断を確定する必要がある．

表1｜PNES 診断の確度

診断の確度	情報源	脳波
疑診 (possible)	発作の目撃者あるいは本人の陳述	ルーチン脳波あるいは断眠脳波で，発作間欠期にてんかん異常波がない
ほぼ確実 (probable)	医師が発作ビデオあるいは発作を目撃して，PNES に典型的な症状を確認	同上
臨床的に確実 (clinically established)	てんかん発作診断の経験のある医師が発作ビデオあるいは発作を目撃して，PNES に典型的な症状を確認したが，発作時脳波はない	ルーチンあるいは携帯型脳波計で，真のてんかん発作であればてんかん性異常波を伴う発作症状でありながら，典型的な発作時記録でてんかん異常波がない
確定診断 (documented)	てんかん発作診断の経験のある医師が発作時のビデオ脳波を確認	典型的な PNES 発作の直前，発作中，発作直後のビデオ脳波記録で，てんかん異常波がない

〔LaFrance WC Jr, Baker GA, Duncan R, et al. Minimum requirements for the diagnosis of psychogenic nonepileptic seizures：a staged approach：a report from the International League Against Epilepsy Nonepileptic Seizures Task Force. Epilepsia. 2013；54(11)：2005-2018. より〕

　頻度は低いものの，PNES の患者が発作時に尿失禁や咬舌があったと報告されることがある[3]．失禁や咬舌は PNES を否定するものではない[4]．

　発作終了後10〜20分以内にプロラクチン濃度の上昇を伴う場合は PNES ではない可能性が高い[5]．

　PNES 診断の確度には疑診から確診まで4段階があり，それぞれの基準を**表1**に示した[5]．発作目撃あるいは発作ビデオで疑診 (possible)，ほぼ確実 (probable)，臨床的に確実 (clinically established) と診断するが，確定診断 (documented) のためには発作時のビデオ脳波同時記録のできる専門施設への受診が必要となる．

　確定診断のための入院は発作時ビデオ脳波記録を目的とするが，実際に医療スタッフにより発作を観察できるメリットもある．

　入院して抗てんかん薬を減量・中止する場合は，それまで抑止されていたてんかん発作が顕在化したり，一定期間以上投与されていたフェノバルビタールやベンゾジアゼピン系薬剤の離脱発作やてんかん発作重積状態誘発の危険性に留意する．

文献

1) 兼本浩祐，藤原建樹，池田昭夫，他．心因性非てんかん性発作（いわゆる偽発作）に関する診断・治療ガイドライン．てんかん研．2009；26(3)：478-482.
2) Avbersek A, Sisodiya S. Does the primary literature provide support for clinical signs used to distinguish psychogenic non-epileptic seizures from epileptic seizures? J Neurol Neurosurg Psychiatry. 2010；81(7)：719-725.
3) Oliva M, Pattison C, Carino J et al. The diagnostic value of oral lacerations and incontinence during convulsive "seizures". Epilepsia. 2008；49(6)：962-967.
4) Oto M, Conway P, McGonigal A, et al. Gender differences in psychogenic non-epileptic seizure. Seizure. 2005；14(1)：33-39.
5) LaFrance WC Jr, Baker GA, Duncan R, et al. Minimum requirements for the diagnosis of psychogenic nonepileptic seizures：a staged approach：a report from the International League Against Epilepsy Nonepileptic Seizures Task Force. Epilepsia. 2013；54(11)：2005-2018.

■検索式・参考にした二次資料

(((psychogenic AND (nonepileptic OR non-epileptic)) OR PNES) AND (therapy [sh] OR psychotherapy [mh]) Filters: Publication date from 2008/01/01 to 2015/12/31; English; Japanese
PubMed=92
psychogenic seizures
Cochrane=3

CQ 14-2
心因性非てんかん発作の治療はどうするか

> **要約**
> ①心因性非てんかん発作（PNES）の診断が確定した例の治療には，(1) 非難のニュアンスを出さずによい知らせとして診断を明確に告知する，(2) 抗てんかん薬の必要がないことを説明する，(3) きっかけとなる誘発因子や症状を持続させる因子をリストにする，(4) 精神医学的評価を受けてもらう，(5) 個人精神療法や家族精神療法を実施する，(6) 気分障害，不安障害，身体化障害が合併する場合には向精神薬の使用を考慮する．
> ②抗てんかん薬は減量・中止するのが原則だが，精神状態の一時的悪化やてんかん発作の顕在化といったリスクを伴う．
> ③精神遅滞（知的障害）が存在する場合には，患者・家族への診断の説明・告知とともに，社会的・心理的環境調整を行う．
> ④真の発作を合併している場合には，患者・家族にどのタイプの発作が PNES で，どのタイプがてんかん発作かに関する十分な説明を行う．

解説

①発作時のビデオ脳波同時記録で PNES の存在が確認された場合でも，すべての発作が PNES であるとは限らないことを考慮するならば，当初の説明は，「てんかんでなく気持ちのほうから来る発作も起こっている可能性がある」といった程度に止めたほうが安全と思われる[1]．

てんかん発作の合併がなく，PNES が月2回以上あり，IQ が70以上の例では，4か月間の認知行動療法（cognitive behavioral therapy：CBT）が中等度以上のエフェクトサイズで発作頻度を有意に低下させ，3か月以上の発作抑制率のオッズ比が3.125であったとの RCT が報告された[2]．

投薬が長期間に及んでいる場合には，「自分はてんかんであるから就労できない」，「子どもを産めない」など，てんかんであることが人生設計の大きな柱となっている人たちが存在しており，こうした人たちにおいてはアイデンティティの喪失による激しい心理的動揺が出現する可能性がある．てんかん診断の否定は，新たなアイデンティティの形成とセットで行われる必要がある．

発作時のビデオ脳波同時記録に成功した場合，これを患者・家族に供覧し，説明を行うことは教育的に効果のあることが多いが，その際には PNES は偽物の発作であるといった価値判断を交えずに行う必要がある．PNES の多くは仮病や詐病ではなく，内因性の葛藤が表出した発作だからである．

精神科医に紹介する際は「すべての可能性を尽くすために精神科の先生にも治療のアドバイスを受けましょう」など，自分のところから当該の患者を追い出したと受け取られないよう言い方を工夫すべきであり，少なくとも一定期間は併診で診察を行うことが望ましい．

②抗てんかん薬は減量・中止するのが原則である[3]．特に中止に際しては，離脱症候群の出現や投薬によって抑制されていたてんかんの顕在化の可能性があることを，あらかじめ患者・家族に説明しておく必要がある[1]．

抗てんかん薬の減量・中止の際に発作再燃への不安が大きい場合や，家庭で緊急受診など十分な対応をとることが困難な場合には短期間の入院治療の適応となる．

発作の頻発により患者・家族が不安をもち入院治療を希望する場合には，精神科医と連携して精神療法の一環として入院させることを説明し，長期入院にならない工夫が必要である．

③精神遅滞（知的障害）を伴う場合は，患者・家族への診断の説明・告知とともに，社会的・心理的環境調整を行う．内省を伴う本格的な精神療法は困難なことが多く，自分を保護してくれていた肉親の喪失や職場・作業所での人間関係の大きな変化など，PNESが出現した状況をよく聴取する[1]．

PNESを起こしても発作を起こすと多くの職員がかまってくれる，入院できるなどの疾病利得のない状況を確保する．PNESを起こさなくても患者が一定の注目と保護を受けることができるような環境調整を行う必要がある．

PNESにてんかん発作が併存する場合は，PNESが存在することの説明は転科や投薬の中止などの基本的な治療の枠組みの変更に結びつかないので，患者・家族に比較的受け入れられやすい．

④真の発作を合併している場合には，患者・家族にどのタイプの発作がPNESでどのタイプがてんかん発作かに関する十分な説明を行い，抗てんかん薬は可能な限り用量を減らして単剤化する．

文献

1) 兼本浩祐, 藤原建樹, 池田昭夫, 他. 心因性発作（いわゆる偽発作）に関する診断・治療ガイドライン. てんかん研. 2009；26(3)：478-482.
2) Goldstein LH, Chalder T, Chigwedere C, et al. Cognitive-behavioral therapy for psychogenic nonepileptic seizures：a pilot RCT. Neurology. 2010；74(24)：1986-1994.
3) Kerr MP, Mensah S, Besag F, et al. International consensus clinical practice statements for the treatment of neuropsychiatric conditions associated with epilepsy. Epilepsia. 2011；52(11)：2133-2138.

検索式・参考にした二次資料

(((psychogenic AND (nonepileptic OR non-epileptic)) OR PNES) AND (therapy [sh] OR psychotherapy [mh]) Filters: Publication date from 2008/01/01 to 2015/12/31; English; Japanese
PubMed＝92
psychogenic seizures
Cochrane＝3

第 15 章 てんかんの精神症状

CQ 15-1
てんかんに伴う精神病の種類とそれぞれの治療法はなにか

> **要約**
> ① てんかんに伴う精神病は，交代性精神病を含む発作間欠期精神病と発作後精神病が大半を占める．
> ② 精神病の治療は統合失調症に準じて症状に応じた抗精神病薬を用い，原因と考えられる抗てんかん薬がある場合には減量・中止を考慮する．
> ③ 精神病症状寛解後の抗精神病薬の減量は慎重に行う．精神病症状の持続の長い例では，完全寛解から1〜2か月してから漸減する．
> ④ 発作後精神病に関しては，発作群発後の意識清明期ないしは精神病症状が出現する直前の躁状態の時期に，ベンゾジアゼピンないしは鎮静作用のある抗精神病薬を投与して睡眠を確保する．

解説

① 精神病（精神病性障害，あるいは精神病症状）とは，妄想，病識を欠く著明な幻覚，あるいは滅裂言語，解体行動（disorganized behavior），緊張病性行動（catatonic behavior）など，明らかに異常な行動をいう．メタ解析[1]では，てんかんに合併する精神病の頻度は，てんかん全体では 5.6%（95%CI：4.8〜6.4%，オッズ比 7.8），側頭葉てんかんでは 7%（95%CI：4.9〜9.1%）である．発作間欠期精神病が 5.2%（95%CI：3.3〜7.2%），発作後精神病が 2%（95%CI：1.2〜2.8%）である．発作前精神病や発作時精神病はまれである．

発作間欠期精神病[2]は，強い情動変化を伴う妄想精神病で，統合失調症に典型的なあやつられ体験などの第1級症状を伴うこともあるが，統合失調症と異なり感情は保たれる．

交代性精神病[2]は発作間欠期精神病の亜型で，発作抑制とともに多形性の感情・妄想症状が生じる．脳波検査を行うと強制正常化（逆説的正常化）がみられることが多いが，診断は脳波検査を行わなくとも可能である．外科治療による発作消失時に生じることもある[3]．

発作後精神病[2]は，発作の群発後（まれには単独発作後），24〜48時間の意識清明期を経て，1週間以内に幻視・幻聴・妄想が生じる．多形性の幻覚妄想状態で情動変化を伴い，数日〜数週間（通常は1〜2週間）持続する．

② 精神病の治療は統合失調症に準じて抗精神病薬を使用する[4]．多くの抗てんかん薬は肝代謝酵素を誘導し，抗精神病薬の効果を減弱させるため，高用量の抗精神病薬が必要となることがある[5]．抗てんかん薬が精神病症状を誘発したと考えられる場合は，その抗てんかん薬の減量・中止を考慮する[4,5]．

③ 精神病症状寛解後の抗精神病薬の減量は慎重に行い，精神病症状の持続の長い例では，症状

の完全寛解から1〜2か月してから漸減する[5]．
④発作群発後の意識清明期ないしは躁状態の時期に，ベンゾジアゼピンないしは鎮静作用のある抗精神病薬を投与して睡眠を確保することで，発作後精神病の発症を予防したり，精神病症状が軽くすむ可能性がある[4]．

文献

1) Clancy MJ, Clarke MC, Connor DJ, et al. The prevalence of psychosis in epilepsy：a systematic review and meta-analysis. BMC Psychiatry. 2014；14：75.
2) Krishnamoorthy ES, Trimble MR, Blumer D. The classification of neuropsychiatric disorders in epilepsy：a proposal by the ILAE Commission on Psychobiology of Epilepsy. Epilepsy Behav. 2007；10(3)：349-353.
3) González Mingot C, Gil Villar MP, Calvo Medel D, et al. Epileptic peri-ictal psychosis, a reversible cause of psychosis. Neurologia. 2013；28(2)：81-87.
4) 松浦雅人，藤原建樹，池田昭夫，他．成人てんかんの精神医学的合併症に関する診断・治療ガイドライン．てんかん研．2006；24(2)：74-77.
5) Kerr MP, Mensah S, Besag F, et al. International consensus clinical practice statements for the treatment of neuropsychiatric conditions associated with epilepsy. Epilepsia. 2011；52(11)：2133-2138.

検索式・参考にした二次資料

epilepsy [majr] AND mental disorders [majr] AND therapy [sh] Filters: Clinical Trial; Meta-Analysis; Multicenter Study; Randomized Controlled Trial; Publication
PubMed＝86

CQ 15-2
てんかんに伴ううつ病や自殺関連行動への対応をどうするか

要約

① てんかんに合併するうつ病の治療は，個人ごとに工夫した心理的治療と抗うつ薬治療を行う．
② 抗うつ薬の第一選択薬は SSRI や SNRI などの新規抗うつ薬である．
③ 初回のうつ病エピソードでは回復後の抗うつ薬の減量・中止は慎重に行い，2 回以上のうつ病エピソードでは回復後も抗うつ薬を継続する．
④ うつ病の既往のある人は，気分安定作用をもつ抗てんかん薬の減量は注意して行う．
⑤ 抗てんかん薬は自殺関連行動を増加させる可能性があり，抗てんかん薬の負の向精神作用についての情報を患者・家族に提供し，高リスク例についてはメンタルヘルスの専門家にコンサルトする．

解説

① てんかんとうつ病に関するメタ解析[1]では，現在および過去 1 年間の活動性うつ病の合併頻度は 23.1%（95%CI：20.6〜28.3%），オッズ比は 2.77（95%CI：2.09〜3.67）であった．生涯有病率は 13.0%（95%CI：5.1〜33.1%），オッズ比は 2.20（95%CI：1.07〜4.51）であった．

治療は個別の支持的精神療法，心理教育，認知行動療法（CBT），および抗うつ薬を用いる[2]．システマティック・レビュー[3,4]では，抗うつ薬も CBT も有効であり，特に個人ごとに工夫した CBT が有用であった．

② 抗うつ薬の第一選択には発作を増悪させることの少ない選択的セロトニン再取り込み阻害薬（SSRI）あるいはセロトニン・ノルアドレナリン再取り込み阻害薬（SNRI）などの新規抗うつ薬を用いる．副作用を減じるため少量から始め，効果が出現するまで増量する．

SSRI のうちフルボキサミンなどの酵素阻害薬は抗てんかん薬の血中濃度を上昇させることがある．

抗てんかん薬と炭酸リチウムを併用すると，発作増悪や神経毒性などの副作用が生じることがあり，特にカルバマゼピンと併用するときは脳症に注意する．

③ 初回のうつ病エピソードでは，回復後も 6 か月間程度は抗うつ薬を継続し，2 回以上のうつ病エピソードでは，回復後も 2 年間程度は継続する．

④ 気分障害の既往のある人は，気分安定作用をもつ抗てんかん薬（カルバマゼピン，オクスカルバゼピン，バルプロ酸，ラモトリギン）の減量は注意して行う．

⑤ 抗てんかん薬の負の向精神作用についての情報を提供し，特に精神障害の既往のある人は自殺念慮の発現に注意する．

自殺念慮の既往のある人は抑うつを惹起する抗てんかん薬を避け，挿間性の行動変化の既

往のある人は発作消失時のうつ症状発現に注意し，高リスク例についてはメンタルヘルスの専門家にコンサルトする[2]．

システマティック・レビュー[5]では，抗てんかん薬服用と自殺関連行動のエビデンスは十分でないが，エキスパートコンセンサスでは，(1) 抗てんかん薬により精神症状が出現し，自殺傾向に結びつくことがあるが，その頻度はきわめて低く，実態が明らかでない，(2) てんかんの自殺は多要因であり，仮にリスク要因があっても治療をやめるべきでない，(3) 抗てんかん薬を開始したり変更するときは，患者に気分の変化や希死念慮が生じたら主治医に報告するようにと伝える，(4) 薬物の臨床試験の際に，精神医学的家族歴，既往歴，自殺行動歴，自殺評価スケールを用いて，抗てんかん薬による精神科的副作用情報についても集積すべきである，と提案している[6]．

文献

1) Fiest KM, Dykeman J, Patten SB, et al. Depression in epilepsy：a systematic review and meta-analysis. Neurology. 2013；80(6)：590-599.
2) Kerr MP, Mensah S, Besag F, et al. International consensus clinical practice statements for the treatment of neuropsychiatric conditions associated with epilepsy. Epilepsia. 2011；52(11)：2133-2138.
3) Mehndiratta P, Sajatovic M. Treatments for patients with comorbid epilepsy and depression：A systematic literature review. Epilepsy Behav. 2013；28(1)：36-40.
4) Gandy M, Sharpe L, Perry KN. Cognitive behavior therapy for depression in people with epilepsy：a systematic review. Epilepsia. 2013；54(10)：1725-1734.
5) Ferrer P, Ballarín E, Sabaté M. Antiepileptic drugs and suicide：a systematic review of adverse effects. Neuroepidemiology. 2014；42(2)：107-120.
6) Mula M, Kanner AM, Schmitz B, et al. Antiepileptic drugs and suicidality：an expert consensus statement from the Task Force on Therapeutic Strategies of the ILAE Commission on Neuropsychobiology. Epilepsia. 2013；54(1)：199-203.

検索式・参考にした二次資料

epilepsy AND (mental disorders OR depression OR mood OR suicide) Cochrane＝303
epilepsy [majr] AND (depres* OR suicide) Filters: Clinical Trial; Meta-Analysis; Multicenter Study; Randomized Controlled Trial; Publication date from 2008/01/01 to 2015/12/31; English; Japanese
PubMed＝104

第 16 章 急性症候性発作

CQ 16-1
急性症候性発作の定義はなにか

> **要約**
>
> 急性症候性発作とは，代謝性，中毒性，器質性，感染性，炎症性などの急性中枢神経系障害と時間的に密接に関連して起こる発作である．

解説

　国際抗てんかん連盟（ILAE）の疫学・予後委員会は，「急性症候性発作とは，急性全身性疾患，急性代謝性疾患，急性中毒性疾患，急性中枢神経疾患（感染症，脳卒中，頭部外傷，急性アルコール中毒，急性アルコール離脱など）と時間的に密接に関連して起こる発作である」と定義しており[1]，Beghi らもそれを踏襲している[2]．

　急性疾患と同時にけいれん発作が1回起こることが多いが，頻発したり，てんかん重積状態になることもある．また，急性疾患が再発した場合は，けいれん発作が再発することもある．

　てんかんの非誘発性発作とは明確に区別する（2 頁 **CQ1-1** 参照）．

文献

1) Guidelines for epidemiologic studies on epilepsy. Commission on Epidemiology and Prognosis, International League Against Epilepsy. Epilepsia. 1993；34(4)：592-596.
2) Beghi E, Carpio A, Forsgren L, et al. Recommendation for a definition of acute symptomatic seizure. Epilepsia. 2010；51(4)：671-675.

検索式・参考にした二次資料

PubMed 検索：2008 年 11 月 28 日
Acute symptomatic seizure＝222 件

PubMed 追加検索：2015 年 5 月 7 日
Acute symptomatic seizure（Filters: Clinical Trial; Multicenter Study; Randomized Controlled Trial; Systematic Reviews; Meta-Analysis;）
＝28 件

医中誌ではエビデンスとなる文献は見つからなかった．

CQ 16-2
急性症候性発作の原因はなにか

> **要約**
>
> 急性症候性発作の原因には，脳血管障害，中枢神経系感染症，急性自己免疫性脳炎，頭部外傷，代謝性・全身性疾患，中毒，離脱，頭蓋内手術後，脱髄性疾患，放射線治療後および重複要因がある．

解説

主な急性症候性発作を**表1**に示す[1-4]．

急性症候性発作では，明確な原因と関連すること，急性疾患があるため死亡率が高いことと，短期間の抗てんかん薬投与であることが，てんかんと異なる[4,5]．新生児期と高齢者で頻度が高いのは，てんかんと同じである．

表1 | 主な急性症候性発作

脳血管障害	脳血管障害から7日以内に起こる発作
中枢神経系感染症	中枢神経系感染症の活動期に起こる発作
急性自己免疫性脳炎	CQ16-6 参照（161頁）
頭部外傷	頭部外傷から7日以内に起こる発作
代謝性・全身性疾患	電解質異常，低血糖，非ケトン性高血糖，尿毒症，低酸素性脳症，肝性脳症，高血圧性脳症，子癇，posterior reversible encephalopathy syndrome（PRES），全身性エリテマトーデス（SLE），ミトコンドリア脳症など全身性疾患に関連して起こる発作
中毒	麻薬（コカインなど），処方薬（アミノフィリン，イミプラミンなど），危険ドラッグ，薬剤過剰摂取，環境からの曝露（一酸化炭素，鉛，樟脳，有機リンなど），アルコール（急性アルコール中毒など）に曝露している間に起こる発作
離脱	アルコールや薬剤（バルビツレート，ベンゾジアゼピンなど）の依存があり，中止後1～3日以内に起こる発作
頭蓋内手術後	頭蓋内脳外科手術の直後に起こる発作
脱髄性疾患	急性散在性脳脊髄炎，多発性硬化症の急性期に起こる発作
放射線治療後	被曝後24時間以内に起こる発作
重複要因	同時に起きたいくつかの状況と関連した発作

文献

1) Annegers JF, Hauser WA, Lee JR, et al. Incidence of acute symptomatic seizures in Rochester, Minnesota, 1935-1984. Epilepsia. 1995；36(4)：327-333.
2) Huang CC, Chang YC, Wang ST. Acute symptomatic seizure disorders in young children—a population study in southern Taiwan. Epilepsia. 1998；39(9)：960-964.
3) Murthy JM, Yangala R. Acute symptomatic seizures-incidence and etiological spectrum：a hospital-based study from South India. Seizure. 1999；8(3)：162-165.
4) Leung H, Man CB, Hui AC, et al. Prognosticating acute symptomatic seizures using two different seizure outcomes.

Epilepsia. 2010；51(8)：1570-1579.
5) Beghi E, Carpio A, Forsgren L, et al. Recommendation for a definition of acute symptomatic seizure. Epilepsia. 2010；51(4)：671-675.

検索式・参考にした二次資料

PubMed 検索：2008 年 11 月 28 日
Acute symptomatic seizure＝222 件

PubMed 追加検索：2015 年 5 月 7 日
Acute symptomatic seizure（Filters: Clinical Trial; Multicenter Study; Randomized Controlled Trial; Systematic Reviews; Meta-Analysis;）
＝28 件

医中誌ではエビデンスとなる文献は見つからなかった．

CQ 16-3
急性症候性発作の診察はどうするか

> **要約**
>
> 急性症候性発作は，バイタルサイン（意識状態）の評価，病歴聴取，一般・神経学的診察を停滞なく行う．

解説

急性症候性発作が疑われる患者の診療を図1，2に示す．

けいれん発作がある患者は，外傷予防，吐物誤嚥の予防などを行う．バイタルサイン・意識状態をチェックし，必要に応じて呼吸管理・循環管理を行う．発熱があれば炎症性疾患，高度の高血圧では高血圧性脳症，posterior reversible encephalopathy syndrome（PRES），子癇などを考慮する．てんかん重積状態では，てんかん重積の治療を開始する（第8章参照）．

病歴は，発作状況，外傷の既往，治療中の疾病（例えば糖尿病でインスリン注射があれば低血糖症），使用中の薬剤（例えば薬物の大量摂取があれば薬物中毒），飲酒歴（アルコール依存症，急性アルコール中毒・離脱），妊娠の有無を聴取する．

一般身体診察は，外傷，失禁，咬傷の有無，皮膚（色調，発疹，チアノーゼなど），呼気臭，頻呼吸などを確認する．不整脈・心雑音・チアノーゼがあれば失神・脳塞栓・心不全などを考慮する[1]．

神経学的診察は，意識障害の程度を確認し，髄膜刺激徴候があれば髄膜炎・脳炎，神経学的局所徴候があれば脳腫瘍・脳血管障害など，Trousseau徴候・Chvostek徴候があれば低カルシウム血症などを考慮する．

文献

1) National Collaborating Centre for Primary Care. The diagnosis and management of the epilepsies in adults and children in primary and secondary care. 2004.

検索式・参考にした二次資料

PubMed検索：2008年11月28日
Acute symptomatic seizure＝222件

PubMed追加検索：2015年5月7日
Acute symptomatic seizure（Filters: Clinical Trial; Multicenter Study; Randomized Controlled Trial; Systematic Reviews; Meta-Analysis;）
＝28件

医中誌ではエビデンスとなる文献は見つからなかった．

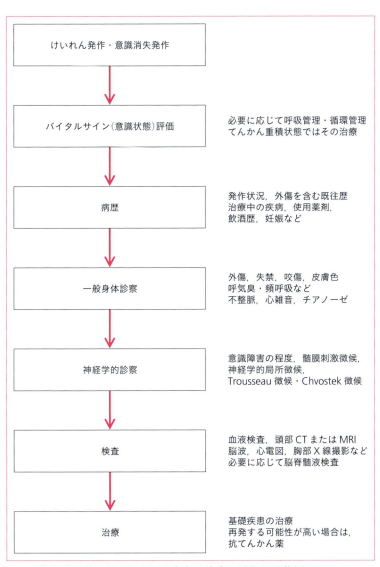

図1 | 急性症候性発作が疑われる患者の診療の手順と具体例

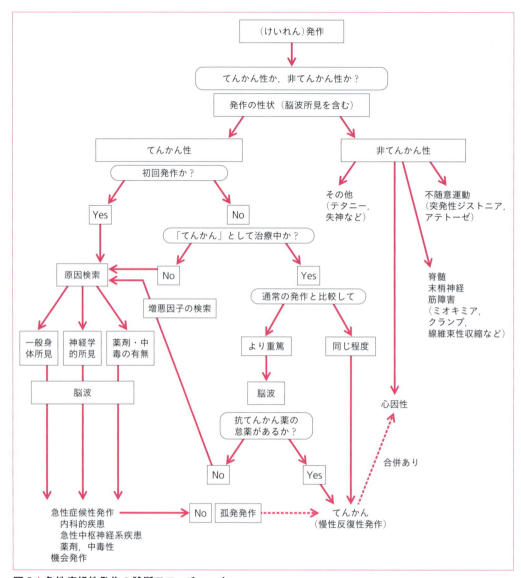

図2｜急性症候性発作の診断フローチャート

機会発作：発作の誘因の状況においてのみ誘発される発作．
孤発発作：生涯1回のみの非誘発性発作．
図中の破線は，そのなかの一部から移行する可能性を示唆する．
注：図中の"てんかん性"は脳の過剰な興奮状態による症状を意味し，必ずしも慢性疾患であるてんかんの発作症状を意味するものではない．
〔池田昭夫，柴崎　浩．けいれん；失神とてんかんの鑑別．杉本恒明，小俣政男 総編集．内科鑑別診断学　第2版．東京，朝倉書店．2003．p.87-96 より改変引用〕

CQ 16-4
急性症候性発作の検査はどうするか

> **要約**
>
> 検査は血液検査,頭部 CT または MRI,脳波,心電図,胸部 X 線撮影などを行い,必要に応じて脳脊髄液検査を行う.

解説

血液検査で低血糖,低 Ca 血症,低 Na 血症,クレアチニン高値(尿毒症性脳症),アンモニア高値(肝性脳症),抗核抗体陽性〔全身性エリテマトーデス(SLE)・血管炎〕,自己免疫性脳炎の抗体などを確認する[1].頭部 CT または MRI は脳腫瘍,脳膿瘍,脳肉芽腫,脳血管障害などの診断に重要である[2,3].頭痛あるいは意識障害に発熱が伴い髄膜炎や脳炎が疑われる場合は,脳脊髄液検査を施行する.

文献

1) National Collaborating Centre for Primary Care. The diagnosis and management of the epilepsies in adults and children in primary and secondary care. 2004.
2) Harden CL, Huff JS, Schwartz TH, et al. Reassessment:neuroimaging in the emergency patient presenting with seizure (an evidence-based review):report of the Therapeutics and Technology Assessment Subcommittee of the American Academy of Neurology. Neurology. 2007;69(18):1772-1780.
3) Krumholz A, Wiebe S, Gronseth G, et al. Practice parameter:evaluating an apparent unprovoked first seizure in adults (an evidence-based review):report of the Quality Standards Subcommittee of the American Academy of Neurology and the American Epilepsy Society. Neurology. 2007;69(21):1966-2007.

検索式・参考にした二次資料

PubMed 検索:2008 年 11 月 28 日
Acute symptomatic seizure=222 件

PubMed 追加検索:2015 年 5 月 7 日
Acute symptomatic seizure(Filters: Clinical Trial; Multicenter Study; Randomized Controlled Trial; Systematic Reviews; Meta-Analysis;)
=28 件

医中誌ではエビデンスとなる文献は見つからなかった.

CQ 16-5
急性症候性発作の治療はどうするか

> **要約**
>
> 治療としては基礎疾患の治療を行い，再発する可能性が高い場合は抗てんかん薬を投与する．

解説

　発作が持続している場合はてんかん重積状態に準じて治療を行う（第8章参照）．急性期に発作が再発する可能性が高い場合，抗てんかん薬の内服が困難な患者にはホスフェニトイン，フェニトイン，レベチラセタムまたはフェノバルビタールの静注が有用である[1,2]．内服が可能な患者は，抗てんかん薬の服用が有用である[3-5]．

　抗てんかん薬を継続しても，てんかんへの移行は予防できないので，予防的な慢性投与は避け，治療は短期間で中止する[2]．

文献

1) Minicucci F, Muscas G, Perucca E, et al. Treatment of status epilepticus in adults: guidelines of the Italian League against Epilepsy. Epilepsia. 2006;47(Suppl 5):9-15.
2) Koppel BS. Treatment of acute and remote symptomatic seizures. Curr Treat Options Neurol. 2009;11(4):231-241.
3) Temkin NR. Antiepileptogenesis and seizure prevention trials with antiepileptic drugs: meta-analysis of controlled trials. Epilepsia. 2001;42(4):515-524.
4) Marson AG, Williamson PR, Clough H, et al. Carbamazepine versus valproate monotherapy for epilepsy: a meta-analysis. Epilepsia. 2002;43(5):505-513.
5) Glauser T, Ben-Menachem E, Bourgeois B, et al. ILAE treatment guidelines: evidence-based analysis of antiepileptic drug efficacy and effectiveness as initial monotherapy for epileptic seizures and syndromes. Epilepsia. 2006;47(7):1094-1120.

検索式・参考にした二次資料

PubMed 検索：2008年11月28日
Acute symptomatic seizure＝222件

PubMed 追加検索：2015年5月7日
Acute symptomatic seizure（Filters: Clinical Trial; Multicenter Study; Randomized Controlled Trial; Systematic Reviews; Meta-Analysis;）
＝28件

医中誌ではエビデンスとなる文献は見つからなかった．

CQ 16-6
抗 NMDA 受容体抗体脳炎の診断と治療はどうするか

> **要約**
> ① 抗 NMDA 受容体抗体脳炎による急性症候性発作が疑われる場合は，脳 MRI 検査や髄液検査を行い，抗 NMDA 受容体抗体の測定を考慮する．卵巣奇形腫などの腫瘍性疾患の有無について全身検索を行う．
> ② 適切な循環・呼吸管理を行ったうえで，腫瘍の関与が疑われる場合は早期に外科的治療を考慮する．また，ステロイドパルス療法，免疫グロブリン大量療法，血漿交換療法，免疫抑制薬などを考慮する（現在保険適用外）．

解説

　抗 NMDA 受容体抗体脳炎は若年女性に多く，感情障害や記憶障害，幻覚，妄想などの精神病様症状で発症し，けいれん発作やジスキネジアなどの不随意運動，呼吸不全，自律神経症状などの多彩な症状を呈する疾患である[1,2]．けいれん発作が初発症状となることもある[3]．

　脳 MRI 検査で内側側頭葉や大脳皮質，小脳などに T2 強調像で高信号を呈し，髄液検査では細胞数や蛋白の上昇を認めるが，これらの異常所見を伴わない症例もある[1,2]．血液および髄液検体での抗 NMDA 受容体抗体を含む自己抗体の測定は診断に有用であるが[1,2]，測定できる施設は限られる．また卵巣奇形腫などの腫瘍が病態に関与していることがあり，全身検索が推奨される[1,2,4]．

　治療は腫瘍の関与が疑われる場合は早期に外科的治療を考慮する[1,2]．また，急性抗 NMDA 受容体抗体脳炎が強く疑われる場合は，ステロイドパルス療法，免疫グロブリン大量療法，血漿交換療法，免疫抑制薬などを考慮するが[1,3,4]，治療法の選択における質の高いエビデンスは存在しない．

文献
1) Dalmau J, Gleichman AJ, Hughes EG, et al. Anti-NMDA-receptor encephalitis：case series and analysis of the effects of antibodies. Lancet Neurol. 2008；7(12)：1091-1098.
2) Titulaer MJ, McCracken L, Gabilondo I, et al. Treatment and prognostic factors for long-term outcome in patients with anti-NMDA receptor encephalitis：an observational cohort study. Lancet Neurol. 2013；12(2)：157-165.
3) Viaccoz A, Desestret V, Ducray F, et al. Clinical specificities of adult male patients with NMDA receptor antibodies encephalitis. Neurology. 2014；82(7)：556-63.
4) Iizuka T, Sakai F, Ide T, et al. Anti-NMDA receptor encephalitis in Japan：long-term outcome without tumor removal. Neurology. 2008；70(7)：504-511.

検索式・参考にした二次資料

PubMed 検索：2014 年 12 月 11 日
"anti-n-methyl-d-aspartate receptor encephalitis" [MeSH Terms] OR ("anti-n-methyl-d-aspartate" [All Fields] AND "receptor"

〔All Fields〕AND "encephalitis"〔All Fields〕）OR "anti-n-methyl-d-aspartate receptor encephalitis"〔All Fields〕OR（"anti"〔All Fields〕AND "nmdar"〔All Fields〕AND "encephalitis"〔All Fields〕）OR "anti nmdar encephalitis"〔All Fields〕＝399件のうち，上記文献を参考にした．

医中誌ではエビデンスとなる文献は見つからなかった．

第17章 てんかんと遺伝

CQ 17-1
てんかんと遺伝の関係はどうか

要約

親がてんかんの場合，その子どもにてんかんが発症する頻度は4～6%であり，一般の2～3倍であるが，てんかんの成因によって頻度が異なる．てんかん全体としての明確な遺伝形式はない．

解説

てんかん発症の要因として，多くの場合で遺伝子の関与は大きくない[1]．したがって，遺伝負因についての過剰な不安や誤解を患者や家族に与えないようにすることが重要である．

てんかんの家系調査からは，常染色体優性または劣性遺伝，伴性遺伝などの明瞭な遺伝形式を示す家系（てんかん症候群）も存在するが，てんかん全体としての遺伝形式は明瞭ではない．同一てんかん症候群においても家系内有病率，脳波異常出現率が異なることなどから，多くの因子が重なって発症する多要因遺伝形式をとると推定される．てんかん患者の子孫における発症率は6%であり，一般人口の20歳までの発症率（1～2%）より明らかに高く，母親がてんかんである場合および両親の一方が欠神発作をもつ場合の発症率は8～9%とさらに高くなる[2]．また，てんかん患者の同胞には比較的高い頻度でてんかんが認められ，発端者の発症年齢が15歳未満の場合は，その同胞の20歳までのてんかん発症率は3～5%となる[2]．加えて，発端者の脳波に全般性棘徐波複合が出現している場合，および発端者の親がてんかんに罹患している場合（その両方の場合も含む）は，発端者の同胞の発症率は5～15%と高くなる[2]．

熱性けいれんに関しては，小児人口の有病率は7～11%（海外では約4%）であるのに対し，熱性けいれん患者の同胞においては20～25%と高くなる．また，親がてんかんの場合に，その子どもに熱性けいれんが出現した際の無熱性けいれん（てんかん）への移行率も高い[3,4]．

文献

1) Genetics commission of International League Against Epilepsy. 日本てんかん学会 訳.「てんかんと遺伝学：あなたが知りたいこと」.
http://square.umin.ac.jp/jes/images/jes-image/GC_Genetics%20pamphlet%20for%20ILAE%20FINAL%20japan.pdf
2) Hauser WA, Hesdorffer DC. Facts about epilepsy. New York：Demos press, 1999. p.1-16.
3) Granstrom ML, Gaily E, Beck-Mannagetta G. Febrile convulsions, epileptic seizures and EEG abnormalities in offspring of epileptic mothers. In：Beck-Mannagetta G, Anderson VE, Doose H, Janz D eds. Genetics of epilepsies, Berlin：Springer-Verlag, 1989. p.137-141.
4) 熱性けいれん診療ガイドライン策定委員会 編，日本小児神経学会 監修. 熱性けいれん診療ガイドライン2015. 東京，診断と治療社. 2015.

■検索式・参考にした二次資料

PubMed 検索:2015 年 6 月 28 日
文献数 63 "epilepsy/genetics［majr］AND heredity［mesh］Sort by: Relevance Filters: Publication date from 2008/01/01 to 2015/12/31; Humans; English; Japanese"

医中誌検索:2015 年 6 月 28 日
文献数 100,((てんかん/MTH) and ((遺伝学的検査/TH or 遺伝学的検査/AL))) and (PT＝会議録除く)

CQ 17-2
てんかんの遺伝子研究および遺伝子検査の現状はどうか

> **要約**
>
> 種々のてんかん症候群で,さまざまな遺伝子変異が判明している.しかし,遺伝子診断が臨床的な意義を有するてんかん症候群は,遺伝子異常の同定が確定診断につながる進行性ミオクローヌスてんかん,Angelman症候群,Rett症候群,Dravet症候群など一部に限られる.

解説

各種てんかん症候群の責任遺伝子を**表1**に示した[1,2].また,進行性ミオクローヌスてんかん(PME)の責任遺伝子を**表2**に示した[3].Dravet症候群が疑われる場合,*SCN1A*の遺伝子検査による所見は,臨床症状のみからの診断が得られる時期より早期の段階での治療方針の設定や遺伝カウンセリングへ生かすことができるので有用である[4].

その一方,現状で得られているてんかんの遺伝子研究の知見では,遺伝子検査の結果が陽性であっても,その予後を正確には断定できない(例えば,同一の*SCN1A*変異を有する患者間で異なる表現型を示すことがある).また,遺伝子検査の結果が陰性であっても,未知の遺伝子による影響やコピー数多型など通常のシークエンスによる解析では同定できない遺伝子異常を有している可能性を否定できないことから,遺伝子検査が除外診断としては限界があることに留意する必要がある.

また,多くの場合,現状では遺伝子検査は通常の保険適用がなく,日常臨床レベルでの実施は困難である.

文献

1) Ottman R, Hirose S, Jain S, et al. Genetic testing in the epilepsies—report of the ILAE Genetics Commission. Epilepsia. 2010;51(4):655-670.
2) 石井敦士.Dravet症候群とGEFS+の遺伝子—SCN遺伝子変異のスペクトラムと他の遺伝子.医学のあゆみ.2015;253(7);561-567.
3) 中山東城.進行性ミオクローヌスてんかんの分子遺伝学.医学のあゆみ.2015;253(7);584-588.
4) Hirose S, Scheffer IE, Marini C, et al. Genetics Commission of the International League Against Epilepsy. SCN1A testing for epilepsy:application in clinical practice. Epilepsia. 2013;54(5):946-952.

検索式・参考にした二次資料

PubMed検索:2015年6月28日
文献数21, "epilepsy/genetics [majr] AND genes [mesh] Filters: Review; Publication date from 2008/01/01 to 2015/12/31; Humans; English; Japanese"

医中誌検索:2015年6月28日
文献数27, (((てんかん/MTH) and ((遺伝子/TH or 遺伝子/AL))) and (PT=総説)

表 1 | てんかん症候群から同定された責任遺伝子

てんかん症候群	遺伝子座	責任遺伝子	転写産物
良性家族性新生児けいれん	20q13.3 8q24	KCNQ2 KCNQ3	$K_V7.2(K^+$チャネル) $K_V7.3(K^+$チャネル)
良性家族性新生児乳児けいれん	2q23-q24.3	SCN2A	Na^+チャネル α_2 サブユニット
良性乳児てんかん	16p11.2	PRRT2	Proline-rich transmembrane protein 2
大田原症候群	9q34.1 Xp22.13	STXBP1 ARX	Syntaxin binding protein 1 Aristaless related homeobox
点頭てんかん (非定型 Rett 症候群・West 症候群)	Xp22	STK9/CDKL5	Cyclin-dependent kinase-like 5
X 連鎖性点頭てんかん	Xp22.13	ARX	Aristaless related homeobox
乳児重症ミオクロニーてんかん (Dravet 症候群)	2q24 2q24.3 5q34-q35 9q34.1	SCN1A GABRG2 GABRA1 CHD2 STXBP1	Na^+チャネル α_1 サブユニット $GABA_A$ 受容体 γ_2 サブユニット $GABA_A$ 受容体 α_1 サブユニット Chromodomain Helicase DNA Binding Protein 2 Syntaxin binding protein 1
素因性てんかん熱性けいれんプラス (GEFS+)	2q24 19q13.1 5q34	SCN1A SCN1B GABRG2 GABRD SCN9A STX1B	$Na_V1.1(Na^+$チャネル) Na^+チャネル β_1 サブユニット $GABA_A$ 受容体 γ_2 サブユニット $GABA_A$ 受容体 δ サブユニット Na^+チャネル α_9 サブユニット Syntaxin 1B
小児欠神てんかん (熱性けいれんプラス)	5q34	GABRG2	$GABA_A$ 受容体 γ_2 サブユニット
女性に発症する PCDH19 関連てんかん	Xq22	PCDH19	プロトカドヘリン 19
早期発症欠神てんかん (グルコーストランスポーター 1 欠損症候群)	1p35-p31.1	SLC2A1	GLUT1
若年ミオクロニーてんかん	5q34-q35 6p12-p11	GABRA1 EFHC1	$GABA_A$ 受容体 α_1 サブユニット EF-hand domain-containing protein 1
常染色体優性夜間前頭葉てんかん	20q13.2-q13.3 1q21 8p21	CHRNA4 CHRNB2 CHRNA2	nACh 受容体 α_4 サブユニット nACh 受容体 β_2 サブユニット nACh 受容体 α_2 サブユニット
常染色体優性外側側頭葉てんかん (聴覚症候を伴う常染色体優性てんかん)	10q24	LGI1	Leucine rich glioma inactivated 1
全般てんかんを伴う発作性ジスキネジア	10q22	KCNMA1	$K_{Ca}1.1(K^+$チャネル)
欠神てんかんを伴う発作性運動失調 II 型	19p13	CACNA1A	$Ca_V2.1(Ca^{2+}$チャネル)
部分てんかんを伴う発作性運動失調 I 型	12p13	KCNA1	$K_V1.1(K^+$チャネル)
てんかんを伴う家族性片頭痛	1p21-23	ATP1A2	Sodium-potassium ATPase
Angelman 症候群	15q11-13	UBE3A を含む欠失	(UBE3A)
Rett 症候群	Xp28 14q12	MECP2 FOXG1	Methyl-CpG-binding protein-2 Forkhead box protein G1

〔Ottman R, Hirose S, Jain S, et al. Genetic testing in the epilepsies—report of the ILAE Genetics Commission. Epilepsia. 2010;51 (4):655-670. より一部改変〕

表 2 | 進行性ミオクローヌスてんかん（PME）における責任遺伝子

疾患名	発症年齢（歳）	臨床症状	遺伝子座	責任遺伝子
神経セロイドリポフスチン症（NCL）*			1p34.2	CNL1
乳児型（Infantile NCL）	0.5〜2	視力障害・小頭症・てんかん・退行	11p15.4	CNL2
			16p11.2	CNL3
遅発乳児型 　（Late Infantile NCL）	2〜4	視力障害・てんかん・ミオクローヌス	20q13.33	CNL4
			13q22.3	CNL5
			15q23	CNL6
若年型（Juvenile NCL）	4〜10	視力障害・てんかん	4q28.2	CNL7
			8p23.3	CNL8
成人型（Adult NCL）	12〜50	てんかん・失調・認知症	Not Mapped	CNL9
			11p15.5	CNL10
			17q21.31	CNL11
			11q13.2	CNL13
			7q11.21	CNL14
歯状核赤核淡蒼球ルイ体萎縮症（DRPLA）	全年齢	ミオクローヌス・小脳失調・てんかん	12p13.31	ATN1
ミトコンドリア脳筋症（MERRF）	5〜42 （多くは小児期）	低身長・聴力障害・心筋症	mtDNA mtDNA mtDNA mtDNA 13q34	MT-TK MT-TL1 MT-TF MT-T1 CARS2
Unverricht-Lundborg 病（ULD）	6〜16	ミオクローヌス・てんかん・知的障害がみられないか軽度	21q22.3 12q12 4q21.1 17q21.32	CSTB PRICKLE1 SCARB2 GOSR2
K$^+$チャネルに変異を有する PME	6〜14	Unverricht-Lundborg 病に類似	11p15.1	KCNC1
Lafora 病	9.5〜18	てんかん・ミオクローヌス・退行	6q24.3 6p22.3	EPM2A EPM2B

*NCL の遺伝子座と責任遺伝子は，臨床型のサブカテゴリーごとに対応しているものではなく，NCL 全体で同定されているものである．
〔中山東城．進行性ミオクローヌスてんかんの分子遺伝学．医学のあゆみ．2015：253(7)：584-588 をもとに一部改変〕

第18章 患者へのアドバイスと情報提供

CQ 18-1
患者にアドバイスする事項はなにか

> **要約**
>
> てんかん患者（およびその家族）には以下の事項について情報を提供する，もしくは情報を得る方法を指導する．
> ① てんかんについての一般的知識
> ② 日常生活上の注意
> ③ てんかん発作型
> ④ 抗てんかん薬の効果，副作用，服用方法
> ⑤ てんかん発作への対応と発作の危険性
> ⑥ てんかんに関する心理的問題
> ⑦ てんかんに関する支援制度，団体
> ⑧ 自動車運転免許に関する法的知識
> ⑨ 教育，就職に関する事項
> ⑩ 妊娠と出産

解説

患者へのアドバイスについては，個々の患者の必要性に応じて上記の内容について説明する[1]．

文献

1) Couldridge L, Kendall S, March A. A systematic overview—"a decade of research". The information and counselling needs of people with epilepsy. Seizure. 2001；10(8)：605-614.

CQ 18-2
自動車運転免許についてアドバイスはどうするか

> **要約**
> ①てんかん患者の新規診断時や初診時には自動車運転に関する説明を行うことが望ましい．
> ②道路交通法と自動車運転死傷処罰法について，てんかんに関連する情報提供を行う．
> ③自動車運転の可否に関するアドバイスは，原則的に国内法規に則って行う．

解説

てんかん患者の新規診断時や初診時には自動車運転に関する説明を行うことが望ましい．

提供すべき情報は，道路交通法と自動車運転死傷処罰法のなかで，てんかんに関連する項目の概要であり，以下に示すようなものである．

①過労，病気，薬物の影響その他の理由で正常な運転ができないおそれがある状態で運転してはいけないこと（道路交通法第66条，罰則あり）．

②公安委員会は，てんかんにかかっている者には運転免許を交付しないこと（道路交通法第90条）．ただし，運転に支障をきたす発作のおそれがなければ除外される．その必要条件は，覚醒中に意識または運動が障害される発作が2年間なく経過していることである（公安委員会の免許の可否等の運用基準，**表1**）．

③運転免許の取得時または更新時には病状を正確に申告しなければならないこと（道路交通法の一部を改正する法律，罰則あり）．

④病気が原因で運転免許が取り消されたが，その後に再取得できる状態になった場合には，学科試験と実技試験が免除されること（道路交通法の一部を改正する法律）．

⑤意識障害または運動障害をもたらす発作が再発するおそれがあるてんかんでは，その影響により正常な運転に支障が生ずるおそれがある状態で運転し，その影響で正常な運転が困難な状態となって死傷事故を起こした場合には，業務上過失致死傷罪よりも重い罰則が適用されること（自動車の運転により人を死傷させる行為等の処罰に関する法律）．

自動車運転の可否に関するアドバイスを求められた場合には，原則的に国内法規に則って指導を行うが（**表1**），法規のない事項については医学的に妥当な指導を行う．その際の指導には以下のようなものがある．

①条文中の「発作のおそれがない」は，通常，「発作リスクがゼロである」ではなく，「発作リスクが相応に低い」と解釈して用いられている．

②2年間無発作でも，抗てんかん薬の変更後や体調不良，睡眠不足時など医学的に発作再発のリスクが高いと判断すれば，その期間は運転しないように指導する．

③新規てんかん診断時，または一定期間の無発作後の再発時などは，運転免許を保有していても「正常な運転ができないおそれがある状態」にあたるので，2年間は運転しないように指導する．

表 1 | 一定の病気に係る免許の可否等の運用基準：てんかん（令第 33 条の2 の 3 第 2 項第 1 号関係）

(1) 以下のいずれかの場合には拒否等は行わない．
　ア．発作が過去 5 年以内に起こったことがなく，医師が「今後，発作が起こるおそれがない」旨の診断を行った場合
　イ．発作が過去 2 年以内に起こったことがなく，医師が「今後，x 年程度であれば，発作が起こるおそれがない」旨の診断を行った場合
　ウ．医師が，1 年間の経過観察の後「発作が意識障害及び運動障害を伴わない単純部分発作に限られ，今後，症状の悪化のおそれがない」旨の診断を行った場合
　エ．医師が，2 年間の経過観察の後「発作が睡眠中に限って起こり，今後，症状の悪化のおそれがない」旨の診断を行った場合

(2) 医師が，「6 月以内に上記(1)に該当すると診断できることが見込まれる」旨の診断を行った場合には，6 月の保留又は停止とする．（医師の診断を踏まえて，6 月より短期間の保留・停止期間で足りると認められる場合には，当該期間を保留・停止期間として設定する）
保留・停止期間中に適性検査の受検又は診断書の提出の命令を発出し，
①適性検査結果又は診断結果が上記(1)の内容である場合には拒否等は行わない．
②「結果的にいまだ上記(1)に該当すると診断することはできないが，それは期間中に○○といった特殊な事情があったためで，さらに 6 月以内に上記(1)に該当すると診断できることが見込まれる」旨の内容である場合にはさらに 6 月の保留又は停止とする．（医師の診断を踏まえて，6 月より短期間の保留・停止期間で足りると認められる場合には，当該期間を保留・停止期間として設定する）
③その他の場合には拒否又は取消しとする．

(3) その他の場合には拒否又は取消しとする．

(4) 上記(1)イに該当する場合については，一定期間(x 年)後に臨時適性検査を行うこととする．

(5) なお，日本てんかん学会は，現時点では，てんかんに係る発作が，投薬なしで過去 5 年間なく，今後も再発のおそれがない場合を除き，通常は，中型免許〔中型免許(8 t 限定)を除く〕，大型免許及び第二種免許の適性はないとの見解を有しているので，これに該当する者がこれら免許の申請又は更新の申請を行った場合には，上記(2)及び(3)の処分の対象とならない場合であっても，当該見解を説明の上，当面，免許申請・更新申請に係る再考を勧めるとともに，申請取消しの制度の活用を慫慂（しょうよう）することとする．

④てんかんと診断できない初回発作では，一定期間運転しないように指導する（例えば 6 か月）．

参考

平成 26（2014）年 6 月 1 日施行の改正道路交通法および運用基準によると，てんかん患者では規定の条件を満たせば運転免許が許可される．免許の可否は，主治医の診断書もしくは臨時適性検査にもとづいて公安委員会が行う．てんかんと運転免許については，日本てんかん学会ホームページの改正道路交通法に関する Q＆A に詳しい具体的な解説がある[1]．不明な点があれば，都道府県運転免許センター内に設置されている「運転適性相談窓口」に尋ねる，もしくは患者にセンターに相談することを勧める．

平成 26（2014）年から，患者が道路交通法の運用基準に示す免許の拒否等の対象状態にあると診断し，当該患者が運転免許を保有して現に運転していることが判明した場合，公安委員会に任意で届け出ることが可能となっている．届け出については，日本てんかん学会（表2）および日本医師会が届け出ガイドラインを公表している[2,3]．

表 2 | 日本てんかん学会「てんかんに関する医師の届け出ガイドライン」

(1) 患者が道路交通法の運用基準に示す免許の拒否等の対象状態にあると診断し，当該患者が運転免許を保有し，現に運転していることが判明した場合には，運転をしないよう説得に努めて下さい．

(2) 運転免許の取得・更新時に，患者が運用基準に示す免許の拒否等の対象状態にあると診断した場合には，公安委員会により免許の拒否，取り消し，保留，停止などが行われる可能性があることを説明して下さい．また，症状を公安委員会へ正確に申告するように勧めて下さい．運転に支障をきたす症状を故意に隠す，あるいは虚偽の申告をして免許を取得・更新した場合には，道路交通法違反（罰則：1年以下の懲役または30万円以下の罰金）となる可能性があることを説明して下さい．

(3) 患者が交通事故を起こす危険性が極めて高いと判断し（たとえば，発作の多さに加えて，交通事故歴があることや服薬が不規則である場合はリスクが高いと言われています），運転をやめるように十分説得を行ったにもかかわらず，当該患者が現に運転していることが判明した場合には，状況を総合的に勘案し公安委員会への届出を考慮して下さい．ただし，医師による届出が医師−患者関係を壊し，患者が正しい病状を報告することを避けたり，適切な医療を受けられなくなったりしないように，届出を行う際は十分な配慮を行って下さい．

(4) 公安委員会への具体的な届出手順については，日本医師会ガイドラインを参考にして下さい．

文献

1) 日本てんかん学会法的問題検討委員会．改正道路交通法に関する Q & A．（2014年）
http://square.umin.ac.jp/jes/images/jes-image/140912_RoadTrafficLaw.pdf（2014年）
2) 日本てんかん学会法的問題検討委員会．てんかんに関する医師の届け出ガイドライン．
http://square.umin.ac.jp/jes/images/jes-image/140910JES_GL.pdf
3) 日本医師会．道路交通法に基づく一定の症状を呈する病気等にある者を診断した医師から公安委員会への任意の届出ガイドライン．（2014年）
http://dl.med.or.jp/dl-med/teireikaiken/20140910_1.pdf

第2部
システマティック・レビュー
ダイジェスト

CQ 9-2 ダイジェスト版

CQ 9-2
薬剤抵抗性側頭葉てんかんにおいて側頭葉切除術を薬物療法に加えて行うべきか

推奨

薬剤抵抗性側頭葉てんかんにおいて側頭葉切除術を薬物療法に加えて行うことを提案する．
（GRADE 2D，推奨の強さ「弱い推奨」/エビデンスの確実性「非常に低」）
● 付帯事項：GRADE では，エビデンスの確実性が「非常に低」である場合，原則として「強い推奨」とすることはできない．側頭葉切除術は期待される効果が大きく，重篤な有害事象の頻度も低いことから，パネル会議ではほぼ全員が「強い推奨」とする意見であったが，GRADE システムによる制約のため「弱い推奨」とした．

1．背景，この問題の優先度

薬剤抵抗性てんかんでは，新たに薬剤を追加しても効果は限定的である．側頭葉切除術は，侵襲的ではあるが，発作の消失が期待できる治療である．

2．解説

エビデンスの要約

薬剤抵抗性てんかんを対象として側頭葉切除術の有効性を検討したランダム化比較試験（randomized controlled trial：RCT）は，2件（計118人）[1,2] あった．

発作の消失に関して，相対リスク 20.57（95%信頼区間 4.24〜99.85），NNT（number needed to treat の略で，1人のアウトカムを達成するために何人が治療を受ける必要があるかという指標）4 と，側頭葉切除術群が有意に優れていた．2件の RCT とも，抗てんかん薬の減薬には言及されていなかった．死亡は両群で差はなかった．

手術合併症は，相対リスク 12.33（95%信頼区間 1.67〜90.89）と側頭葉切除術群で多かった．死亡，記憶障害，精神症状は両群で有意差はなかった．生活の質（quality of life：QOL）の改善は，側頭葉切除術群で優れていた．

3．パネル会議

3-1．アウトカム全般に関するエビデンスの質はどうか

介入のマスキングが不可能であったため，集まった研究のバイアスのリスクは全体的に高く，死亡に関しては not serious としたが，それ以外のアウトカムについては1段階グレードダウンし serious とした．結果の非一貫性と非直接性には問題なく not serious とした．不精確さはいずれの検討においても信頼区間が臨床判断閾値をまたぐものが多く，1段階もしくは2段階

グレードダウンした．出版バイアスは研究数が少なく判断できなかった．このため，各アウトカムのエビデンスの確実性は，発作の消失，死亡，手術合併症，QOLの改善が「低」，記憶障害，精神症状が「非常に低」であり，全体的なエビデンスの確実性は，「D（非常に低）」だった．
※手術療法は，対照群の盲検化が困難であるため，一般的にエビデンスの確実性は低くなる．

3-2. 利益と害のバランスはどうか

側頭葉切除術により発作の消失が期待できる．RCTでは示されていないが，それに伴い抗てんかん薬が減薬できる可能性がある．重篤な有害事象の頻度は低く，側頭葉切除術によって得られる害は利益と比較すると小さいと考えられる．

3-3. 患者の価値観や好みはどうか

侵襲的である手術療法に抵抗がある患者はいるかもしれないが，発作の消失というそれを上回る効果が期待できるため，おそらく価値に重要な不確実性や多様性はない．

3-4. 正味の利益とコストや資源のバランスはどうか

顕微鏡使用によるてんかん手術（側頭葉切除術を含む）の保険点数は131,630点（2018年1月11日現在）である．手術は全身麻酔であり，また脳神経外科医が必要である．

しかし，抗てんかん薬の減薬，発作減少に伴う入院の減少，より積極的な社会活動が可能になることなどを通じ，長期的には節約につながると予想される．このため，コストに関しては無視できる程度と考えられる．

3-5. 推奨のグレーディング

パネル会議での話し合いでは，側頭葉切除術は発作消失を期待できる治療法であり，総合的には手術に関するコストは無視できる程度とされた．有害事象のリスクを考慮しても，行うことが支持される．

パネル会議では推奨度を「強い推奨」とする意見が強かった．しかし，GRADEではエビデンスの確実性が「非常に低」である場合，原則として「強い推奨」とすることはできない．そのため，最終的に「弱い推奨」とした．

4. 関連する他の診療ガイドラインの記載

本邦では，日本てんかん学会から2008年に「てんかん外科の適応に関するガイドライン」[3]，2010年に「内側側頭葉てんかんの診断と手術適応に関するガイドライン」[4] が公表されている．

「てんかん外科の適応に関するガイドライン」では，「内側側頭葉てんかんと限局した器質病変による症例，あるいは一側半球の広範な病変による症例では，手術成績が優れているので，早期から外科治療を視野に入れて診療し，手術のタイミングを逃さないこと」とし，適切なタイミングでの内側側頭葉てんかんへの手術療法を推奨している．「内側側頭葉てんかんの診断と手術適応に関するガイドライン」でも，「患者の選択はてんかん外科の治療適応ガイドラインに準ずるものとする」とし，それを踏襲している．

海外では，2003年に米国神経学会，米国てんかん学会，米国脳神経外科学会の小委員会から診療指針[5]が公表されている．そこでは「薬物抵抗性てんかんでは，てんかん手術の専門施

設に紹介することを考慮すべき」とされ,「患者が側頭葉前内側切除術の基準を満たし,手術のリスクと利益を受け入れる場合,薬物療法の継続ではなく,手術が勧められるべきである」としている.

5. 治療のモニタリングと評価

周術期の治療のモニタリング,評価は脳神経外科医が行うのが一般的である.その時期を過ぎた後は必ずしも脳神経外科医が行う必要はないが,患者に対するフォロー,支援は必要である.

6. 今後の研究の可能性

記憶温存,低侵襲の術式の開発について研究の余地がある.また,2件のRCTの観察期間はそれぞれ1年間[1],2年間[2]であり,より長期間での手術成績,有害事象についてのデータにも関心が集まるところである.

7. 本CQで対象としたRCT論文

Wiebe 2001[1],Engel 2012[2]

8. 資料一覧　後出

資料 CQ9-2-01　フローダイアグラムと文献検索式
資料 CQ9-2-02　Risk of bias サマリー
資料 CQ9-2-03　Risk of bias グラフ
資料 CQ9-2-04　Forest plot
資料 CQ9-2-05　Summary of findings（SoF）テーブル
資料 CQ9-2-06　Evidence-to-Decision テーブル

▌文献

1) Wiebe S, Blume WT, Girvin JP, et al. A randomized, controlled trial of surgery for temporal-lobe epilepsy. N Engl J Med. 2001；345(5)：311-318.
2) Engel J Jr, McDermott MP, Wiebes, et al. Early surgical therapy for drug-resistant temporal lobe epilepsy：a randomized trial. JAMA. 2012；307(9)：922-930.
3) 三原忠紘,藤原建樹,池田昭夫,他(日本てんかん学会ガイドライン作成委員会).てんかん外科の適応に関するガイドライン.てんかん研.2008；26(1)：114-118.
4) 渡辺英寿,藤原建樹,池田昭夫,他(日本てんかん学会ガイドライン作成委員会).内側側頭葉てんかんの診断と手術適応に関するガイドライン.てんかん研.2010；27(3)：412-416.
5) Engel J Jr, Wiebe S, French J, et al. Practice parameter：temporal lobe and localized neocortical resections for epilepsy：report of the Quality Standards Subcommittee of the American Academy of Neurology, in association with the American Epilepsy Society and the American Association of Neurological Surgeons. Neurology. 2003；60(4)：538-547.

資料 CQ 9-2-01 | フローダイアグラムと文献検索式

文献検索
PICO
P：薬剤抵抗性てんかん患者に
I：側頭葉切除術を行うと
C：薬物療法のみを行った場合に比べて
O：発作は消失・軽減するか
　　抗てんかん薬は減薬・中止できるか
　　手術関連死は増えるか
　　手術合併症（内科/神経内科的）は増えるか
　　記憶（IQ, 記憶）は低下するか
　　QOL（精神症状を含む）は改善するか

検索式

PubMed 検索：2016 年 9 月 28 日
#1　Search ((("drug resistant epilepsy" [mesh] OR ((epilepsy OR seizures OR convulsions) AND (intractable OR refractory OR resistant))
#2　Search ("anterior temporal lobectomy" OR (temporal lobe AND surgery [sh]))
#3　Search (randomized controlled trial [pt] OR meta-analysis [pt] OR randomized OR blind OR observation* OR cohort OR "follow-up" OR cross OR case OR series OR prospective OR retrospective OR placebo OR trial)
#4　(#1 AND #2 AND #3)

Cochrane CENTRAL 検索：2016 年 9 月 28 日
(epilepsy OR seizures) AND "temporal lobe" AND surgery

CQ 9-2　文献検索フローダイアグラム（PRISMA2009 改変）

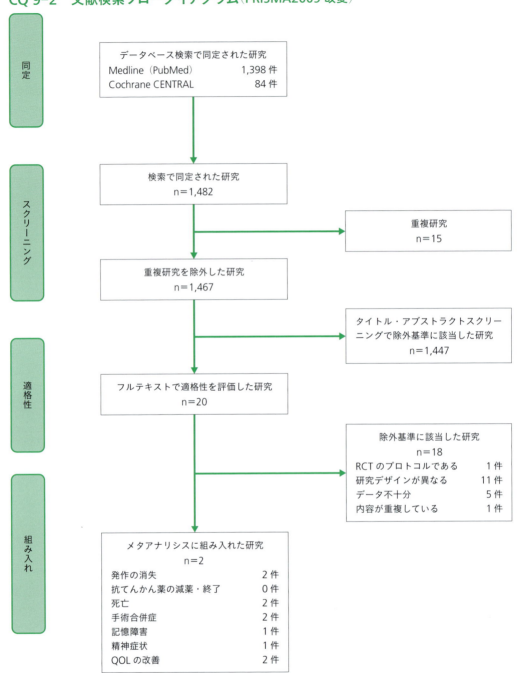

資料 CQ 9-2-02, 03 | Risk of bias サマリー・Risk of bias グラフ

発作の消失

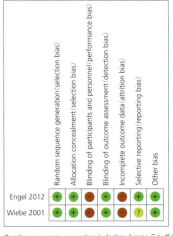

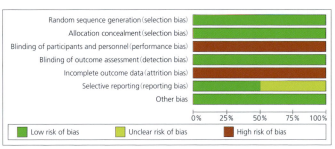

Random sequence generation(selection bias)：ランダム割り付け順番の生成（選択バイアス）
Allocation concealment(selection bias)：割り付けの隠蔽化（選択バイアス）
Blinding of participants and personnel(performance bias)：研究参加者と治療提供者のマスキング（施行バイアス）
Blinding of outcome assessment(detection bias)：アウトカム評価者のマスキング（検出バイアス）
Incomplete outcome data(attrition bias)：不完全なアウトカムデータ（症例減少バイアス）
Selective reporting(reporting bias)：選択されたアウトカムの報告（報告バイアス）
Other bias：その他のバイアス

死亡

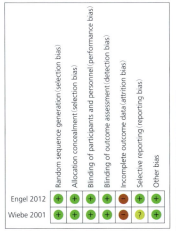

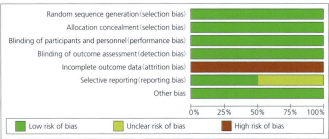

手術合併症

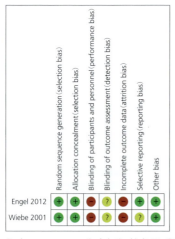
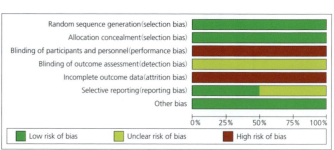

Random sequence generation(selection bias)：ランダム割り付け順番の生成（選択バイアス）
Allocation concealment(selection bias)：割り付けの隠蔽化（選択バイアス）
Blinding of participants and personnel(performance bias)：研究参加者と治療提供者のマスキング（施行バイアス）
Blinding of outcome assessment(detection bias)：アウトカム評価者のマスキング（検出バイアス）
Incomplete outcome data(attrition bias)：不完全なアウトカムデータ（症例減少バイアス）
Selective reporting(reporting bias)：選択されたアウトカムの報告（報告バイアス）
Other bias：その他のバイアス

記憶障害

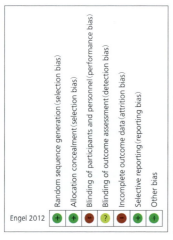
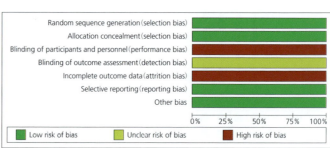

精神症状

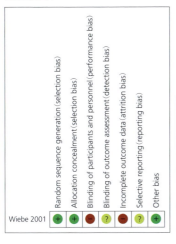
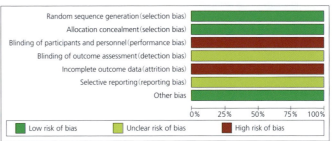

QOL の改善

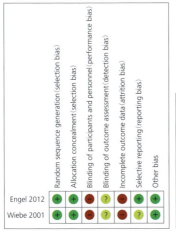
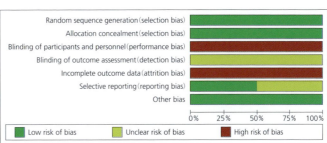

資料CQ 9-2-04 | Forest plot

アウトカム 9-2-1：発作の消失

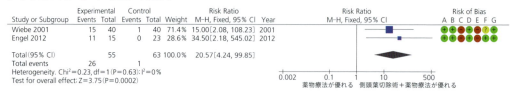

アウトカム 9-2-2：抗てんかん薬の減量・中止

一次研究なし

アウトカム 9-2-3：死亡

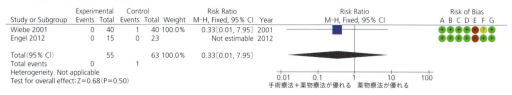

アウトカム 9-2-4：手術合併症

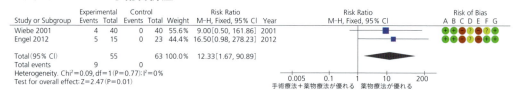

アウトカム 9-2-5：記憶障害

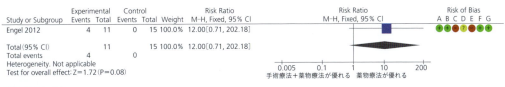

Risk of bias legend
(A) Random sequence generation (selection bias)
(B) Allocation concealment (selection bias)
(C) Blinding of participants and personnel (performance bias)
(D) Blinding of outcome assessment (detection bias)
(E) Incomplete outcome data (attrition bias)
(F) Selective reporting (reporting bias)
(G) Other bias

アウトカム 9-2-6：精神症状

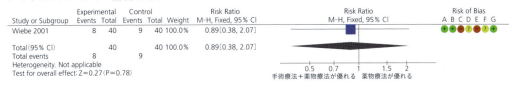

アウトカム 9-2-7：QOL〔QOLIE-89（89-item Quality of Life in Epilepsy Inventory）〕の改善

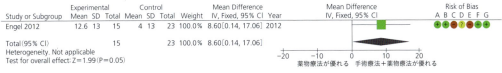

注：著者に不足データについて問い合わせたが，解析に必要なデータが得られなかったため，Wiebe 2001 は組み込まなかった

資料 CQ 9-2-05 ｜ Summary of findings (SoF) テーブル

患者：薬剤抵抗性
介入：側頭葉切除術＋薬物療法
比較：薬物療法

アウトカム	期待される絶対効果* (95%信頼区間)		相対効果：リスク比 RR (95%信頼区間)	患者数 (研究数)	エビデンスの質 (GRADE)	コメント
	薬物療法のリスク	側頭葉切除術＋薬物療法のリスク				
発作の消失	16 (1,000人中)	327 (1,000人中) (67〜1,000)	RR 20.57 (4.24〜99.85)	118 (2 RCTs)	⊕⊕◯◯ 低[a,b]	
抗てんかん薬の減薬・中止	0 (1,000人中)	0 (1,000人中) (0〜0)	推定不能	(0 RCTs)	―	報告なし
死亡	16 (1,000人中)	5 (1,000人中) (0〜126)	RR 0.33 (0.01〜7.95)	118 (2 RCTs)	⊕⊕◯◯ 低[c]	
手術合併症	0 (1,000人中)	0 (1,000人中) (0〜0)	RR 12.33 (1.67〜90.89)	118 (2 RCTs)	⊕⊕◯◯ 低[a,b]	
記憶障害	0 (1,000人中)	0 (1,000人中) (0〜0)	RR 12.00 (0.71〜202.18)	26 (1 RCT)	⊕◯◯◯ 非常に低[a,c]	
精神症状	225 (1,000人中)	200 (1,000人中) (86〜466)	RR 0.89 (0.38〜2.07)	80 (1 RCT)	⊕◯◯◯ 非常に低[a,b]	
QOLの改善：QOLIE-89 (89-item Quality of Life in Epilepsy Inventory) mental health score の変化 (QOLIE-89 の範囲：0〜100)	QOL の改善 (QOLIE-89 の変化) の平均 0	側頭葉切除＋薬物療法群における QOL の改善 (QOLIE-89 の変化) の平均は薬物療法群より 8.6 高い (0.14〜17.06 高い)	―	38 (1 RCT)	⊕⊕◯◯ 低[a,d]	

*介入群のリスク（およびその 95%信頼区間）は，コントロール群におけるリスクと介入による効果（およびその 95%信頼区間）にもとづいて推定した．

GRADE ワーキンググループによるエビデンスの質のグレード
高：効果推定値の確信性が高く，真の効果は効果推定値の近くにある．
中：効果推定値の確信性が中程度である．効果推定値は真の効果に近いと思われるが，今後の研究によって効果推定値が変わる可能性がある．
低：効果推定値の確信性には限界がある．効果推定値は真の効果に近いが，今後の研究によって効果推定値が変わる可能性が非常に高い．
非常に低：効果推定値の確信性は非常に低い．真の効果は効果推定値と異なる可能性が高い．

a：マスキングがされておらず，アウトカムに影響が及ぶため
b：効果推定値の信頼区間が相当な利益と相当な害の双方の臨床決断閾値をまたがないが，最小情報量（OIS）基準を満たしていないため
c：効果推定値の信頼区間が相当な利益と相当な害の双方の臨床決断閾値をまたぐため
d：効果推定値の信頼区間が相当な利益の臨床決断閾値をまたぐが，相当な害の臨床決断閾値はまたがないため

資料 CQ 9-2-06 ｜ Evidence-to-Dicision テーブル

推奨判断基準の評価テーブル

集団：薬剤抵抗性側頭葉てんかん患者
介入：側頭葉切除術（薬物療法に加えて）

	基準 CRITERIA	判定 JUDGEMENTS	リサーチエビデンス RESEARCH EVIDENCE	追加事項 ADDITIONAL CONSIDER-ATIONS
問題 PROBLEM	その問題は優先順位が高いですか？ Is the problem a priority? より重篤な問題や緊急性のある問題は，より優先順位が高くなる	○いいえ ○おそらくいいえ ●おそらくはい ○はい ------ ○一概には言えない ○わからない	薬剤抵抗性てんかんでは，新たに薬剤を追加しても効果は限定的である．側頭葉切除術は，発作の消失が期待できる治療である．	
望ましい効果 DESIRABLE EFFECTS	予想される望ましい効果はどれくらいですか？ How substantial are the desirable anticipated effects?	○ささいな ○小さい ○中程度 ●大きい ------ ○一概には言えない ○わからない	関心のある主要アウトカムの相対的な重要性や価値(The relative importance or values of the main outcomes of interest)： 	Outcome	Relative importance	Certainty of the evidence (GRADE)
---	---	---
発作の消失	CRITICAL	⊕⊕⊕◯ LOW
抗てんかん薬減薬・中止	CRITICAL	
死亡	CRITICAL	⊕⊕⊕◯ LOW
手術合併症	CRITICAL	⊕⊕⊕◯ LOW
記憶障害	CRITICAL	⊕◯◯◯ VERY LOW
精神症状	CRITICAL	⊕◯◯◯ VERY LOW
QOLの改善	CRITICAL	⊕⊕⊕◯ LOW		症例による．記憶障害については，ある程度事前に予測可能である．1本のRCT(Wiebe 2001)では一過性無症候性視野欠損が40人中22人に起こった．
望ましくない効果 UNDESIRABLE EFFECTS	予想される望ましくない効果はどれくらいですか？ How substantial are the undesirable anticipated effects?	○大きい ○中程度 ○小さい ○ささいな ------ ●一概には言えない ○わからない		
エビデンスの確実性 CERTAINTY OF THE EVIDENCE	全体的なエビデンスの確実性はどれですか？ What is the overall certainty of the evidence of effects?	●非常に低 ○低 ○中 ○高 ------ ○研究がない	Summary of findings： | Outcome	側頭葉切除術なし	側頭葉切除術あり	Difference (95% CI)	Relative effect (RR) (95% CI)
発作の消失	1.6%	32.7% (6.7 to 100.0)	31.1% more (5.1 more to 156.9 more)	RR 20.57 (4.24 to 99.85)
抗てんかん薬減薬・中止				
死亡	1.6%	0.5% (0.0 to 12.6)	1.1% fewer (1.6 fewer to 11 more)	RR 0.33 (0.01 to 7.95)		手術療法は，対照群の盲検化が困難であるため，一般的にエビデンスの確実性は低くなる．

	基準	判定	リサーチエビデンス				追加事項
価値 VALUES	主要なアウトカムにどれだけの人が価値を置くか，大きな不確実性や多様性がありますか？ Is there important uncertainty about or variability in how much people value the main outcomes?	○重要な不確実性や多様性がある ○たぶん重要な不確実性や多様性がある ●たぶん重要な不確実性や多様性がない ○重要な不確実性や多様性がない	手術合併症	0.0%	0.0% (0.0 to 0.0)	0.0% fewer (0 fewer to 0 fewer)	RR 12.33 (1.67 to 90.89)	
			記憶障害	0.0%	0.0% (0.0 to 0.0)	0.0% fewer (0 fewer to 0 fewer)	RR 12.00 (0.71 to 202.18)	
効果のバランス BALANCE OF EFFECTS	望ましい効果と望ましくない効果のバランスは介入と対照のどちらで優れますか？ Does the balance between desirable and undesirable effects favor the intervention or the comparison?	○対照のほうが優れる ○たぶん対照のほうが優れる ○介入と対照のどちらも優れていない ○たぶん介入のほうが優れる ●介入のほうが優れる ----- ○一概には言えない ○わからない	精神症状	22.5%	20.0% (8.6 to 46.6)	2.5% fewer (14 fewer to 24.1 more)	RR 0.89 (0.38 to 2.07)	
			QOL の改善	The mean QOL の改善 was 0	—	MD 8.6 higher (0.14 higher to 17.06 higher)	—	
			要約：側頭葉切除術による発作消失は，相対リスク 20.57（95%信頼区間 4.24～99.85），NNT 4 だった．抗てんかん薬の減薬をアウトカムにした研究はなかった．手術による死亡の有意な増加はなかった．手術に関連した合併症は相対リスク 12.33（95%信頼区間 1.67～90.89）程度増加し，その内訳は脳梗塞や感染などであった．それとは別に，Wiebe らの報告では，一過性の視野障害が手術群の約半数にみられた．記憶障害は，薬物療法に側頭葉切除術を追加した場合増加する傾向があったが，統計学的に有意ではなかった．精神症状は，主としてうつであり，側頭葉切除術の有無で有意差はなかった．生活の質（QOL）は，側頭葉切除術を追加したほうが優れていた．					
コストとリソース COST AND RESOURCE	必要とされるリソースやコストはどれくらい大きいですか？ How large are the resource requirements (cost)?	○大きなコスト ○中程度のコスト ●無視できる程度 ○中程度の節約 ○大きな節約 ----- ○一概には言えない ○わからない	顕微鏡使用によるてんかん手術（側頭葉切除術を含む）の保険点数は 131,630 点（2018 年 1 月 11 日現在）である．全身麻酔での手術，脳神経外科医が必要である． ただし，発作消失に伴う抗てんかん薬の減薬，発作減少に伴う入院の減少，より積極的な社会活動が可能になることなどを通じ，長期的には節約につながると予想される．				
受け入れ ACCEPTABILITY	その選択肢は主要なステークホルダーに受け入れられますか？ Is the option acceptable to key stakeholders?	○いいえ ○たぶんいいえ ○たぶんはい ●はい ----- ○一概には言えない ○わからない	手術可能な施設へのアクセスが必要であるが，可能である．				
実現可能性 FEASIBILITY	その選択肢をとることは現実的に可能ですか？ Is the option feasible to implement?	○いいえ ○たぶんいいえ ○たぶんはい ●はい ----- ○一概には言えない ○わからない	専門施設であれば可能である．手術可能施設については，下記のウェブサイトを参考のこと． 1. 日本脳神経外科学会 http://jns.umin.ac.jp/ 2. 日本てんかん外科学会 http://plaza.umin.ac.jp/~jess/ 3. 日本てんかん学会 http://square.umin.ac.jp/jes/				

推奨の結論テーブル

推奨のタイプ Type of recommendation	介入をしないことを強く推奨する Strong recommendation against the intervention	条件付きで介入をしないことを推奨する Conditional recommendation against the intervention	条件付きで介入も対照も推奨する Conditional recommendation for either the intervention or the comparison	条件付きで介入をすることを推奨する Conditional recommendation for the intervention	介入をすることを強く推奨する Strong recommendation for the intervention
判定欄	○	○	○	●	○

推奨文草案 Recommendation	薬剤抵抗性側頭葉てんかんにおいて側頭葉切除術を薬物療法に加えて行うことを提案する(GRADE 2D，推奨の強さ「弱い推奨」/エビデンスの確実性「非常に低」)
理由 Justification	疑問(CQ)：薬剤抵抗性てんかんに側頭葉切除術を行うべきか？ 患者(P)：薬剤抵抗性てんかん 介入(I)：側頭葉切除術（薬物療法に加えて） 対照(C)：薬物療法のみ継続 アウトカム(O)：発作消失，死亡，手術合併症 エビデンスの要約：システマティックレビューの結果，2件(118人)のRCTが見つかった．側頭葉切除術による発作消失は，相対リスク20.57(95%信頼区間4.24～99.85)，NNT 4だった．抗てんかん薬の減薬をアウトカムにした研究はなかった．手術による死亡の有意な増加はなかった．手術に関連した合併症は相対リスク12.33(95%信頼区間1.67～90.89)程度増加し，その内訳は脳梗塞や感染などであった．それとは別に，Wiebeらの報告では，一過性の視野障害が手術群の約半数にみられた．記憶障害は，薬物療法に側頭葉切除術を追加した場合増加する傾向があったが，統計学的に有意ではなかった．精神症状は，主としてうつであり，側頭葉切除術の有無で有意差はなかった．生活の質(QOL)は，側頭葉切除術を追加したほうが優れていた． エビデンスの確実性：介入のマスキングが不可能であったため，集った研究のバイアスのリスクは全体的に高く，死亡に関してはnot seriousとしたが，それ以外のアウトカムについては1段階グレードダウンしseriousとした．結果の非一貫性と非直接性には問題なくnot seriousとした．不精確さはいずれの検討においても信頼区間が臨床判断閾値をまたぐものが多く，1段階もしくは2段階グレードダウンした．出版バイアスは研究数が少なく判断できなかった．このため，各アウトカムのエビデンスの確実性は，発作の消失，死亡，手術合併症，QOLの改善が「低」，記憶障害，精神症状が「非常に低」であり，全体的なエビデンスの確実性は，「D(非常に低)」だった． 利益と害，負担，コストの判定： 手術のため侵襲は大きい．しかし，薬剤抵抗性てんかん患者で発作が消失するメリットは大きく，治療効果も大きい． 推奨： 薬剤抵抗性側頭葉てんかんにおいて側頭葉切除術を薬物療法に加えて行うことを提案する(推奨の強さ「弱い推奨」/エビデンスの確実性「非常に低」) 付加的な考慮事項： GRADEでは，エビデンスの確実性が「非常に低」である場合，原則として「強い推奨」とすることはできない．側頭葉切除術は期待される効果が大きく，重篤な有害事象の頻度も低いことから，パネル会議ではほぼ全員が「強い推奨」とする意見であったが，GRADEシステムによる制約のため「弱い推奨」とした．
サブグループの検討事項 Subgroup considerations 患者集団や介入の内容によって推奨文が変わる場合には，どのように条件を設定するか検討する	術式を比較したRCTはみつからなかった．
実施上の考慮事項 Implementation considerations 実際に実施する場合に問題となる実行可能性，忍容性などに問題が生じる	原因によって最適な術式を選ぶ必要がある． 手術後のフォロー，支援が必要である．
モニタリングと評価 Monitoring and evaluation 実施する際に必要なモニタリングは何か．事前に，もしくは公開後に効果についての評価が必要か	
研究の可能性 Research possibilities 判断に必要な不明確な点で，将来の研究が必要なものは何か	記憶温存，低侵襲の術式の開発について研究の余地がある．また，2件のRCTの観察期間はそれぞれ1年間，2年間であり，より長い観察期間での手術成績，有害事象についてのデータも関心が集まるところである．

CQ 10-1 ダイジェスト版

CQ 10-1
薬剤抵抗性てんかんにおいて迷走神経刺激療法(VNS)を薬物療法に加えて行うべきか

> **推奨**
>
> 薬剤抵抗性てんかんにおいて迷走神経刺激を薬物療法に加えて行うことを提案する．
> （GRADE 2C，推奨の強さ「弱い推奨」/エビデンスの確実性「低」）
> ● 付帯事項：迷走神経刺激は，原則的に根治的開頭手術の適応がない症例に考慮される．迷走神経刺激装置の植え込みは，植え込み実施施設で全身麻酔での手術が必要である．植え込み後は，植え込み実施施設ないし指導管理施設でのフォロー・アップが必要となる．

1. 背景，この問題の優先度

　適切な2種類の抗てんかん薬を使用しても発作が抑制できない薬剤抵抗性てんかんでは，さらに薬剤を追加しても，効果は限定的である．迷走神経刺激は，抗てんかん薬に上乗せして，発作頻度を低下させる効果が期待されている．開頭での脳外科手術と比較すると発作抑制効果は低いが，低侵襲であり，根治的開頭手術の適応がない場合の治療オプションの1つとして選択されることがある．

2. 解説

エビデンスの要約

　薬剤抵抗性てんかんを対象として迷走神経刺激の有効性を検討したランダム化比較試験（randomized controlled trial：RCT）は，1件[1]のみであった．そのため観察研究を用いることも検討したが，発作頻度低下や気分の変化といったアウトカムがプラセボ効果を受けやすいものであったため，1件のRCTを優先することとした．

　効果について，発作頻度50%低下に対する相対リスクは1.34（95%信頼区間0.59～3.04）であり，NNT（number needed to treatの略で，1人のアウトカムを達成するために何人が治療を受ける必要があるかという指標）は25であった．気分の変化については，評価スケールQOLIE-89（89-item Quality of Life in Epilepsy Inventory），CES-D（Centre for Epidemiologic studies Depression scale），NDDI-E（Neurological Disorders Depression Inventory in Epilepsy scale）において，介入群と対照群で有意差はなかった．気分の変化に関してCGI-I（Clinical Global Impression of Impression Important scale）という7段階の評価スケールでは唯一統計学的な有意差があったものの，その差は0.5（95%信頼区間0.99～0.01）と効果は小さかった．重篤な有害事象について，介入群でのみみられた声帯麻痺，短時間の呼吸停止は一過性であり，後遺症を残さなかった．発声障害の有害事象は，介入群と対照群で有意差はなかった．

注意点として，選択された RCT は，割り付けに対する患者の強い希望を反映して参加者が集まらず，スポンサーの意向により早期打ち切りとなったものであった．そのため，アウトカムの検出力が不足している可能性がある．

3. パネル会議

3-1. アウトカム全般に関するエビデンスの質はどうか

集まった研究はバイアスのリスクが全体的に高く，すべてのアウトカムにおいて serious と判定して 1 段階グレードダウンした．結果の非一貫性は研究が 1 件しかなかったのでグレードダウンしなかった．非直接性も問題なく not serious とした．不精確さはいずれの検討においても信頼区間が臨床判断閾値をまたぐものが多く，1 段階または 2 段階グレードダウンすることにした．出版バイアスについては，研究が 1 件しかなかったため，グレードダウンしなかった．このため，各アウトカムのエビデンスの確実性は，発作頻度50％以下，重篤な有害事象，発声障害が「非常に低」，それ以外のアウトカムが「低」であり，全体的なエビデンスの確実性は，「非常に低」とした．

3-2. 利益と害のバランスはどうか

RCT が 1 件しかなかったため，効果推定値の確実性が低く，利益と害のバランスを考えるのが困難であった．

3-3. 患者の価値観や好みはどうか

個人個人で，アウトカムの重要度のおき方に違いがあり，おそらく多様性がある．発作頻度の低下を重視する患者もいれば，副作用のリスクを重視する患者もいることに留意する必要がある．

3-4. 正味の利益とコストや資源のバランスはどうか

植え込み実施施設で，全身麻酔での手術となる．迷走神経刺激は保険適用となっており，植え込み術は 24,350 点，交換術は 4,800 点である（2018 年 1 月 11 日現在）．また，バッテリー消費に伴うジェネレーターの交換が数年に一度必要であり，再手術を要する．難治性てんかんに対する効果とこれらを勘案し，中等度のコストと判断した．

3-5. 推奨のグレーディング

パネル会議での話し合いでは，負担，コストについては中等度であり，ほかに治療の選択肢が多くないことを考えると，害や負担，コストを負っても効果を期待して行うことは妥当ということで，「薬剤抵抗性てんかんに対して，迷走神経刺激を行うことを提案する」とすることに全会一致で決定した．なお付加的な考慮事項として，パネル会議において，患者家族から「社会的な制約の克服の望みがある．何か方法があれば選択肢の 1 つにしてほしい」という意見が出された．

4. 関連する他の診療ガイドラインの記載

本邦では，2012 年に日本てんかん学会から「てんかんに対する迷走神経刺激療法の実施ガイドライン」[2]が公表され，「VNS は薬剤抵抗性てんかん発作に対して緩和効果がある．【推奨度A】」とされている．また，2013 年には米国神経学会から「てんかん治療のための迷走神経

刺激」[3]と題されたガイドライン・アップデートが公開され，迷走神経刺激が数年の時間経過とともに効果的になってくる可能性があることや，小児における効果〔50%を超える発作減少のアウトカム達成が 55%(95%信頼区間 50〜59%)〕，小児では成人に比べて感染リスクが増すこと〔オッズ比 3.4（95%信頼区間 1.0〜11.2)〕などが記載されている．

迷走神経刺激の適応は，国内外のガイドラインならびに国際てんかん連盟からの推奨において，原則的に根治的開頭手術の非適応例とされている[2-4]．

5. 治療のモニタリングと評価

迷走神経刺激の実施に際しては，刺激条件の調整，合併症への対応，機器トラブルへの対処ができる態勢が必要である．モニタリングと評価は，専門の医師ないしはその指導を受けた医師が専門的知識にもとづき行う．

6. 今後の研究の可能性

本 CQ で対象とした RCT は，バイアスのリスクが高く，より質の高い RCT が望まれる．また，どのような患者に効果があるのかといった good responder（反応良好者）の抽出や発作重積への効果に着目した研究も今後の研究課題である．

7. 本 CQ で対象とした RCT 論文

Ryvlin 2014[1]

8. 資料一覧　後出

資料 CQ10-1-01　フローダイアグラムと文献検索式
資料 CQ10-1-02　Risk of bias サマリー
資料 CQ10-1-03　Risk of bias グラフ
資料 CQ10-1-04　Forest plot
資料 CQ10-1-05　Summary of findings（SoF）テーブル
資料 CQ10-1-06　Evidence-to-Decision テーブル

文献

1) Ryvlin P, Gilliam FG, Nguyen DK, et al. The long-term effect of vagus nerve stimulation on quality of life in patients with pharmacoresistant focal epilepsy：the PuLsE (Open Prospective Randomized Long-term Effectiveness) trial. Epilepsia. 2014；55(6)：893-900.
2) 川合謙介, 須貝研司, 赤松直樹, 他. てんかんに対する迷走神経刺激療法の実施ガイドライン. てんかん研. 2012；30(1)：68-72.
3) Morris GL 3rd, Gloss D, Buchhalter J, et al. Evidence-based guideline update：vagus nerve stimulation for the treatment of epilepsy：report of the Guideline Development Subcommittee of the American Academy of Neurology. Neurology. 2013；81(16)：1453-1459.
4) Cross JH, Jayakar P, Nordli D, et al. Proposed criteria for referral and evaluation of children for epilepsy surgery：recommendations of the Subcommission for Pediatric Epilepsy Surgery. Epilepsia. 2006；47(6)：952-959.

資料 CQ 10-1-01 │ フローダイアグラムと文献検索式

CQ 10-1　文献検索
PICO

P：薬剤抵抗性てんかん患者（subgroup として小児）に
I：迷走神経刺激を行うと
C：薬物療法のみの場合に比べて
O：発作は抑制されるか（25，50，75%）
　治療継続率は低下するか
　発声障害・嗄声は増えるか
　咳は増えるか
　疼痛は増えるか
　Mood は改善するか（＝mood change）

検索式

PubMed 検索：2016 年 9 月 28 日
- #1　Search（("drug resistant epilepsy" [mesh] OR ((epilepsy OR seizures OR convulsions) AND (intractable OR refractory))))
- #2　Search（"vagus nerve stimulation" [mesh] OR ("vagal nerve" AND stimulation) OR ("vagus nerve" AND "electric stimulation therapy")）
- #3　Search（randomized controlled trial [pt] OR meta-analysis [pt] OR randomized OR blind OR observation* OR cohort OR "follow-up" OR cross OR case OR series OR prospective OR retrospective OR placebo OR trial）
- #4　（#1 AND #2 AND #3）

Cochrane CENTRAL 検索：2016 年 9 月 28 日
（epilepsy OR seizures）AND vagus nerve stimulation

CQ 10-1 文献検索フローダイアグラム（PRISMA 2009 改変）

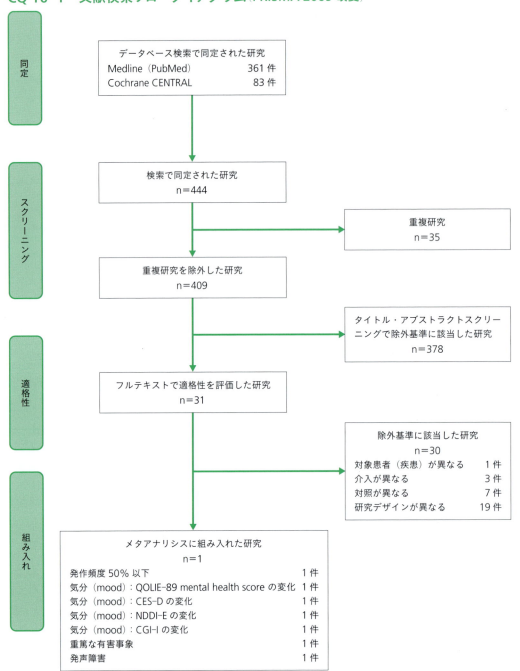

資料 CQ 10-1-02, 03 | Risk of bias サマリー・Risk of bias グラフ

12か月の発作 50%減少

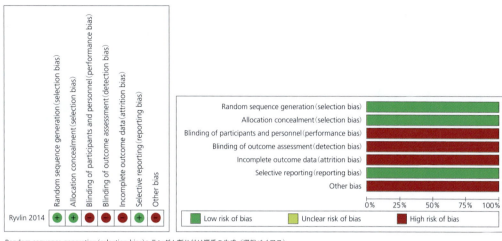

Random sequence generation (selection bias)：ランダム割り付け順番の生成（選択バイアス）
Allocation concealment (selection bias)：割り付けの隠蔽化（選択バイアス）
Blinding of participants and personnel (performance bias)：研究参加者と治療提供者のマスキング（施行バイアス）
Blinding of outcome assessment (detection bias)：アウトカム評価者のマスキング（検出バイアス）
Incomplete outcome data (attrition bias)：不完全なアウトカムデータ（症例減少バイアス）
Selective reporting (reporting bias)：選択されたアウトカムの報告（報告バイアス）
Other bias：その他のバイアス

12か月後の気分（mood）：QOLIE-89（89-item Quality of Life in Epilepsy Inventory）mental health score の変化

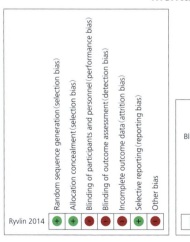
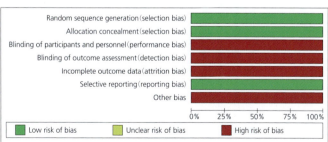

12か月後の気分（mood）：CES-D（Centre for Epidemiologic studies Depression scale）の変化

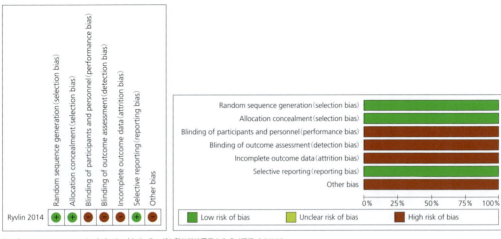

Random sequence generation(selection bias)：ランダム割り付け順番の生成（選択バイアス）
Allocation concealment(selection bias)：割り付けの隠蔽化（選択バイアス）
Blinding of participants and personnel(performance bias)：研究参加者と治療提供者のマスキング（施行バイアス）
Blinding of outcome assessment(detection bias)：アウトカム評価者のマスキング（検出バイアス）
Incomplete outcome data(attrition bias)：不完全なアウトカムデータ（症例減少バイアス）
Selective reporting(reporting bias)：選択されたアウトカムの報告（報告バイアス）
Other bias：その他のバイアス

12か月後の気分（mood）：NDDI-E（Neurological Disorders Depression Inventory in Epilepsy scale）の変化

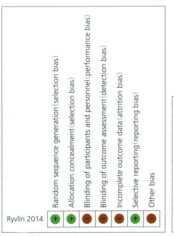
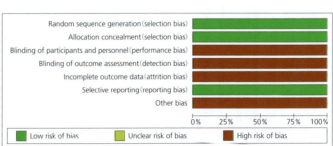

12か月後の気分(mood):CGI-I(Clinical Global Impression of Improvement scale)の変化

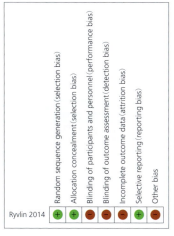
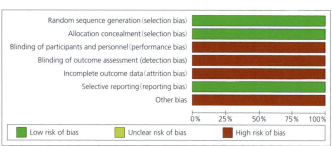

重篤な有害事象

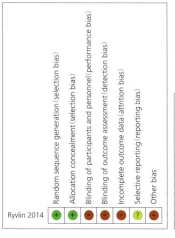
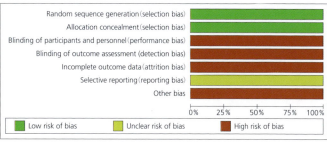

発声障害

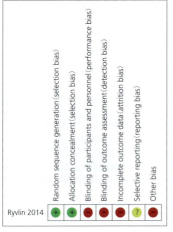
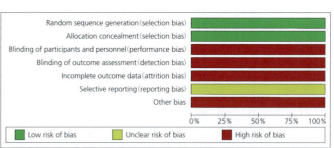

Random sequence generation（selection bias）：ランダム割り付け順番の生成（選択バイアス）
Allocation concealment（selection bias）：割り付けの隠蔽化（選択バイアス）
Blinding of participants and personnel（performance bias）：研究参加者と治療提供者のマスキング（施行バイアス）
Blinding of outcome assessment（detection bias）：アウトカム評価者のマスキング（検出バイアス）
Incomplete outcome data（attrition bias）：不完全なアウトカムデータ（症例減少バイアス）
Selective reporting（reporting bias）：選択されたアウトカムの報告（報告バイアス）
Other bias：その他のバイアス

資料 CQ 10-1-04 | Forest plot

アウトカム 10-1-1：12 か月の発作頻度 50％以下（ベースラインと比較）

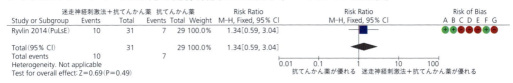

Risk of bias legend
(A) Random sequence generation (selection bias)
(B) Allocation concealment (selection bias)
(C) Blinding of participants and personnel (performance bias)
(D) Blinding of outcome assessment (detection bias)
(E) Incomplete outcome data (attrition bias)
(F) Selective reporting (reporting bias)
(G) Other bias

アウトカム 10-1-2：12 か月後の気分（mood）：QOLIE-89（89-item Quality of Life in Epilepsy Inventory）mental health score の変化

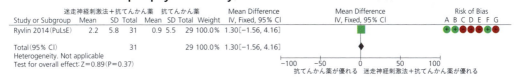

アウトカム 10-1-3：12 か月後の気分（mood）：CES-D（Centre for Epidemiologic studies Depression scale）の変化

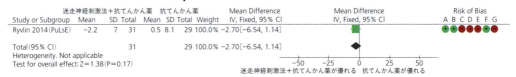

アウトカム 10-1-4：12 か月後の気分（mood）：NDDI-E（Neurological Disorders Depression Inventory in Epilepsy scale）の変化

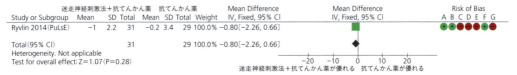

アウトカム 10-1-5：12 か月後の気分（mood）：CGI-I（Clinical Global Impression of Improvement scale）の変化

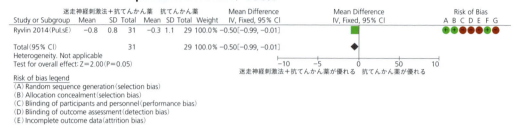

アウトカム 10-1-6：重篤な有害事象

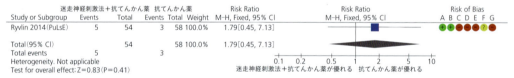

アウトカム 10-1-7：発声障害

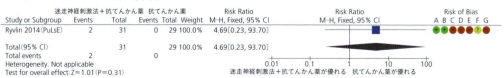

資料 CQ 10-1-05 | Summary of findings (SoF) テーブル

患者：薬剤抵抗性てんかん
介入：迷走神経刺激(VNS) + 薬物療法
比較：薬物療法

アウトカム	期待される絶対効果*（95%信頼区間）		相対効果：リスク比 RR（95%信頼区間）	患者数（研究数）	エビデンスの質（GRADE）	コメント
	薬物療法のリスク	迷走神経刺激＋薬物療法のリスク				
12か月の発作頻度 50%以下	研究対象母集団		RR 1.34（0.59〜3.04）	60（1 RCT）	⊕○○○ 非常に低[a,b]	
	241（1,000人中）	323（1,000人中）（142〜734）				
	リスクの低い母集団					
	120（1,000人中）	161（1,000人中）（71〜365）				
	リスクの高い母集団					
	480（1,000人中）	643（1,000人中）（283〜1,000）				
12か月後の気分(mood)：QOLIE-89 (89-item Quality of Life in Epilepsy Inventory) mental health score の変化（QOLIE-89 の範囲：0〜100）	気分(QOLIE-89)の変化 0	迷走神経刺激＋薬物療法における気分(QOLIE-89)の変化の平均は薬物療法群より 1.3 高い（1.56 低い〜4.16 高い）	—	60（1 RCT）	⊕⊕○○ 低[a,c]	
12か月後の気分(mood)：CES-D (Centre for Epidemiologic studies Depression scale) の変化（CES-D の範囲：0〜60）	気分(CES-D)の変化 0	迷走神経刺激＋薬物療法における気分(CES-D)の変化の平均は薬物療法群より 2.7 低い（6.54 低い〜1.14 高い）	—	60（1 RCT）	⊕⊕○○ 低[a,d]	
12か月後の気分(mood)：NDDI-E (Neurological Disorders Depression Inventory in Epilepsy scale) の変化（NDDI-E の範囲：6〜24）	気分(NDDI-E)の変化 0	迷走神経刺激＋薬物療法における気分(NDDI-E)の変化の平均は薬物療法群より 0.8 低い（2.26 低い〜0.66 高い）	—	60（1 RCT）	⊕⊕○○ 低[a,c]	
12か月後の気分(mood)：CGI-I (Clinical Global Impression of Improvement scale) の変化（CGI-I の範囲：1〜7）	気分(CGI-I)の変化 0	迷走神経刺激＋薬物療法における気分(NDDI-E)の変化の平均は薬物療法群より 0.5 低い（0.99 低い〜0.01 低い）	—	60（1 RCT）	⊕⊕○○ 低[a,c]	
重篤な有害事象	研究対象母集団		RR 1.79（0.45〜7.13）	112（1 RCT）	⊕○○○ 非常に低[a,b]	
	52（1,000人中）	93（1,000人中）（23〜369）				
	リスクの低い母集団					
	25（1,000人中）	45（1,000人中）（11〜178）				
	リスクの高い母集団					
	100（1,000人中）	179（1,000人中）（45〜713）				
発声障害	0 per 1,000	0 per 1,000（0 to 0）	RR 4.69（0.23〜93.70）	60（1 RCT）	⊕○○○ 非常に低[a,b]	

*介入群のリスク（およびその 95%信頼区間）は，コントロール群におけるリスクと介入による効果（およびその 95%信頼区間）にもとづいて推定した．

GRADE ワーキンググループによるエビデンスの質のグレード
高：効果推定値の確信性が高く，真の効果は効果推定値の近くにある．
中：効果推定値の確信性が中程度である．効果推定値は真の効果に近いと思われるが，今後の研究によって効果推定値が変わる可能性がある．
低：効果推定値の確信性には限界がある．効果推定値は真の効果に近いが，今後の研究によって効果推定値が変わる可能性が非常に高い．
非常に低：効果推定値の確信性は非常に低い．真の効果は効果推定値と異なる可能性が高い．

a：マスキングがされておらず，アウトカムの評価に影響が及ぶため
b：効果推定値の信頼区間が相当な利益と相当な害の双方の臨床決断閾値をまたぐため
c：効果推定値の信頼区間が相当な利益と相当な害の双方の臨床決断閾値をまたがないが，最小情報量(OIS)基準を満たしていないため
d：効果推定値の信頼区間が相当な利益の臨床決断閾値をまたぐが，相当な害の離床決断閾値はまたがないため

資料 CQ 10-1-06 ｜ Evidence-to-Dicision テーブル

推奨判断基準の評価テーブル

集団：薬剤抵抗性てんかん
介入：迷走神経刺激法

	基準 CRITERIA	判定 JUDGE-MENTS	リサーチエビデンス RESEARCH EVIDENCE	追加事項 ADDITIONAL CONSIDER-ATIONS
問題 PROBLEM	その問題は優先順位が高いですか？ Is the problem a priority? より重篤な問題や緊急性のある問題は，より優先順位が高くなる	○いいえ ○おそらくいいえ ●おそらくはい ○はい ------ ○一概には言えない ○わからない	適切な2種類の抗てんかん薬を使用しても発作が抑制できない薬剤抵抗性てんかんでは，さらに薬剤を追加しても，効果は限定的である．迷走神経刺激(VNS)は，抗てんかん薬に上乗せして，発作頻度を低下させる効果が期待されている．開頭での脳外科手術と比較すると低侵襲であり，治療オプションの一つとして選択されることがある．	
望ましい効果 DESIRABLE EFFECTS	予想される望ましい効果はどれくらい意義がありますか？ How substantial are the desirable anticipated effects?	○ささいな ○小さい ●中程度 ○大きい ------ ○一概には言えない ○わからない	関心のある主要アウトカムの相対的な重要性や価値 (The relative importance or values of the main outcomes of interest)： 	Outcome	Relative importance	Certainty of the evidence (GRADE)
---	---	---
発作頻度 50%以下	CRITICAL	⊕○○○ VERY LOW
気分(mood)：QOLIE-89(89-item Quality of Life in Epilepsy Inventory) mental health score の変化	CRITICAL	⊕⊕○○ LOW
気分(mood)：CES-D(Centre for Epidemiologic studies Depression scale)の変化	CRITICAL	⊕⊕○○ LOW
気分(mood)：NDDI-E(Neurological Disorders Depression Inventory in Epilepsy)の変化	CRITICAL	⊕⊕○○ LOW
気分(mood)：CGI-I(Clinical Global Impression of Improvement scale)の変化	CRITICAL	⊕⊕○○ LOW		介入による発作頻度 50%以下への相対リスクは 1.34(0.59～3.04)で，NNT は 25 である．気分(mood)の変化は，いずれのスケールでも，効果が小さかった．
望ましくない効果 UNDESIRABLE EFFECTS	予想される望ましくない効果はどれくらいですか？ How substantial are the undesirable anticipated effects?	○大きい ○中程度 ●小さい ○ささいな ------ ○一概には言えない ○わからない		Outcome	Relative importance	Certainty of the evidence (GRADE)
---	---	---
重篤な有害事象	CRITICAL	⊕○○○ VERY LOW
発声障害	CRITICAL	⊕○○○ VERY LOW | **Summary of findings：** | Outcome	薬物療法	迷走神経刺激(VNS)+薬物療法	Difference (95% CI)	Relative effect (RR) (95% CI)
発作頻度 50%以下	241 per 1,000	323 per 1,000 (142 to 734)	82 more per 1,000 (from 99 fewer to 492 more)	RR 1.34 (0.59 to 3.04)
	120 per 1,000	161 per 1,000 (71 to 365)	41 more per 1,000 (from 49 fewer to 245 more)	
	480 per 1,000	643 per 1,000 (283 to 1,000)	163 more per 1,000 (from 197 fewer to 979 more)			介入群(31人)での重篤な有害事象の5人中2人(40%)は一過性の声帯麻痺であり，1人(20%)は短時間の呼吸停止であった．いずれも完全に回復した．そのため，実際の臨床現場で問題視される望ましくない効果は，RCT により得られた相対リスク 1.79(0.45～7.13)よりも小さいと推定される．

基準	判定	リサーチエビデンス				追加事項
エビデンスの確実性 CERTAINTY OF THE EVIDENCE	全体的なエビデンスの確実性はどれですか？ What is the overall certainty of the evidence of effects?	●非常に低 ○低 ○中 ○高 ---- ○研究がない	気分（mood）：QOLIE-89 (89-item Quality of Life in Epilepsy Inventory) mental health score の変化		MD 1.3 higher (1.56 lower to 4.16 higher)	—	
			気分（mood）：CES-D (Centre for Epidemiologic studies Depression scale)の変化		MD 2.7 lower (6.54 lower to 1.14 higher)	—	
			気分（mood）：NDDI-E (Neurological Disorders Depression Inventory in Epilepsy scale)の変化		MD 0.8 lower (2.26 lower to 0.66 higher)	—	個人個人で，アウトカムの重要度の置き方に違いがある．発作頻度の減少を重視する患者もいれば，副作用のリスクを重視する患者もいる．
価値 VALUES	主要なアウトカムにどれだけの人が価値を置くか，大きな不確実性や多様性がありますか？ Is there important uncertainty about or variability in how much people value the main outcomes?	○重要な不確実性や多様性がある ●たぶん重要な不確実性や多様性がある ○たぶん重要な不確実性や多様性がない ○重要な不確実性や多様性がない	気分（mood）：CGI-I (Clinical Global Impression of Improvement scale)の変化		MD 0.5 lower (0.99 lower to 0.01 lower)	—	
			重篤な有害事象	52 per 1,000	93 per 1,000 (23 to 369)	41 more per 1,000 (from 28 fewer to 317 more)	RR 1.79 (0.45 to 7.13)
				25 per 1,000	45 per 1,000 (11 to 178)	20 more per 1,000 (from 14 fewer to 153 more)	
効果のバランス BALANCE OF EFFECTS	望ましい効果と望ましくない効果のバランスは介入と対照のどちらで優れますか？ Does the balance between desirable and undesirable effects favor the intervention or the comparison?	○対照のほうが優れる ○たぶん対照のほうが優れる ○介入と対照のどちらも優れていない ○たぶん介入の方が優れる ○介入のほうが優れる ---- ○一概には言えない ●わからない		100 per 1,000	179 per 1,000 (45 to 713)	79 more per 1,000 (from 55 fewer to 613 more)	
			発声障害	0 per 1,000	0 per 1,000 (0 to 0)	0 fewer per 1,000 (from 0 fewer to 0 fewer)	RR 4.69 (0.23 to 93.70)
			要約：RCT は 1 件が該当したが，割り付けに対する患者の強い希望を反映して参加者が集まらず，スポンサーの意向により早期打ち切りとなった．そのため，アウトカムの検出力が不足している可能性がある．発作頻度 50％低下については相対リスク 1.34（0.59〜3.04）であった．気分（mood）の変化については，それぞれ QOLIE-89 1.3（−1.56〜4.16），CES-D −2.7（−6.54〜1.14），NDDI-E −0.8（−2.26〜0.66），CGI-I −0.5（−0.99〜−0.01）であった． 重篤な有害事象は相対リスク 1.79（0.45〜7.13）と有意差は見られないものの増える可能性が示唆された．ただし，介入群でのみみられた声帯麻痺，短時間の呼吸停止は，一過性であった．				
コストとリソース COST AND RESOURCE	必要とされるリソースやコストはどれくらい大きいですか？ How large are the resource requirements (cost)?	○大きなコスト ●中程度のコスト ○無視できる程度 ○中程度の節約 ○大きな節約 ○一概には言えない ○わからない	全身麻酔での手術となる．迷走神経刺激法は保険適用となっており，植え込み術は 24,350 点，交換術は 4,800 点である（2018 年 1 月 11 日現在）．また，バッテリー消費に伴うジェネレーターの交換が数年に一度必要であり，再手術を要する．交換に要するコストは約 200 万円（保険適用）である				
受け入れ ACCEPTABILITY	その選択肢は主要なステークホルダーに受け入れられますか？ Is the option acceptable to key stakeholders?	○いいえ ○たぶんいいえ ○たぶんはい ○はい ---- ●一概には言えない ○わからない					
実現可能性 FEASIBILITY	その選択肢をとることは現実的に可能ですか？ Is the option feasible to implement?	○いいえ ○たぶんいいえ ●たぶんはい ○はい ---- ○一概には言えない ○わからない	かつては迷走神経刺激装置の植え込み実施施設や指導管理施設がない都道府県が複数あり，地域によってはアクセスが不良であった．しかし現在では，調節医の基準が緩和され，アクセスは改善されている． 迷走神経刺激装置の植え込み実施施設や指導管理施設へのアクセスが容易な環境であれば，刺激条件の調整は可能である．				施行可能な施設の一覧を学会サイトに掲載する．

推奨の結論テーブル

推奨のタイプ Type of recommendation	介入をしないことを強く推奨する Strong recommendation against the intervention	条件付きで介入をしないことを推奨する Conditional recommendation against the intervention	条件付きで介入も対照も推奨する Conditional recommendation for either the intervention or the comparison	条件付きで介入をすることを推奨する Conditional recommendation for the intervention	介入をすることを強く推奨する Strong recommendation for the intervention
判定欄	○	○	○	●	○
推奨文草案 Recommendation	\multicolumn{5}{l}{薬剤抵抗性てんかんにおいて迷走神経刺激を薬物療法に加えて行うことを提案する（GRADE 2D，推奨の強さ「弱い推奨」/エビデンスの確実性「非常に低」）}				
理由 Justification	\multicolumn{5}{l}{疑問（CQ）：薬剤抵抗性てんかんに迷走神経刺激を行うべきか 患者（P）：薬剤抵抗性てんかん 介入（I）：迷走神経刺激（薬物療法への上乗せ） 対照（C）：薬物療法 アウトカム（O）：発作頻度50%以下，Moodの改善（QOLIE-89，CES-D，NDDI-E，CGI-I），重篤な有害事象，発声障害 エビデンスの要約：システマティックレビューの結果，1件（96人）のRCTが見つかった．発作頻度50%以下をアウトカムとした場合，介入による相対リスクは1.34（95%信頼区間0.59〜3.04）であった．気分の変化については，評価スケールにより異なるものの，効果は小さかった． エビデンスの確実性：集まった研究はバイアスのリスクが全体的に高く，すべてのアウトカムにおいてseriousと判定して1段階グレードダウンした．結果の非一貫性は研究が1件しかなかったのでグレードダウンしなかった．非直接性も問題なくnot seriousとした．不精確さはいずれの検討においても信頼区間が臨床判断閾値をまたぐものが多く，1段階または2段階グレードダウンすることにした．出版バイアスについては，研究が1件しかなかったため，グレードダウンしなかった．このため，各アウトカムのエビデンスの確実性は，発作頻度50%以下，重篤な有害事象，発声障害が「非常に低」，それ以外のアウトカムが「低」であり，全体的なエビデンスの確実性は，「非常に低」とした． 利益と害，負担，コストの判定： 1件のRCTしかなかったため，効果推定値の確実性が低く，利益と害のバランスを考えるのが困難だった．重篤な有害事象のうち，介入群でのみみられた声帯麻痺，短時間の呼吸停止は一過性であり，後遺症を残さなかった．負担，コストについては，中等度であり，他に治療の選択肢が多くないことを考えると，害や負担，コストを負っても効果を期待して行うことは妥当である． 推奨： 薬剤抵抗性てんかんにおいて迷走神経刺激を薬物療法に加えて行うことを提案する（推奨の強さ「弱い推奨」/エビデンスの確実性「非常に低」）． 付加的な考慮事項： パネル会議では，患者家族から「社会的な制約の克服の望みがある．何か方法があれば選択肢の一つにしてほしい」という意見が出された．}				
サブグループの検討事項 Subgroup considerations 患者集団や介入の内容によって推奨文が変わる場合には，どのように条件を設定するか検討する	\multicolumn{5}{l}{小児において，迷走神経刺激の有無を比較したRCTは見つからなかった．なお，米国神経学会の2013年ガイドライン・アップデート〔Morris GL 3rd, Gloss D, Buchhalter J, et al. Evidence-based guideline update：vagus nerve stimulation for the treatment of epilepsy：report of the Guideline Development Subcommittee of the American Academy of Neurology. 2013；81 (16)：1453-1459〕では，非RCT 14研究（481人）の解析を行い，発作50%以上減少の割合が55%（95%信頼区間51〜59%），発作消失率が7%（95%信頼区間5〜10%）としている．ただし，研究間ごとの異質性は非常に大きかった．同ガイドライン・アップデートにおいては，小児では成人と比較して創感染のリスクが高い（オッズ比3.4，95%信頼区間1.0〜11.2）ことが示唆されている．}				
実施上の考慮事項 Implementation considerations 実際に実施する場合に問題となる実行可能性，忍容性などに問題が生じる	\multicolumn{5}{l}{迷走神経刺激装置の植え込み実施施設や指導管理施設へのアクセスが，導入のうえで問題となりうる．実施前に手術が必要である，誰に効くのか事前に予想する方法がない，ということを説明するべきである． 適応判断と刺激装置植込術は，日本てんかん学会専門医ならびに日本脳神経外科学会専門医の両資格を有するてんかん外科治療を専門的に行っている医師によって，またはその指導の下に行われる．本療法の開始後の刺激条件の調整や，治療効果および有害事象の追跡調査は，日本てんかん学会専門医，ないし日本小児神経学会，日本神経学会，日本精神神経学会，日本脳神経外科学会のいずれかの学会専門医によって，またはその指導の下に行われるべきとされている〔日本てんかん学会VNS資格認定基準（2010年1月8日施行，2014年7月1日，2016年6月26日改定）〕．}				
モニタリングと評価 Monitoring and evaluation 実施する際に必要なモニタリングは何か，事前に，もしくは公開後に効果についての評価が必要か	\multicolumn{5}{l}{迷走神経刺激の実施に際しては，刺激条件の調整，合併症への対応，機器トラブルへの対処ができる態勢が必要である．モニタリングと評価は，専門の医師ないしはその指導を受けた医師が専門的知識にもとづき行う．}				
研究の可能性 Research possibilities 判断に必要な不明確な点で，将来の研究が必要なものは何か	\multicolumn{5}{l}{質の高いRCTが望まれる．また，どのような患者に効果があるのかといったgood responderの抽出や発作重積への効果に着目した研究も今後の研究課題である．}				

ダイジェスト版

CQ 10-2
薬剤抵抗性てんかんに迷走神経刺激療法を行う場合，高レベル刺激と低レベル刺激のどちらを用いるべきか

> **推奨**
>
> 薬剤抵抗性てんかんに迷走神経刺激を行う場合，高レベル刺激を低レベル刺激よりも行うことを推奨する．
> (GRADE 1C，推奨の強さ「強い推奨」/エビデンスの確実性「低」)
> ●付帯事項：刺激レベルの調整は，植え込み実施施設ないし指導管理施設で行う．

1. 背景，この問題の優先度

　迷走神経刺激は，刺激条件により効果が異なることが知られており，効果や副作用をモニタリングしながら，刺激の強度を調整する．そのため，高レベル刺激と低レベル刺激のどちらが優れるかは刺激を行ううえで明らかにしておく必要がある．

　また，研究遂行上の問題で，**CQ10-1**「薬剤抵抗性てんかんにおいて迷走神経刺激療法（VNS）を薬物療法に加えて行うべきか」のように迷走神経刺激を行う/行わないの比較が実現しにくいので，低レベル刺激を sham 刺激（プラセボ刺激，偽刺激）として扱い，高レベル刺激と低レベル刺激を比較したランダム化比較試験（randomized controlled trial：RCT）も多くなっている．

　同様の臨床的疑問について，1件のコクラン・レビュー[1]が存在する．高レベル刺激のほうが効果は優れ，高レベル刺激，低レベル刺激とも治療中断はまれであるとしている．

2. 解説

エビデンスの要約

　薬剤抵抗性てんかんを対象として迷走神経刺激療法の有効性を検討したRCTが4件[2-5]あった．

　効果について，発作頻度50%以下に対する相対リスクは1.74（95%信頼区間1.14〜2.65）であり，NNT（number needed to treat の略で，1人のアウトカムを達成するために何人が治療を受ける必要があるかという指標）は10であった．有害事象では，発声障害・嗄声（相対リスク2.06，95%信頼区間1.34〜3.17），呼吸困難（相対リスク2.43，95%信頼区間1.29〜4.57）において，低レベル刺激が有意に優れていた．治療中断，咳，疼痛は，高レベル刺激と低レベル刺激で有意差はなかった．

3. パネル会議

3-1. アウトカム全般に関するエビデンスの質はどうか

集まった研究はバイアスのリスクが全体的に低く，すべてのアウトカムにおいてグレードダウンしなかった．結果の非一貫性は発声障害・嗄声のみ $I^2=32\%$ であり，研究間の効果推定値にも違いがあり異質性は高いと考えられたため，serious として1段階グレードダウンした．非直接性は問題なく not serious とした．不精確さはいずれの検討においても信頼区間が臨床判断閾値をまたぐものが多く，1段階または2段階グレードダウンすることにした．出版バイアスについては，研究が4件しかなかったため，グレードダウンしなかった．このため，各アウトカムのエビデンスの確実性は，発作頻度50%以下と咳，呼吸困難が「中」，治療中断，発声障害・嗄声，疼痛が「低」であり，全体的なエビデンスの確実性は，「低」とした．

3-2. 利益と害のバランスはどうか

高レベル刺激は発作頻度50%以下のアウトカムにおいて低レベル刺激より優れる．有害事象のうち発声障害・嗄声，呼吸困難については，低レベル刺激が優れるが，治療中断に両群で有意差がないことから，治療中断に至る程度の有害事象は少ないものと推測できる．専門家の意見では，有害事象の多くは可逆的であり，電流値の調整でコントロール可能である．これらをあわせて，利益と害のバランスはおそらく高レベル刺激が優れると判断した．

3-3. 患者の価値観や好みはどうか

高レベル刺激のほうが効果は期待でき，高レベル刺激に多い傾向のある有害事象も可逆的で，電流値の調整でコントロール可能なことから，患者の価値観や好みにおそらく重要な不確実性や多様性はないと判断した．

3-4. 正味の利益とコストや資源のバランスはどうか

刺激強度の調整は，皮下に植え込んだジェネレーターの上から programming wand を当てることにより行うことが可能であり，リソース（資源）やコストは無視できる程度である．ただし，バッテリー消費に伴うジェネレーターの交換が数年に一度必要であり，再手術を要する．高レベル刺激のほうが，低レベル刺激よりもバッテリーの消費は早い．これらから，高レベル刺激は低レベル刺激よりも中程度のコストがかかると判断した．

3-5. 推奨のグレーディング

パネル会議での話し合いでは，効果については高レベル刺激が優れ，有害事象については多くは治療中断に至らない程度と推測され，許容できるものであった．負担，コストについては，高レベル刺激のほうがバッテリー消費は早く，ジェネレーター交換の頻度が高くなることが見込まれる．以上を勘案すると，治療中断には至らない程度の有害事象と負担，コストは増加する可能性はあるが，発作の抑制を期待して高レベル刺激を試みることを推奨することに，全会一致で決定した．

4. 関連する他の診療ガイドラインの記載

本邦では，2012年に日本てんかん学会から「てんかんに対する迷走神経刺激療法の実施ガイドライン」[6]が公表され，「VNSは，原則として植込手術の2週間後から開始する．弱い刺激強度から開始し，副作用の発現に注意しながら徐々に刺激強度を上げる．【推奨度C】」とさ

れている．

　2013年，米国神経学会から「てんかん治療のための迷走神経刺激」[7]と題されたガイドライン・アップデート（更新版）が公開された．高レベル刺激と低レベル刺激に関する推奨はないが，通常の刺激と比較して高頻度の刺激が発作を減少させるかどうかは不明である旨が記載されている．

5. 治療のモニタリングと評価
　刺激強度の調整に際しては，合併症への対応，機器トラブルへの対処ができる態勢が必要である．

6. 今後の研究の可能性
　刺激の至適強度については，さらなる研究が必要である．また，マグネット刺激など，刺激強度以外の補助的な手技についてはRCTが存在せず，今後の研究課題である．有効性の高いサブグループの解明，それを拾い上げるための評価法の開発も望まれる．

7. 本CQで対象としたRCT論文
　Michael 1993[2]，VNS study Group 1995[3]，Handforth 1998[4]，Klinkenberg 2012[5]

8. 資料一覧　後出
資料 CQ10-2-01　フローダイアグラムと文献検索式
資料 CQ10-2-02　Risk of bias サマリー
資料 CQ10-2-03　Risk of bias グラフ
資料 CQ10-2-04　Forest plot
資料 CQ10-2-05　Summary of findings（SoF）テーブル
資料 CQ10-2-06　Evidence-to-Decision テーブル

文献
1) Panebianco M, Rigby A, Weston J, et al. Vagus nerve stimulation for partial seizures. Cochrane Database Syst Rev. 2015；3（4）：CD002896.
2) Michael JE, Wegener K, Barnes. Vagus nerve stimulation for intractable seizures：one year follow-up. J Neurosci Nurs. 1993；25(6)：362-366.
3) A randomized controlled trial of chronic vagus nerve stimulation for treatment of medically intractable seizures. The Vagus Nerve Stimulation Study Group. Neurology. 1995；45(2)：224-230.
4) Handforth A, DeGiorgio CM, Schachter SC, et al. Vagus nerve stimulation therapy for partial-onset seizures：a randomized active-control trial. Neurology. 1998；51(1)：48-55.
5) Klinkenberg S, Aalbers MW, Vles JS, et al. Vagus nerve stimulation in children with intractable epilepsy：a randomized controlled trial. Dev Med Child Neurol. 2012；54(9)：855-861.
6) 川合謙介，須貝研司，赤松直樹，他．てんかんに対する迷走神経刺激療法の実施ガイドライン．てんかん研．2012；30(1)：68-72.
7) Morris GL 3rd, Gloss D, Buchhalter J, et al. Evidence-based guideline update：vagus nerve stimulation for the treatment of epilepsy：report of the Guideline Development Subcommittee of the American Academy of Neurology. Neurology. 2013；81(16)：1453-1459.

資料 CQ 10-2-01 ｜フローダイアグラムと文献検索式

CQ 10-2　文献検索
PICO

P：薬剤抵抗性てんかん患者（subgroup として小児）に
I：迷走神経刺激高レベル刺激を行うと
C：迷走神経刺激低レベル刺激を行った場合に比べて
O：発作は抑制されるか（25，50，75%）
　治療継続率は低下するか
　発声障害・嗄声は増えるか/咳は増えるか
　呼吸困難は増えるか
　疼痛は増えるか

検索式

PubMed 検索：2016 年 9 月 28 日
#1　Search ((("drug resistant epilepsy" [mesh] OR ((epilepsy OR seizures OR convulsions) AND (intractable OR refractory))))
#2　Search ("vagus nerve stimulation" [mesh] OR ("vagal nerve" AND stimulation) OR ("vagus nerve" AND "electric stimulation therapy"))
#3　Search (randomized controlled trial [pt] OR meta-analysis [pt] OR randomized OR blind OR observation* OR cohort OR "follow-up" OR cross OR case OR series OR prospective OR retrospective OR placebo OR trial)
#4　(#1 AND #2 AND #3)

Cochrane CENTRAL 検索：2016 年 9 月 28 日
(epilepsy OR seizures) AND vagus nerve stimulation

CQ 10-2 文献検索フローダイアグラム（PRISMA2009 改変）

同定

データベース検索で同定された研究
Medline（PubMed） 361 件
Cochrane CENTRAL 83 件

スクリーニング

検索で同定された研究
n=444

→ 重複研究
n=35

重複研究を除外した研究
n=409

→ タイトル・アブストラクトスクリーニングで除外基準に該当した研究
n=356

適格性

フルテキストで適格性を評価した研究
n=53

→ 除外基準に該当した研究
n=49
対象患者がほかの研究と重複する 8 件
介入が異なる 1 件
対照が異なる 13 件
研究デザインが異なる 21 件
アウトカムが異なる 5 件
データ不十分 1 件

組み入れ

メタアナリシスに組み入れた研究
n=4
発作頻度 50% 以下 4 件
治療中断 4 件
発声障害・嗄声 3 件
咳 3 件
呼吸困難 2 件
疼痛 2 件

資料 CQ 10-2-02, 03 | Risk of bias サマリー・Risk of bias グラフ

発作頻度 50%以下

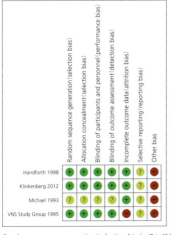
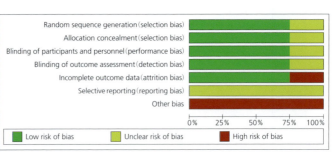

Random sequence generation（selection bias）：ランダム割り付け順番の生成（選択バイアス）
Allocation concealment（selection bias）：割り付けの隠蔽化（選択バイアス）
Blinding of participants and personnel（performance bias）：研究参加者と治療提供者のマスキング（施行バイアス）
Blinding of outcome assessment（detection bias）：アウトカム評価者のマスキング（検出バイアス）
Incomplete outcome data（attrition bias）：不完全なアウトカムデータ（症例減少バイアス）
Selective reporting（reporting bias）：選択されたアウトカムの報告（報告バイアス）
Other bias：その他のバイアス

治療中断

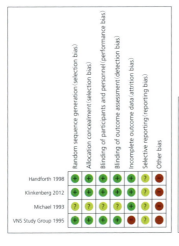
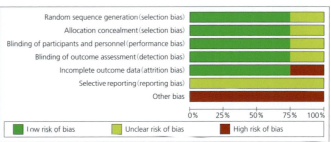

発声障害・嗄声

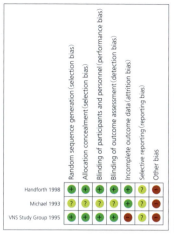
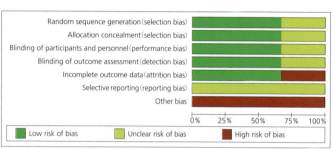

咳

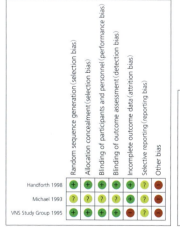
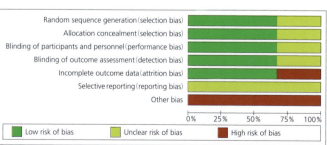

呼吸困難

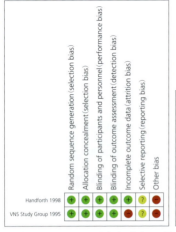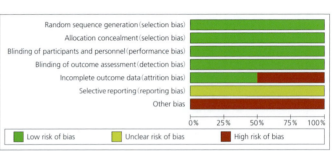

Random sequence generation(selection bias)：ランダム割り付け順番の生成（選択バイアス）
Allocation concealment(selection bias)：割り付けの隠蔽化（選択バイアス）
Blinding of participants and personnel(performance bias)：研究参加者と治療提供者のマスキング（施行バイアス）
Blinding of outcome assessment(detection bias)：アウトカム評価者のマスキング（検出バイアス）
Incomplete outcome data(attrition bias)：不完全なアウトカムデータ（症例減少バイアス）
Selective reporting(reporting bias)：選択されたアウトカムの報告（報告バイアス）
Other bias：その他のバイアス

疼痛

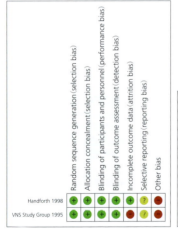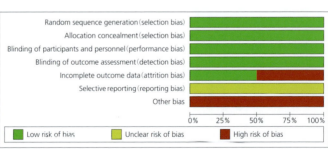

資料 CQ 10-2-04 ｜ Forest plot

アウトカム 10-2-1：発作頻度 50％以下

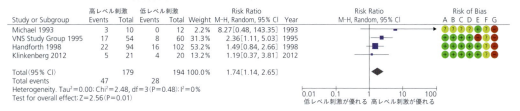

Risk of bias legend
(A) Random sequence generation (selection bias)
(B) Allocation concealment (selection bias)
(C) Blinding of participants and personnel (performance bias)
(D) Blinding of outcome assessment (detection bias)
(E) Incomplete outcome data (attrition bias)
(F) Selective reporting (reporting bias)
(G) Other bias

アウトカム 10-2-2：治療中断

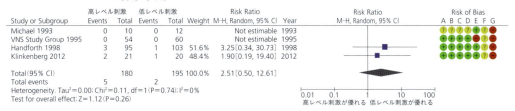

アウトカム 10-2-3：発声障害・嗄声

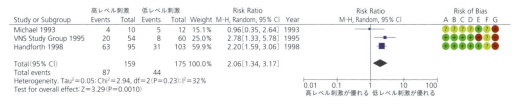

アウトカム 10-2-4：咳

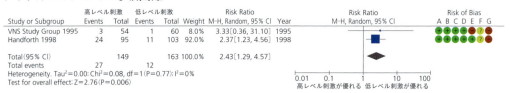

Risk of bias legend
(A) Random sequence generation (selection bias)
(B) Allocation concealment (selection bias)
(C) Blinding of participants and personnel (performance bias)
(D) Blinding of outcome assessment (detection bias)
(E) Incomplete outcome data (attrition bias)
(F) Selective reporting (reporting bias)
(G) Other bias

アウトカム 10-2-5：呼吸困難

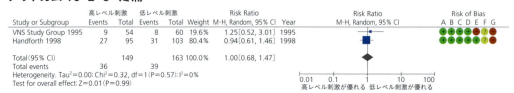

アウトカム 10-2-6：疼痛

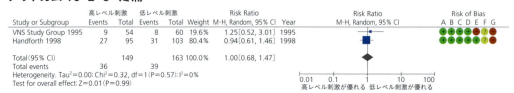

資料 CQ 10-2-05 ｜ Summary of findings（SoF）テーブル

患者：薬剤抵抗性てんかん
介入：高レベル刺激
比較：低レベル刺激

アウトカム	期待される絶対効果*（95%信頼区間）		相対効果：リスク比 RR（95%信頼区間）	患者数（研究数）	エビデンスの質（GRADE）	コメント
	低レベル刺激のリスク	高レベル刺激のリスク				
発作頻度 50%以下	144（1,000 人中）	251（1,000 人中）（165〜382）	RR 1.74（1.14〜2.65）	373（4 RCTs）	⊕⊕⊕◯ 中[a]	
治療中断	10（1,000 人中）	26（1,000 人中）（5〜129）	RR 2.51（0.50〜12.61）	375（4 RCTs）	⊕⊕◯◯ 低[b]	
発声障害・嗄声	251（1,000 人中）	518（1,000 人中）（337〜797）	RR 2.06（1.34〜3.17）	334（3 RCTs）	⊕⊕◯◯ 低[c,d]	
咳	291（1,000 人中）	315（1,000 人中）（233〜425）	RR 1.08（0.80〜1.46）	334（3 RCTs）	⊕⊕⊕◯ 中[d]	
呼吸困難	74（1,000 人中）	179（1,000 人中）（95〜336）	RR 2.43（1.29〜4.57）	312（2 RCTs）	⊕⊕⊕◯ 中[d]	
疼痛	239（1,000 人中）	239（1,000 人中）（163〜352）	RR 1.00（0.68〜1.47）	312（2 RCTs）	⊕⊕◯◯ 低[b]	

*介入群のリスク（およびその 95%信頼区間）は，コントロール群におけるリスクと介入による効果（およびその 95%信頼区間）にもとづいて推定した．

GRADE ワーキンググループによるエビデンスの質のグレード
高：効果推定値の確信性が高く，真の効果は効果推定値の近くにある．
中：効果推定値の確信性が中程度である．効果推定値は真の効果に近いと思われるが，今後の研究によって効果推定値が変わる可能性がある．
低：効果推定値の確信性には限界がある．効果推定値は真の効果に近いが，今後の研究によって効果推定値が変わる可能性が非常に高い．
非常に低：効果推定値の確信性は非常に低い．真の効果は効果推定値と異なる可能性が高い．

a：効果推定値の信頼区間が相当な利益の閾値をまたぐため
b：効果推定値の信頼区間が相当な利益と相当な害の閾値の双方をまたぐため
c：$I^2 = 32\%$であり，研究間の効果推定値にも違いがあり異質性は高いと考えられる
d：効果推定値の信頼区間が相当な害の閾値をまたぐため

資料 CQ 10-2-06 | Evidence-to-Dicision テーブル

推奨判断基準の評価テーブル

集団：薬剤抵抗性てんかん
介入：迷走神経刺激（高レベル刺激 vs 低レベル刺激）

	基準 CRITERIA	判定 JUDGEMENTS	リサーチエビデンス RESEARCH EVIDENCE	追加事項 ADDITIONAL CONSIDER-ATIONS
問題 PROBLEM	その問題は優先順位が高いですか？ Is the problem a priority? より重篤な問題や緊急性のある問題は，より優先順位が高くなる	○いいえ ○おそらくいいえ ●おそらくはい ○はい ------ ○一概には言えない ○わからない	迷走神経刺激は，刺激条件により効果が異なることが知られており，効果や副作用をモニタリングしながら，刺激の強度を調整する．	高レベルと低レベルの比較は，研究遂行上の問題で，行うと行わないの比較が実現しにくいのでこの比較になっている
望ましい効果 DESIRABLE EFFECTS	予想される望ましい効果はどれくらいですか？ How substantial are the desirable anticipated effects?	○ささいな ○小さい ●中程度 ○大きい ------ ○一概には言えない ○わからない	関心のある主要アウトカムの相対的な重要性や価値 (The relative importance or values of the main outcomes of interest)： （下表）	高レベル刺激の発作頻度 50％以下に対する相対リスクは 1.74（1.14〜2.65）と有意に優れる．
望ましくない効果 UNDESIRABLE EFFECTS	予想される望ましくない効果はどれくらいですか？ How substantial are the undesirable anticipated effects?	○大きい ○中程度 ●小さい ○ささいな ------ ○一概には言えない ○わからない	（下表 Summary of findings 参照）	高レベル刺激と低レベル刺激で有意な差があったのは，発声障害・嗄声（相対リスク 2.06, 1.34〜3.17），呼吸困難（相対リスク 2.43, 1.29〜4.57）であった．一方で，治療中断の相対リスクは 2.51（0.50〜12.61）であり，高レベル刺激群と低レベル刺激群で有意差はなかった．治療中断に至る程度の有害事象は少ないと推測できる．副作用は電流値によってコントロール可能，可逆的である．

Outcome	Relative importance	Certainty of the evidence (GRADE)
発作頻度 50％以下	CRITICAL	⊕⊕⊕○ MODERATE
治療中断	CRITICAL	⊕⊕○○ LOW
発声障害・嗄声	CRITICAL	⊕⊕○○ LOW
咳	CRITICAL	⊕⊕⊕○ MODERATE
呼吸困難	CRITICAL	⊕⊕⊕○ MODERATE
疼痛	CRITICAL	⊕⊕○○ LOW

Summary of findings：

Outcome	低レベル刺激	高レベル刺激	Difference (95% CI)	Relative effect (RR) (95% CI)
発作頻度 50％以下	144 per 1,000	251 per 1,000 (165 to 382)	107 more per 1,000 (from 20 more to 238 more)	RR 1.74 (1.14 to 2.65)
治療中断	10 per 1,000	26 per 1,000 (5 to 129)	15 more per 1,000 (from 5 fewer to 119 more)	RR 2.51 (0.50 to 12.61)

基準	判定	リサーチエビデンス				追加事項
エビデンスの確実性 CERTAINTY OF THE EVIDENCE 全体的なエビデンスの確実性はどれですか？ What is the overall certainty of the evidence of effects?	○非常に低 ●低 ○中 ○高 ―――― ○研究がない	発声障害・嗄声	251 per 1,000	518 per 1,000 (337 to 797)	267 more per 1,000 (from 85 more to 546 more)	RR 2.06 (1.34 to 3.17)	
		咳	291 per 1,000	315 per 1,000 (233 to 425)	23 more per 1,000 (from 58 fewer to 134 more)	RR 1.08 (0.80 to 1.46)	
価値 VALUES 主要なアウトカムにどれだけの人が価値を置くか，大きな不確実性や多様性がありますか？ Is there important uncertainty about or variability in how much people value the main outcomes?	○重要な不確実性や多様性がある ○たぶん重要な不確実性や多様性がある ●たぶん重要な不確実性や多様性がない ○重要な不確実性や多様性がない	呼吸困難	74 per 1,000	179 per 1,000 (95 to 336)	105 more per 1,000 (from 21 more to 263 more)	RR 2.43 (1.29 to 4.57)	
		疼痛	239 per 1,000	239 per 1,000 (163 to 352)	0 fewer per 1,000 (from 77 fewer to 112 more)	RR 1.00 (0.68 to 1.47)	
		要約：発作頻度50％以下のアウトカムでは高頻度刺激が有意に優れる（相対リスク1.74，1.14〜2.65）．有害事象では，発声障害・嗄声（相対リスク2.06，1.34〜3.17），呼吸困難（相対リスク2.43，1.29〜4.57）において，低レベル刺激が有意に優れていた．治療中断，咳，疼痛は両群間で有意差はなかった．					
効果のバランス BALANCE OF EFFECTS 望ましい効果と望ましくない効果のバランスは介入と対照のどちらで優れますか？ Does the balance between desirable and undesirable effects favor the intervention or the comparison?	○対照のほうが優れる ○たぶん対照のほうが優れる ○介入と対照のどちらも優れていない ●たぶん介入の方が優れる ○介入のほうが優れる ―――― ○一概には言えない ○わからない						
コストとリソース COST AND RESOURCE 必要とされるリソースやコストはどれくらい大きいですか？ How large are the resource requirements (cost)?	○大きなコスト ●中程度のコスト ○無視できる程度 ○中程度の節約 ○大きな節約 ―――― ○一概には言えない ○わからない	刺激強度の調整は，皮下に植え込んだジェネレーターの上からprogramming wandを当てることにより行うことが可能であり，リソースやコストは無視できる程度である．ただし，バッテリー消費に伴うジェネレーターの交換が数年に一度必要であり，再手術を要する．交換に要するコストは約200万円（保険適用）である．高レベル刺激のほうが，低レベル刺激よりもバッテリーの消費は早い．					
受け入れ ACCEPTABILITY その選択肢は主要なステークホルダーに受け入れられますか？ Is the option acceptable to key stakeholders?	○いいえ ○たぶんいいえ ●たぶんはい ○はい ―――― ○一概には言えない ○わからない						
実現可能性 FEASIBILITY その選択肢をとることは現実的に可能ですか？ Is the option feasible to implement?	○いいえ ○たぶんいいえ ●たぶんはい ○はい ―――― ○一概には言えない ○わからない	かつては迷走神経刺激装置の植え込み可能施設や指導管理施設がない都道府県が複数あり，地域によってはアクセスが不良であった．しかし現在では，調節医の基準が緩和され，アクセスは改善されている． 迷走神経刺激装置の植え込み可能施設や指導管理施設へのアクセスが容易な環境であれば，刺激条件の調整は可能である．					施行可能な施設の一覧を学会サイトに掲載する

推奨の結論テーブル

推奨のタイプ Type of recommendation	介入をしないことを強く推奨する Strong recommendation against the intervention	条件付きで介入をしないことを推奨する Conditional recommendation against the intervention	条件付きで介入も対照も推奨する Conditional recommendation for either the intervention or the comparison	条件付きで介入をすることを推奨する Conditional recommendation for the intervention	介入をすることを強く推奨する Strong recommendation for the intervention
判定欄	○	○	○	○	●
推奨文草案 Recommendation	薬剤抵抗性てんかんに迷走神経刺激を行う場合,高レベル刺激を低レベル刺激よりも行うことを推奨する(GRADE 1C,推奨の強さ「強い推奨」/エビデンスの確実性「低」)				
理由 Justification	疑問(CQ):薬剤抵抗性てんかんに迷走神経刺激を行う場合,高レベル刺激と低レベル刺激のどちらを用いるべきか? 患者(P):薬剤抵抗性てんかんで迷走神経刺激装置が植え込まれた患者 介入(I):高レベル刺激 対照(C):低レベル刺激 アウトカム(O):発作頻度50%以下,治療中断,発声障害・嗄声,咳,呼吸困難,疼痛 エビデンスの要約:システマティックレビューの結果,4件(375人)のRCTが見つかった.発作頻度50%以下については,高レベル刺激が有意に優れていた(相対リスク1.74,1.14〜2.65)〔NNT 10〕.有害事象の中で有意差があったのは,発声障害・嗄声(相対リスク2.06,1.34〜3.17),呼吸困難(相対リスク2.43,1.29〜4.57)である.治療中断の相対リスクは2.51(0.50〜12.61)であり,高レベル刺激群と低レベル刺激群で有意差はなかった. エビデンスの確実性:集まった研究はバイアスのリスクが全体的に低く,すべてのアウトカムにおいてグレードダウンしなかった.結果の非一貫性は発声障害・嗄声のみ$I^2=32\%$であり,研究間の効果推定値にも違いがあり異質性は高いと考えられたため,seriousとして1段階グレードダウンした.非直接性は問題なくnot seriousとした.不精確さはいずれの検討においても信頼区間が臨床判断閾値をまたぐものが多く,1段階または2段階グレードダウンすることにした.出版バイアスについては,研究が4件しかなかったため,グレードダウンしなかった.このため,各アウトカムのエビデンスの確実性は,発作頻度50%以下と咳,呼吸困難が「中」,治療中断,発声障害・嗄声,疼痛が「低」であり,全体的なエビデンスの確実性は,「低」とした. 利益と害,負担,コストの判定: 4件のRCTでは,発作頻度50%以下のアウトカムにおいて,高レベル刺激は有意に優れていた.有害事象では,発声障害・嗄声(相対リスク2.06,1.34〜3.17),呼吸困難(相対リスク2.43,1.29〜4.57)で,高レベル刺激が有意に多かったが,いずれも一過性のものであった.治療中断には両群間で有意差はなかった(相対リスク2.51,0.50〜12.61).負担,コストについては,高レベル刺激のほうがバッテリー消費は早く,ジェネレーター交換の頻度が高くなることが見込まれる.以上を勘案すると,治療中断には至らない程度の有害事象と負担,コストは増加する可能性はあるが,発作の抑制を期待して高レベル刺激を試みる価値はある. 推奨: 薬剤抵抗性てんかんに迷走神経刺激を行う場合,高レベル刺激を低レベル刺激よりも行うことを推奨する(推奨の強さ「強い推奨」/エビデンスの確実性「低」) 付加的な考慮事項: 研究遂行上の問題で,迷走神経刺激を行う/行わないの比較が実現しにくいので,高レベル刺激と低レベル刺激を比較したRCTが多くなっている.低レベル刺激は一般的にはsham刺激(プラセボ群)として扱われる.一方で,低レベル刺激が有害であるため,高レベル刺激との間で効果に差が出ているとする意見は理論上は存在する.				
サブグループの検討事項 Subgroup considerations 患者集団や介入の内容によって推奨文が変わる場合には,どのように条件を設定するか検討する	小児でのRCTはKlinkenberg 2012の1件であった.高レベル刺激の発作頻度50%低下に対する相対リスクは1.19(0.94〜1.44)であり,低レベル刺激と比較して有意差はなかった.一方,治療中断に対する相対リスクは1.90(1.75〜2.06)と有意に高かった.しかし,同RCTでの観察期間は20週間に過ぎず,長期に治療することで効果が得られることも予想されるため,これのみをもって治療を控える根拠にすることはできない.				
実施上の考慮事項 Implementation considerations 実際に実施する場合に問題となる実行可能性,忍容性などに問題が生じる	高レベル刺激とは通常,治療として用いられる刺激条件による刺激を指す.また,低レベル刺激とは刺激周波数,パルス幅,刺激頻度を低く設定したコントロール刺激(いわゆるsham刺激)のことである. 転居などで迷走神経刺激装置の実施施設や指導管理施設へのアクセスが不良となった場合に,問題となりうる.				
モニタリングと評価 Monitoring and evaluation 実施する際に必要なモニタリングは何か.事前に,もしくは公開後に効果についての評価が必要か	刺激強度の調整に際しては,合併症への対応,機器トラブルへの対処ができる態勢が必要である.術後の通院頻度は,1か月に1回,落ちついたら3か月に1回程度が目安である.				
研究の可能性 Research possibilities 判断に必要な不明確な点で,将来の研究が必要なものは何か	刺激の至適強度,有効性の高いサブグループの解明,それを拾い上げるための評価法について,さらなる研究が必要である.また,マグネット刺激など,刺激強度以外の補助的な手技についてはRCTが存在せず,今後の課題である.				

索引

欧　文

数字
4p-症候群　56

A
Angelman 症候群　165

B
benign epilepsy of childhood with centrotemporal spikes：BECTS　65
burden of normality　101

C
CT　21, 159

D
diffuse astrocytoma　92
Doose 症候群　39
Dravet 症候群　50, 165
DRPLA　54, 57
dysembryoplatsic neuroepithelial tumor　92

F
FDG-PET　23

G
ganglioglioma　92
GLUT-1 欠損症　57

H
hippocampal sclerosis：HS　91

K
Krabbe 病　57

L
Landau-Kleffner 症候群　50
Lennox-Gastaut 症候群　31, 39, 50, 54, 57, 62
──の選択薬　68
long-term video-EEG monitoring：VEEG　20

M
MRI　21, 54, 92, 97, 159
MTLE　91
MTLE-HS　91

N
NICE の改訂ガイドライン（2012）におけるてんかん症候群による薬剤選択　50
NICE の改訂ガイドライン（2012）における発作型による薬剤選択　49
nonconvulsive status epilepticus：NCSE　89

P
Panayiotopoulos 症候群　50

progressive myoclonus epilepsy：PME　31
psychogenic non-epileptic seizures：PNES　89, 144

R
Rett 症候群　165

S
SNRI　151
SPECT　23
SSRI　151
Sturge-Weber 症候群　57
sudden unexpected death in epilepsy：SUDEP　62
surgically remediable syndromes　91

U
Unverricht-Lundborg 病　31

V
VEEG　20
VNS　103
──の RCT で用いられた刺激条件　103

W
West 症候群　39, 50, 56
Wolf-Hirschhorn 症候群　57

和 文

あ
アスピリン　37
アセタゾラミドの治療域血中濃度と薬物動態　124
アドヒアランス　58, 121
　——の低下　61
　——不良　58
アピキサバン　37
アミオダロン　37
アルコール離脱　10
アロプリノール　37

い
イソニアジド　37
イミプラミン　37
イミペネム・シラスタチン　128
遺伝，てんかんと　163
遺伝子研究，てんかんの　165
遺伝子検査，てんかんの　165
一過性脳虚血発作　10
一般血液検査，小児の　42

う
うつ病，てんかんに伴う　151
うつ病性障害　32
植込型頭蓋内刺激療法　111
運転適性相談窓口　170

え
エトスクシミド
　29, 32, 37, 48, 67, 68, 123
　——の代謝排泄経路　126
　——の治療域血中濃度と薬物動態　124
　——の副作用　75
エリスロマイシン　37, 128

お
オクスカルバゼピン
　32, 48, 65, 151

か
カルバペネム系抗菌薬　37
カルバマゼピン
　27, 28, 31, 32, 34, 35, 37, 46, 48, 65, 67, 68, 70, 124, 128, 133, 134, 136, 137, 138, 151
　——の代謝排泄経路　126
　——の治療域血中濃度と薬物動態　124
　——の副作用　75
ガバペンチン
　27, 28, 31, 34, 35, 36, 65, 67, 68, 70
　——の代謝排泄経路　126
　——の治療域血中濃度と薬物動態　124
　——の副作用　75
過呼吸　10
海馬　111
海馬硬化症　91, 92
海馬硬化を伴う側頭葉てんかん　39
海綿状血管奇形　92
覚醒時大発作てんかん　50
　——の選択薬　72
確定したてんかん重積状態　77
滑脳症　57
肝機能障害　126
　——の合併　34

き
器質病変が検出された部分てんかん　91
器質病変を認めない部分てんかん　91
吸収阻害薬　36
急性症候性発作
　——，抗NMDA受容体抗体脳炎による　161
　——が疑われる患者の診療　157
　——の検査　159
　——の診察　156
　——の診断フローチャート　158
　——の治療　160
　——の定義　153
急性腎不全　10
急性代謝障害　10, 12, 13
急性中毒　10
強直間代発作　31, 118
強直発作　31, 49

く
クラリスロマイシン　128
クロナゼパム
　27, 28, 29, 32, 48, 70, 117
　——の代謝排泄経路　126
　——の治療域血中濃度と薬物動態　124
　——の副作用　75
クロバザム
　27, 28, 29, 32, 48, 65, 68, 72
　——の代謝排泄経路　126
　——の治療域血中濃度と薬物動態　124
　——の副作用　75

け
けいれん性てんかん重積状態に使う薬剤　77
外科手術後の精神症状，てんかんの　101
外科治療が有効なてんかん（症候群）　91
外科治療検討のタイミング，てんかんの　99
経口避妊薬　37
軽症胃腸炎関連けいれん　12, 13
欠神発作　29, 31, 48, 49
血中濃度測定
　——，抗てんかん薬の　121
　——が有用な薬剤　123
　——の有用性　125
血中濃度モニター　126
血中濃度モニタリング，妊娠中の抗てんかん薬の　139
結節性硬化症　50, 56

こ
向精神薬以外の一般薬の抗てんかん薬に対する影響　131
向精神薬の抗てんかん薬に対する影響　130
交代性精神病　149
抗NMDA受容体抗体脳炎による急性症候性発作　161
抗NMDA受容体抗体脳炎　54
抗うつ薬　151
抗てんかん薬
　——，全般てんかんで避けるべき　31

―― 同士および他剤との相互作用 37
―― 同士の相互作用 129
―― と相互作用のある薬剤 128
―― の血中濃度測定 121
―― の向精神薬以外の一般薬に対する影響 132
―― の向精神薬に対する影響 130
―― の後発医薬品への切り替え 38
―― の最適減量速度 117
―― の代謝・排泄経路 126
―― の代表的な副作用 75
―― の治療域血中濃度と薬物動態 124
―― の半減期，児の 142
―― の副作用 74
―― の母乳内移行率 142
―― を服用中の授乳 142
後発医薬品への切り替え 38
高齢発症てんかんでの選択薬 35

さ

再発の危険度，てんかんの 118
催奇形性リスク，抗てんかん薬による 133, 136
酸化マグネシウム 36

し

シクロスポリン 37
シメチジン 37
ジアゼパム 79, 81, 84
ジゴキシン 37
ジルチアゼム 37
自然分娩 141
視床正中中心核 111
視床前核刺激 111
歯状核赤核淡蒼球ルイ体萎縮症 54
自己免疫性脳炎関連てんかん 54, 56
自殺関連行動，てんかんに伴う 151
自動車運転，抗てんかん薬減量中の 120
自動車運転死傷処罰法 169

自動車運転の可否に関するアドバイス 169
自動車運転免許についてのアドバイス 169
自閉症スペクトラム症 137
失神 10, 12
社会経済状態，薬剤抵抗性てんかんの 62
社会的予後，薬剤抵抗性てんかんの 62
若年欠神てんかん 39, 50
若年ミオクロニーてんかん 39, 45, 50
―― の診断 45
―― の選択薬 70
授乳，抗てんかん薬服用中の 142
臭化カリウムの代謝排泄経路 126
臭化カリウムの治療域血中濃度と薬物動態 124
重症新生児仮死 56
初回てんかん発作 25
―― で薬物療法を開始すべきか 25
初発非誘発性発作，小児・思春期の 41, 43
女性のてんかん患者 133
小児欠神てんかん 39, 50
―― の選択薬 67
小児てんかん 39
小児の年齢と特異的てんかん症候群 56
小児の薬剤抵抗性てんかん 56, 100
―― に対する外科治療の有効性 100
小脳 111
症候性全般てんかん 6, 54
症候性てんかん 118
症候性部分てんかん 6, 54
焦点発作 7
心因性非てんかん発作 10, 12, 13, 89, 144
―― の診断の確度 145
―― の治療 147
心伝導系異常 34
神経学的異常 118
神経画像検査，小児の 41

神経セロイドリポフスチン症 57
神経調節性失神 13
神経皮膚症候群 56
振戦 10
真の薬剤抵抗性てんかん 61
進行性ミオクローヌスてんかん 165
進行性ミオクローヌスてんかん症候群 31
腎機能障害 126
―― の合併 34

す

スチリペントール
―― の代謝排泄経路 126
―― の治療域血中濃度と薬物動態 124
―― の副作用 75
ステロイド 37
スルチアム 65
―― の副作用 75
スルホン酸アミド 37
睡眠時随伴症 10
睡眠時ひきつけ 12, 13
睡眠時ミオクローヌス 12, 13
睡眠時遊行症 12, 13

せ

制酸薬 36
精神症状のリスクを有する患者の選択薬 32
精神遅滞 147
精神病，てんかんに伴う 149
精神病性障害 32
精神療法 147
責任遺伝子，てんかん症候群から同定された 166
責任遺伝子，ミオクローヌスてんかんにおける 167
潜因性部分てんかん 54
全身麻酔療法 87
全前脳胞症に伴うてんかん 57
全般強直間代発作のみを示すてんかんの選択薬 72
全般性強直間代発作 45, 48, 49, 50, 67
全般てんかん症候群 39

全般てんかんで避けるべき抗てんかん薬　31
全般てんかんでの選択薬　29
全般発作　7, 46, 48

■ そ
ゾニサミド
　27, 28, 29, 32, 34, 37, 46, 48, 68, 70, 72
　――の代謝排泄経路　126
　――の治療域血中濃度と薬物動態　124
　――の副作用　75
双極性障害　32
早期てんかん重積状態　77
相互作用
　――，抗てんかん薬同士および他剤との　37
　――，抗てんかん薬同士の　129
　――のある薬剤，抗てんかん薬と　128
側頭葉切除術　92, 94, 174
　――を薬物療法に加えて行うべきか　94, 174
側頭葉てんかん　54
　――，海馬硬化を伴う　39

■ た
ダビガトラン　37
大脳皮質形成異常　92
脱力発作　49, 91
　――をもつ難治てんかん　91
炭酸リチウム　151

■ ち
チアミラール　87
チオペンタール　87
チック　10, 12, 13
知的障害　147
知的予後，薬剤抵抗性てんかんの　62
治療終結　113
　――にかかわる予後不良因子　118
遅発性小児後頭葉てんかん　50
長期継続頭蓋内脳波検査　97
長時間ビデオ脳波モニタリング検査　20
超難治てんかん重積状態　77

■ て
テタニー　10, 12, 13
テビペネム　128
てんかん
　――と遺伝の関係　163
　――とはなにか　2
　――に伴ううつ病　151
　――に伴う自殺関連行動　151
　――に伴う精神病　149
　――の遺伝子研究　165
　――の遺伝子検査　165
　――の鑑別疾患，小児の　12
　――の鑑別疾患，成人の　10
　――の外科治療検討のタイミング　99
　――の診断手順　15
　――を伴う主な疾患　5
てんかん患者
　――で注意すべき併用薬　36
　――の予期せぬ突然死　62
　――へのアドバイス　168
　――への情報提供　168
てんかん外科手術後の精神症状　101
てんかん外科治療　91
てんかん重積状態　76
　――，確定した　77
　――，早期　77
　――，超難治　77
　――，難治　77
　――における脳波モニターの意義　89
　――におけるフェノバルビタール静注の効果　84
　――におけるホスフェニトイン静注の効果　82
　――におけるミダゾラムの効果　85
　――におけるレベチラセタム静注の効果　86
　――に使う薬剤　77
　――の第1段階での治療薬　81
　――の治療フローチャート　78
　――の定義　76
てんかん術前評価に有用な脳機能画像検査　23
てんかん症候群
　――から同定された責任遺伝子　166
　――に対する選択薬　64
　――による薬剤選択，NICEの改訂ガイドライン（2012）における　50
てんかん診断における脳波検査　17
てんかん診断の問診　4
てんかん診療に必要な脳形態画像検査　21
てんかん性脳症　50, 56
てんかん治療過程における脳波検査　19
てんかんに関する医師の届け出ガイドライン　171
てんかん発作型国際分類　7
てんかん発作の分類　6
低Na血症　34
低アルブミン血症　34
低血糖　10, 12, 13
低酸素性虚血性脳症後　56
点頭てんかん　50

■ と
トピラマート
　27, 28, 29, 32, 34, 35, 36, 48, 65, 68, 70, 72, 136
　――の代謝排泄経路　126
　――の治療域血中濃度と薬物動態　124
　――の副作用　75
ドリペネム　128
頭蓋内刺激療法　111
頭蓋内脳波　97
頭蓋内病変　54
頭部外傷　10
道路交通法　169
特発性全般てんかん　6, 31, 50
特発性てんかん　50
特発性部分てんかん　6
　――の選択薬　65

■ な
内側側頭葉てんかん　91
難治てんかん　32, 52
難治てんかん重積状態　77
　――における全身麻酔療法の効果　87

に

ニトラゼパムの治療域血中濃度と薬物動態 124
乳児重症ミオクロニーてんかん 50
妊娠可能な女性における抗てんかん薬療法の注意点 136
妊娠中の合併症 140
妊娠中の抗てんかん薬の血中濃度モニタリング 139
妊娠の可能性のあるてんかん患者に対する対応 134
認知機能障害発現リスク，抗てんかん薬による 136

ね

熱性けいれん 12, 13

の

ノンレムパラソムニア 10, 12, 13
脳機能画像検査 23
脳形成異常 56
脳形態画像検査 21
脳磁図 23
脳脊髄液検査 159
脳卒中 10
脳波異常 118
脳波検査
　——，小児の 41
　——，てんかん診断における 17
　——，てんかん治療過程における 19
脳波モニター 89
脳梁離断術 91

は

バルビツール系薬剤 137
バルプロ酸
　27, 28, 29, 34, 35, 37, 46, 48, 65, 67, 68, 70, 72, 123, 128, 133, 136, 137, 138, 139, 151
　—— の代謝排泄経路 126
　—— の治療域血中濃度と薬物動態 124
　—— の副作用 75
パーキンソン症状 34
パニック障害 10
パニペネム 128
反応性発作起始領域刺激 111

ひ

ビアペネム 128
ビガバトリン
　—— の代謝排泄経路 126
　—— の治療域血中濃度と薬物動態 124
ビデオ脳波同時記録 144, 147
非けいれん性てんかん重積状態 89

ふ

フェニトイン
　27, 28, 29, 31, 32, 34, 36, 37, 67, 70, 82, 84, 121, 123, 128, 134, 136, 137, 139, 160
　—— の代謝排泄経路 126
　—— の治療域血中濃度と薬物動態 124
　—— の副作用 75
フェノバルビタール
　27, 28, 29, 32, 34, 37, 117, 124, 128, 134, 136, 137, 145, 160
　—— の静注 84
　—— の代謝排泄経路 126
　—— の治療域血中濃度と薬物動態 124
　—— の副作用 75
フルボキサミン 151
プリミドン 32, 124, 137
　—— の代謝排泄経路 126
　—— の治療域血中濃度と薬物動態 124
　—— の副作用 75
プロポフォール 87
不安障害 32
不随意運動 10
部分てんかん症候群 39
部分てんかんでの選択薬 27
部分発作 7, 46, 48, 49, 111
副作用
　——，エトスクシミドの 75
　——，ガバペンチンの 75
　——，カルバマゼピンの 75
　——，クロナゼパムの 75
　——，クロバザムの 75
　——，抗てんかん薬の 74
　——，スチリペントールの 75
　——，スルチアムの 75
　——，ゾニサミドの 75
　——，トピラマートの 75
　——，バルプロ酸の 75
　——，フェニトインの 75
　——，フェノバルビタールの 75
　——，プリミドンの 75
　——，ラモトリギンの 75
　——，ルフィナミドの 75
　——，レベチラセタムの 75
憤怒けいれん 12, 13
分娩中の発作 141

へ

ベタミプロン 128
ベラパミル 37
ベンゾジアゼピン（系薬物）
　31, 32, 34, 149
ペランパネル
　27, 28, 29, 37, 137
　—— の代謝排泄経路 126
　—— の治療域血中濃度と薬物動態 124
ベンゾジアゼピン系薬剤 145
併用薬，てんかん患者で注意すべき 36
片側巨脳症 57
片側半球の広範な病変による部分てんかん 91
辺縁系発作 32

ほ

ホスフェニトイン 82, 160
発作型による薬剤選択，NICEの改訂ガイドライン（2012）における 49
発作間欠期精神病 149
発作後精神病 149
発作再燃のリスク 115
発作性ジスキネジア 10
発作性失調症 10

ま

マスターベーション 12, 13
慢性頭蓋内脳波 97

み

ミオクローヌス　10
ミオクローヌスてんかんにおける
　　責任遺伝子　167
ミオクロニー欠神てんかん　57
ミオクロニー脱力てんかん　50
ミオクロニー脳症　57
ミオクロニー発作
　　　　29, 31, 45, 48, 49, 118
ミダゾラム　79, 85, 87
未決定てんかん　39
未分類てんかん発作　7
見せかけの薬剤抵抗性　60
見せかけの薬剤抵抗性てんかん
　　　　　　　　　　　　58

め

メロペネム　128
迷走神経刺激療法
　　　　103, 105, 108, 188, 203
　――を行う場合，高レベル刺激
　　と低レベル刺激のどちらを用い
　　るべきか　108, 203
　――を薬物療法に加えて行うべ
　　きか　105, 188

や

夜驚症　12, 13
薬剤抵抗性, 見せかけの　60
薬剤抵抗性側頭葉てんかん
　　　　　　　　92, 94, 174

薬剤抵抗性てんかん
　　52, 99, 103, 105, 108, 188,
　　203
　――, 小児の　56, 100
　――, 真の　61
　――, 成人の真の　54
　――, 見せかけの　58
　――の社会経済状態　62
　――の社会的予後　62
　――の知的予後　62
　――の定義　52
　――の対応　60
薬物離脱　10

よ

葉酸　138

ら

ラコサミド　27, 28, 137
　――の代謝排泄経路　126
　――の治療域血中濃度と薬物動
　　態　124
ラモトリギン
　　27, 28, 29, 32, 34, 35, 37, 46,
　　48, 65, 67, 68, 70, 72, 134,
　　136, 139, 151
　――の代謝排泄経路　126
　――の治療域血中濃度と薬物動
　　態　124
　――の副作用　75
卵巣奇形腫　161

り

リバーロキサバン　37, 128
良性けいれん　13
良性小児てんかん　39
　――, 中心・側頭部に棘波をもつ
　　　　　　　　　　　　50

る

ルフィナミド　68
　――の代謝排泄経路　126
　――の治療域血中濃度と薬物動
　　態　124
　――の副作用　75

れ

レベチラセタム
　　27, 28, 29, 32, 34, 35, 36, 46,
　　48, 65, 70, 72, 136, 139, 160
　――の静注　86
　――の代謝排泄経路　126
　――の治療域血中濃度と薬物動
　　態　124
　――の副作用　75
レム睡眠行動異常　10

ろ

ロラゼパム　81

わ

ワルファリン　37, 128